Mathias Hirsch
Traumatische Realität und psychische Struktur

Das Anliegen der Buchreihe Bibliothek der Psychoanalyse besteht darin, ein Forum der Auseinandersetzung zu schaffen, das der Psychoanalyse als Grundlagenwissenschaft, als Human- und Kulturwissenschaft sowie als klinische Theorie und Praxis neue Impulse verleiht. Die verschiedenen Strömungen innerhalb der Psychoanalyse sollen zu Wort kommen, und der kritische Dialog mit den Nachbarwissenschaften soll intensiviert werden. Bislang haben sich folgende Themenschwerpunkte herauskristallisiert:

Die Wiederentdeckung lange vergriffener Klassiker der Psychoanalyse – beispielsweise der Werke von Otto Fenichel, Karl Abraham, Siegfried Bernfeld, W. R. D. Fairbairn, Sándor Ferenczi und Otto Rank – soll die gemeinsamen Wurzeln der von Zersplitterung bedrohten psychoanalytischen Bewegung stärken. Einen weiteren Baustein psychoanalytischer Identität bildet die Beschäftigung mit dem Werk und der Person Sigmund Freuds und den Diskussionen und Konflikten in der Frühgeschichte der psychoanalytischen Bewegung.

Im Zuge ihrer Etablierung als medizinisch-psychologisches Heilverfahren hat die Psychoanalyse ihre geisteswissenschaftlichen, kulturanalytischen und politischen Bezüge vernachlässigt. Indem der Dialog mit den Nachbarwissenschaften wieder aufgenommen wird, soll das kultur- und gesellschaftskritische Erbe der Psychoanalyse wiederbelebt und weiterentwickelt werden.

Die Psychoanalyse steht in Konkurrenz zu benachbarten Psychotherapieverfahren und der biologisch-naturwissenschaftlichen Psychiatrie. Als das ambitionierteste unter den psychotherapeutischen Verfahren sollte sich die Psychoanalyse der Überprüfung ihrer Verfahrensweisen und ihrer Therapieerfolge durch die empirischen Wissenschaften stellen, aber auch eigene Kriterien und Verfahren zur Erfolgskontrolle entwickeln. In diesen Zusammenhang gehört auch die Wiederaufnahme der Diskussion über den besonderen wissenschaftstheoretischen Status der Psychoanalyse.

Hundert Jahre nach ihrer Schöpfung durch Sigmund Freud sieht sich die Psychoanalyse vor neue Herausforderungen gestellt, die sie nur bewältigen kann, wenn sie sich auf ihr kritisches Potenzial besinnt.

Bibliothek der Psychoanalyse
Herausgegeben von Hans-Jürgen Wirth

Mathias Hirsch

Traumatische Realität und psychische Struktur

Zur Psychodynamik schwerer Persönlichkeitsstörungen

Psychosozial-Verlag

Bibliografische Information der Deutschen Nationalbibliothek
Die Deutsche Nationalbibliothek verzeichnet diese Publikation
in der Deutschen Nationalbibliografie; detaillierte bibliografische Daten
sind im Internet über http://dnb.d-nb.de abrufbar.

Originalausgabe

E-Mail: info@psychosozial-verlag.de
www.psychosozial-verlag.de

Umschlagabbildung: Edvard Munch, *Pubertät*, 1895
Umschlaggestaltung & Innenlayout nach Entwürfen
von Hanspeter Ludwig, Wetzlar
Satz: metiTec-Software, www.me-ti.de
ISBN 978-3-8379-3130-3 (Print)
ISBN 978-3-8379-7828-5 (E-Book-PDF)

Inhalt

Vorwort

Wenn Bibeln doch immer so knapp bemessen wären – meine psychoanalytische »Bibel« umfasst gerade einmal gut zehn Druckseiten im Originalabdruck 1933. Es geht um Sándor Ferenczis Vortrag auf dem Wiesbadener psychoanalytischen Kongress 1932 mit dem Titel »Sprachverwirrung zwischen den Erwachsenen und dem Kind – Die Sprache der Zärtlichkeit und der Leidenschaft«. Bekannt geworden bin ich mit ihm 1984, als in Westdeutschland das gesellschaftliche Klima – angestoßen durch die Frauenbewegung – soweit gediehen war, dass man an die Existenz sexuellen Missbrauchs in der Familie überhaupt denken konnte. Und zwar als *primär* pathogenes Geschehen, nicht etwa nur akzidentell, sozusagen der primären Konflikthaftigkeit des Patienten[1] (des Kindes; »Ödipuskomplex«) komplizierend aufgesetzt, wie man es bislang, Sigmund Freud folgend, gedacht hatte. Ein durch mehrfache Trennungen traumatisierter Patient brachte mir eine Rezension des Buches *The Assault on Truth – Freud's Suppression of the Seduction Theory* von Jeffrey M. Masson, das ich mir gleich besorgte (im selben Jahr erschien es unter dem Titel *Was hat man dir, du armes Kind, getan?* bei Rowohlt). Masson hatte seinem Buch den erwähnten Artikel Ferenczis angehängt.

Wenn das Buch auch sicher ein Beispiel von »Freud-Bashing« ist (denn es setzt sich nicht etwa im Sinne einer kritischen Wissenschaftsgeschichte mit dem frühen Freud und dem Aufgeben seiner bis 1897

1 Ich verwende der besseren Lesbarkeit halber im Allgemeinen das generische Maskulinum. Die weibliche Form nutze ich nur, wenn es sich um sexuell missbrauchte Patientinnen handelt, die in der Mehrzahl weiblich sind.

gültigen »Verführungstheorie« auseinander, sondern ist durchgehend polemisch), wurde ich doch zur intensiven Beschäftigung mit den Anfängen der Psychoanalyse, nämlich den »Studien über Hysterie« (Freud, 1895d [1893–95]), besonders »Zur Ätiologie der Hysterie« (Freud, 1896c) und mit den Briefen Freuds (1986 [1985]) an Fließ, die endlich vollständig herausgegeben (von Masson!) vorlagen, angeregt. Zusammen mit den ersten Patientinnen, die vor fast 40 Jahren in den Erstgesprächen sagen konnten: »Ich bin von meinem Vater sexuell missbraucht worden!«, verdichtete sich mir ein Bild der Inzestfamilie, aber dieses als Extrembeispiel eines Musters der Familie in unserer Gesellschaft, in der narzisstische Erwachsene in vielfältiger Weise das Kind ausbeutend sich und die Familie auf destruktive Weise zu stabilisieren versuchen. Meine Beschäftigung mit dem auch heute noch aktuellen Thema mündete in das Buch *Realer Inzest* (Hirsch, 1994 [1987]) – aber seine Grundlage war nicht etwa die Polemik Massons, sondern Ferenczis Veröffentlichung von 1933. Die kleine »Bibel« ging über das Verständnis der Inzestdynamik weit hinaus, entpuppte sich als Grundlage sowohl einer psychoanalytischen Objektbeziehungstheorie als auch einer modernen psychoanalytischen Traumatologie. Was wir an Donald W. Winnicott in Bezug auf das Säuglingsalter schätzen gelernt hatten, nämlich die *Schuldumkehr* (vgl. Grotstein 1994 [1990]) – nicht das Kind hat mehr das Problem mit seinen Trieb-Umwelt-Konflikten, sondern die pathogene *Beziehung* zwischen Mutter und Kind und die Fähigkeit, Mutter (und Vater) zu sein, sind relevant –, fand sich bei Ferenczi am Ursprung *jeder* pathologischen Entwicklung. Nicht das *Kind* hat dafür zu sorgen, dass es mit seiner Umgebung leben kann, indem es die Triebkräfte überwindet, sondern die *Umgebung* hat die primäre Pflicht, das Kind adäquat anzunehmen und zu halten.

Psychoanalytisches Denken ist in den letzten Jahrzehnten in wirklich revolutionärer Weise in Richtung einer insofern sozialen Wissenschaft verändert worden, als nun weit überwiegend gesehen werden kann, dass die psychische Entwicklung des Menschen nur in Beziehungen verläuft. Die Qualität der Beziehung zwischen den Erwachsenen und dem heranwachsenden Kind nimmt entscheidenden Einfluss auf die Entwicklung des Charakters, der Persönlichkeit und damit auch auf das Entstehen ihrer Störungen, an deren Wurzeln nun unter Umständen extreme Mängel an emotionaler Zuwendung und zum Teil massive traumatisierende Übergriffe gesehen werden müssen. Diese Entwicklung hat meines Erachtens zwei Ursprünge, zum einen den der Säuglingsbeobachtung, die seit den 1980er Jahren einen unvoreingenommenen Blick auf die Mutter-Kind-Interaktion erlaubt, und zum anderen die neue Anerkennung traumatischer Einwirkung auf das Kind, eigentlich überhaupt auf den Menschen. Wiederum in den 1980er Jahren des letzten Jahrhunderts waren die Gesellschaften der westlichen Welt plötzlich in der Lage, die ungeheure Relevanz sexuellen Missbrauchs in der Familie und die anderer familiärer Traumata zu sehen (vgl. Hirsch, 1994 [1987], 2004a), und konnten auch nicht mehr umhin, die Folgen von Kriegs- und Verfolgungstraumata anzuerkennen. Der Holocaust lag nun so weit zurück, dass die nachfolgenden Generationen wagen konnten, das erst einmal Undenkbare zu denken und zu konzeptualisieren, ohne von Emotionen überflutet zu werden. Die Psychoanalyse war nicht unbedingt der Initiator dieser Bewegungen, konnte sich aber über kurz oder lang der neuen Relevanz nicht mehr verschließen. So ist die Psychoanalyse heute überwiegend eine relationale Psychoanalyse, eine Beziehungswissenschaft geworden, eine Psychologie der Intersubjektivität, und zwar sowohl, was die psychische Entwicklung – in Beziehungen – angeht, als auch, was das Wesen der psychoanalytischen Therapie betrifft, die nun fast allgemein in ihrem intersubjektiven Charakter gewürdigt wird.

Ausgehend von der Dynamik der Traumatisierung in der Familie (»komplexes Trauma«) stieß ich bald auf ein Paradox, das sich nicht einfach aufzulösen schien: Eigentlich unschuldige Opfer jeder Form von Gewalt fühlen sich massiv schuldig, während der Täter jede Schuld, die er ja real auf sich geladen hat, von sich weist. Wieder lehrt uns Ferenczi, wie die Schuld des Täters durch Introjektion in die Psyche des Opfers wandert und sich durch die Identifikation mit dem Aggressor in sein Schuldgefühl verwandelt. Ein weiteres Feld, das durch die Traumaforschung eröffnet wurde, war die vielfältige Körpersymptomatik der traumatisierten Patientinnen. Ausgehend von den ersten Schülern Freuds (Viktor Tausk, Paul Schilder) und auch besonders der Schule Margaret Mahlers konnte durch eine Gruppe von Kollegen und Kolleginnen eine psychoanalytische Körperpsychologie entwickelt werden (Hirsch, 1998 [1989a]), in der verschiedene Formen des Körperagierens ein theoretisches Fundament bekamen.

In diesem Buch werden Vorträge und verstreute Beiträge der vergangenen Jahre zu den genannten Bereichen wieder aufgegriffen, um in einem Überblick psychoanalytisches Verstehen von familiären Traumatisierungen und ihren Folgen zusammenzufassen. Alle Beiträge wurden überarbeitet und aktualisiert, neue Gedanken wurden eingearbeitet. Sie wurden aber auch zum Teil gekürzt, um Wiederholungen möglichst zu vermeiden.

Ich danke den Verlegern Hans-Jürgen Wirth und Johann Wirth für die prompte Bereitschaft, dieses Projekt zu realisieren.

Alte Schule in Jabel (Heiligengrabe, Brandenburg)
Mathias Hirsch

Trauma

Außen und Innen

Die Bedeutung Sándor Ferenczis für die Objektbeziehungstheorie und Psychotraumatologie[2]

Freud und Ferenczi

In der frühen Geschichte der Psychoanalyse sind »Dissidenten« immer klar ausgegrenzt worden – zum Beispiel Alfred Adler, Carl Gustav Jung, Wilhelm Stekel oder Otto Rank. Der »Fall Ferenczi« ist nicht so klar, schließlich stand Sándor Ferenczi als Kollege und Freund Sigmund Freud am nächsten und kann durchaus als der kreativste Analytiker der ersten Generation angesehen werden (Melanie Klein gehörte bereits der zweiten an). Seine »Dissidenz« lässt sich auf seine Persönlichkeit zurückführen, die in gewisser Weise der Freuds entgegengesetzt war. Freud war nicht gern die »Mutter« in der Übertragung (Cremerius, 1983), war mehr ein patriarchalisch väterlicher Lehrer, während Ferenczi eher mütterliche Züge hatte, die dann auch zu einer veränderten therapeutischen Haltung führten. Ferenczi hatte offenbar eine Fähigkeit, zu schwerer gestörten, Borderline- oder präödipal gestörten, eben traumatisierten Patienten, eher einen Zugang zu finden. Insofern war er wie ein Alter Ego Freuds; darin wird auch Freuds Ambivalenz Ferenczi gegenüber begründet sein, mit der er Ferenczis technische Experimente verfolgte: Versuche, eine gewährende Situation der Entspannung, »Relaxation«, der Verwöhnung vielleicht sogar, herzustellen, die auch körperliche Zärtlichkeit einschloss, Versuche

2 Überarbeitete und erweiterte Fassung des Beitrags »Außen und Innen: Traumatische Realität und psychische Struktur – Die Bedeutung Ferenczis für Objektbeziehungstheorie und Psychotraumatologie«. In M. Klöpper & R. Lindner (Hrsg.), *Destruktivität – Wurzeln und Gesichter*. Göttingen: Vandenhoeck & Ruprecht (2001).

auch der mutuellen Analyse, das heißt der gegenseitigen gleichberechtigten Analyse von Sitzung zu Sitzung abwechselnd, Experimente, die natürlich die psychoanalytische Gemeinschaft auf den Plan riefen. Ferenczi (1988 [1985]) selbst hat, wie wir aus seinem klinischen Tagebuch wissen, sehr um neue Formen der Therapie gerungen und wenigstens die mutuelle Analyse praktisch verworfen, mit der er die Autorität und oft auch heuchlerische, arrogante Überlegenheit des Analytikers konterkarieren wollte. Aus dem umfangreichen Briefwechsel zwischen Freud und Ferenczi (1996) geht hervor, wie sehr Ferenczi unter der allzu unvollständigen Analyse bei Freud gelitten hat, die allzu rational-pädagogisch, eben väterlich, verlaufen sein dürfte, allzu sehr auch vermischt mit kollegial-fachlichem Austausch (vgl. die differenzierte Darstellung der Beziehung von Freud und Ferenczi durch M. S. Bergmann, 1998). Dadurch wird der Mangel an mütterlicher Versorgung, an dem offenbar Ferenczi litt, und die entsprechende Frustrationsaggression in der Analyse nicht bearbeitet, vielmehr ersetzt worden sein durch Anpassung und Rollenumkehr – das »Kind«, der jüngere Ferenczi also, soll sorgend für die »Mutter« oder den »Vater« Freud da sein. Das Bild des »gelehrten Säuglings«, des »wise babys«, eines frühreif-erwachsenen Kindes also, das für die Erwachsenen zur Verfügung stehen muss, hat Ferenczi sehr beschäftigt. Er lässt durchblicken, dass er sich in ihm selbst wiederfand: »Die Idee des *›wise baby‹* konnte nur von einem *›wise baby‹* gefunden werden« (Ferenczi, 1964 [1938], S. 289).

Ferenczi hat anders als andere von Freud abweichende Analytiker immer seine Loyalität – fast zu sehr – beteuert (Schuch, 1998), er empfand sich immer auf dem Boden der Psychoanalyse (Dupont, 1972), und so muss es ihn besonders getroffen haben, dass er wegen seiner technischen Abweichungen, aber besonders auch wegen seines letzten theoretischen Vortrags auf dem Wiesbadener Kongress 1932 von der psychoanalytischen Gemeinschaft derart ausgestoßen wurde, dass man sogar eine fiktive psychiatrische Störung erdachte, um seine Stimme zu ersticken (Bononi, 1999). Die englische Übersetzung erschien erst 1949, also 16 Jahre später, im *International Journal of Psychoanalysis*. Ferenczi wurde heftig kritisiert und nicht mehr als Analytiker gesehen:

> »Das Trauma beruhe [Ferenczi zufolge] nicht auf der traumatophilen Sensibilität des neurosendisponierten Kindes, das nach der Lehrmeinung der

> Analyse Reize von ansonsten harmlos normaler Stärke traumatisch, also einbruchsmäßig erlebt, sondern es bestehe in *realer*, ja grausamer Behandlung durch die Erwachsenen […]. Die Bedeutung des Traumas überstrahlt alles Übrige bei *Ferenczi* so sehr, dass für ihn die triebbedingten Komponenten der Neurose völlig zurücktreten. Ja, *Ferenczi* nimmt dieser von ihm postulierten Überbedeutung des Traumas zuliebe eine weitere wissenschaftliche Regression vor, die ihn weit in die voranalytische Zeit zurückführt: Er kommt zur Lehre von der Unschuld des Kindes« (Sterba, 1936, S. 44; zit.n. Krutzenbichler, 2000, S. 121).

Man sieht, in welchen *Konflikt* Ferenczi mit dem damaligen Mainstream der Psychoanalyse geraten ist; wieweit dieser nun *traumatisierend* auf ihn gewirkt hat, ist nicht überliefert.

Der Vortrag hatte – acht Monate vor seinem Tod gehalten – sicher Vermächtnischarakter; er trug den Titel *Sprachverwirrung zwischen den Erwachsenen und dem Kind – Die Sprache der Zärtlichkeit und der Leidenschaft*. Die Sprachverwirrung ist die Verwirrung des Kindes über den Begriff der Liebe, der kindlichen Liebe, das heißt der (vortraumatischen) Zärtlichkeit, und der Erwachsenensexualität, also der Leidenschaft, die der inzestuöse Vater dem unschuldigen Kind gewaltsam überstülpt, das überwältigt wird von dieser Art der Liebe, die es nicht erwartet hat und über deren wahren Charakter es auch von der Mutter im Unklaren gelassen wird. Die Psychoanalyse war so auf den Kopf gestellt, der Trieb des Kindes spielte keine Rolle mehr – wohl aber seine Liebe, seine *Beziehung* zum Vater und zur Mutter –, das Trauma, nicht nur, aber besonders auch das sexuelle, stand wieder am Anfang der psychischen Störung, wie es Freud (1896c) vor dem Aufgeben der Verführungstheorie in der Frühzeit der Psychoanalyse konzipiert hatte.

Obwohl heute im Allgemeinen anerkannt wird, dass reale und eben auch traumatische Beziehungserfahrungen für die Entwicklung, die Charakterbildung und Psychopathologie eine entscheidende, auch eine größere Rolle spielen als Hereditität und Triebausstattung, obwohl die psychoanalytische Traumaforschung vor allem durch die Konfrontation mit den Folgen von extremer politischer Verfolgung wie Folter und KZ-Haft, Kriegseinwirkungen sowie sexueller Gewalt die Bedeutung der Internalisierung von Gewalterfahrung anerkennt, scheint Ferenczi noch immer allzu oft übersehen bzw. unterschlagen zu werden. Andererseits haben sich Generationen von Psychoanalytikern aus seinen Werken wie aus einem Steinbruch bedient, häufig allerdings ohne ihn zu zitieren (Cremerius, 1983). Johannes Cremerius (1983) hat dazu eine umfangreiche, immer noch unvollständige Liste aufgeführt: Anna Freud, Melanie Klein, William R.D. Fairbairn, Donald W. Winnicott, Margaret S. Mahler und Masud M. Khan, die zum Teil allerdings an Michael Balint anknüpfen, dem erklärten Schüler Ferenczis und Bewahrer seines Werks. Noch heute finden sich viele Autoren, die über reales Trauma, Introjektbildung, Konkretisierung, Spaltung und Identifikation mit dem Aggressor sprechen, ohne Ferenczi zu nennen, und für die die nicht-kleinianische Objektbeziehungstheorie mit Fairbairn (2000 [1952]) beginnt. Andererseits gibt es eine internationale Ferenczi-Gesellschaft, internationale Ferenczi-Kongresse und Ferenczi-Sonderhefte der großen deutschsprachigen Zeitschriften (z.B. *Zeitschrift für psychoanalytische Theorie und Praxis* 1995 und 2020; *Psyche* 1999 und 2020).

Das Trauma bei Freud

Freud setzte in den Anfängen der Psychoanalyse die *reale* sexuelle Traumatisierung[3] für die Entstehung psychischer Störungen (wenigstens der Konversion, also hysterischen Körperreaktionen) voraus. Bis zur Aufgabe der Verführungstheorie war die Psychoanalyse eine Theorie der Traumatisierung und ihrer Folgen. Trauma und Konflikt konnten so kein Gegensatz sein, Konflikte waren eher eine *Folge* der Traumatisierung.

Dann gab Freud 1897 die Verführungstheorie auf; welche Gründe ihn dazu bewogen, ist vielfältig diskutiert worden (vgl. Hirsch, 1994 [1987]; Bohleber, 2000; Krutzenbichler, 2000). Freud selbst hat nie konkret angegeben, warum er von der Realität sexueller Traumata in der Kindheit seiner Patientinnen nicht mehr überzeugt war (eine sehr ausführliche Diskussion anhand von Freuds frühen Texten und Briefen geben Blass und

3 Ich verwende »Traumatisierung« statt »Trauma«, weil Traumatisierung den Prozesscharakter von akuter traumatisierender Einwirkung, der aktuellen Reaktion darauf und den Nachwirkungen (Traumafolgestörung) eher bezeichnet als das Kurzwort »Trauma«.

Simon, 1994, in der sie eine Polarisierung der Standpunkte für wenig nützlich halten und vielmehr Freuds Ambivalenz, sein Schwanken oder Oszillieren zwischen den Standpunkten Trieb/Trauma belegen). Manche empfanden es als Geburtsstunde der wahren Psychoanalyse (z. B. Anna Freud oder Richard Sterba [zit. bei Krutzenbichler, 2000], auch Kris, 1950, zit.n. Hirsch, 1994 [1987]), dass die infantile Sexualität und der aus ihr hervorgegangene Ödipuskomplex fortan die Basis sein sollten, nicht jedoch mehr ein reales (sexuelles) Trauma in der Kindheit. Freud brauchte das Konzept der Nachträglichkeit (ein frühes Trauma wird in der Adoleszenz nachträglich mit Bedeutung versehen) nicht mehr, nachdem, wie Marion Oliner (1999, S. 1120) sagt, »ihm die Rolle der Triebe für die Erklärung der Reaktionen auf das Trauma nützlicher erschienen war«. Das Modell war nun das des Wolfmanns (Freud, 1918b): Die Beobachtung der Urszene wirkt traumatisch durch das Anregen von Fantasien, und diese stellen die eigentliche traumatische Bedrohung dar, diese geben dem äußeren Ereignis eine (phasen-)spezifische Bedeutung und rufen Konflikte, Spannungen zwischen den Instanzen hervor. Michael Balint (1970 [1969]) nannte das die »strukturelle Hypothese«, im Gegensatz zur »ökonomischen«, in der es um das äußere Trauma geht, das das Ich überschwemmt, den Reizschutz durchbricht.

Freud hat jedoch andererseits den Einfluss eines realen äußeren Traumas auf die Pathogenese der Neurosen immer mehr oder weniger gelten lassen, wenn er die Verführungstheorie auch zuweilen scharf als »Irrtum« aufgrund seiner »Leichtgläubigkeit« abtat (Freud, 1925d), und es erscheint bedauerlich, dass Freud statt der gesicherten Realität der Verführung nun einen konstitutionellen Faktor spekulativ einführt, wenn auch das multifaktorielle Denken erhalten bleibt. Harold Blum (1986) konstatiert, dass die Verführungstheorie aufgegeben wurde, aber die Bedeutung von Verführung und anderen Traumaformen für die Pathogenese beibehalten wurde. In seinem Spätwerk »Der Mann Moses und die monotheistische Religion« gibt Freud (1939a [1934–1938], S. 177f.) realer traumatischer Einwirkung in der Kindheit doch wieder einen größeren Raum für die Pathogenese psychischer Störung; überall und jedes Mal spielten sehr frühe Kindheitseindrücke eine Rolle. Allem Anschein nach hat Freud Ferenczis Gedanken noch einmal auf sich wirken lassen, ohne ihn zu zitieren.

Was ist aber das Wesen des Traumas bei Freud? Es ist und bleibt ein Ich-psychologisches und nicht, wie dann bei Ferenczi, ein Beziehungsgeschehen. Selbst wenn die traumatisierenden »Objekte« Liebesobjekte des Kindes waren, richtete Freud doch den Blick auf das, was die traumatisierende Einwirkung mit dem Ich anrichtete, und nicht so sehr darauf, von wem sie ausging und wie dadurch die Beziehung verändert (oder zerstört) wurde. Der Kern der Differenz zwischen Freuds und Ferenczis Psychoanalyse liegt im Gegensatz von einer »Ein- und einer Zwei- (bzw. Mehr)-Personen-Psychologie« (Balint, 1966 [1949]; Cremerius, 1983). Freud sah das Individuum, das mit der Aufgabe, seine Triebkonflikte zu bewältigen, mehr oder weniger erfolgreich war, im Großen und Ganzen isoliert; die umgebenden Personen waren Objekte der Libido des Einzelnen. Freud erkannte traumatische Einflüsse zwar an, verstand sie aber als »akzidentell«, zusätzlich zum Wirken der Triebe (Freud, 1916–17a [1915–17], S. 376). Drangen von außen traumatisierende Einflüsse auf das Kind ein, so war das Wesen des Traumas der Zusammenbruch der Ich-Organisation, des Reiz-Schutzes des Individuums; das Trauma bestand in der Hilflosigkeit des Ich als Reaktion auf eine quantitative traumatische Einwirkung (Bokanowski, 1999, S. 433).

So bleibt das »Trauma« bei Freud mechanisch, unpersönlich:

> »Ja, der Ausdruck traumatisch hat keinen anderen als einen solchen ökonomischen Sinn. Wir nennen so ein Erlebnis, welches dem Seelenleben innerhalb kurzer Zeit einen so starken Reizzuwachs bringt, dass die Erledigung oder Aufarbeitung desselben in normalgewohnter Weise missglückt, woraus dauernde Störungen im Energiebetrieb resultieren müssen« (Freud, 1916–17a [1915–17], S. 284).

Leicht spöttisch schreibt Ernst Falzeder (1984, S. 71): »Das Trauma kommt über das Individuum wie ein Eisenbahnunglück.«

Balint (1970 [1969]) unterscheidet von einer solchen ökonomischen eine strukturelle Traumahypothese der Psychoanalyse (vgl. auch Cremerius, 1983; Kirshner, 1994, S. 4; Bokanowski, 1999, S. 433). Die ökonomische ist eigentlich eine rein Ich-psychologische; bei der strukturellen würde das äußere Ereignis die Spannung zwischen den intrapsychischen Instanzen des Individuums steigern und diese Spannungssteigerung würde traumatisch wirken. Selbst wenn Freud Objektverlust (1916–1917g [1915]) und narzisstische Kränkung (1926d, 1931b, 1939a) als traumatisches Ereignis gelten lässt, sieht er sie doch ganz unabhängig von der Qualität der Beziehung zwischen Verlassendem und Kränkendem sowie Verlassenem und Gekränktem. Die Verantwortung, um nicht zu sagen Schuld, für das Eintreten des Traumas behält das gemessen an der Stärke der Einwirkung zu schwache Ich des traumatisierten Subjekts; das Objekt handelt sozusagen nicht.

Wenn Freud auch immer das isolierte Individuum (mit seinen Konflikten, auch als Ziel von traumatisierenden Einflüssen) an die erste Stelle setzt, hat er doch in zwei großen Bereichen die Internalisierung von äußeren (Objekt-)Erfahrungen in die Psyche des Individuum beschrieben, und zwar in »Trauer und Melancholie« (Freud, 1916–1917g [1915]) hier das berühmte Wort: »Der Schatten des Objekts fiel so auf das Ich« (ebd., S. 435), das heißt das Objekt verändert das Ich; s. das Kapitel »Trauer und Melancholie – heute wiedergelesen«) und in seiner Theorie der Über-Ich-Bildung. Aber wie bei der (traumatisierenden) Einwirkung durch Liebesobjekte auf das Ich bleiben die äußeren Objekte ganz unpersönlich: Bei »Trauer und Melancholie« handelt das Objekt nicht wirklich, es verschwindet oder stirbt vielleicht, die Verantwortung oder Schuld an einer gravierenden, pathologischen Wirkung des Verlusts liegt bei dem Verlassenen, der die Ambivalenz von Liebe und Hass dem Verlorenen gegenüber nicht bewältigen kann und deshalb zur Internalisierung, zur »narzisstischen Identifikation« greifen muss, mit der er das verlorene Objekt in sich aufnimmt; und wenn er sich selbst beschuldigt, schlecht und schuldig zu sein, meint er doch eigentlich insgeheim den, der ihn verlassen hat.

Über-Ich-Bildung

Ebenso bei der Über-Ich-Bildung (insbesondere Freud ,1923b): Das Kind nimmt die Ge- und Verbote, sozusagen die Gebrauchsanweisung für ein sozial verträgliches Leben, der Eltern in sich auf. Freud legt wenig Wert darauf zu untersuchen, um *welche* Eltern es sich handelt, wie die Beziehung zu ihnen ist (auch die zwischen den Eltern) und *welche* Über-Ich-Inhalte sie dem Kind vermitteln (bzw. natürlich auch vorleben). Das Problem, angesichts seiner Triebbedürfnisse mit diesen ja doch ganz verschieden ausfallenden Über-Ich-Inhalten ein aushaltbares Gleichgewicht zu finden, bleibt beim Kind.

Freud diskutiert die (scheinbare) Alternative, ob nun die Strenge des Über-Ich vom Trieb (der Aggression des Kindes) oder vom Verhalten der Erwachsenen stammt, in »Das Unbehagen in der Kultur« (Freud, 1930a, S. 482), wo er den Begriff der Introjektion verwendet; zur Frage, wie die Kultur es bewirke, dass die Aggression des einzelnen gehemmt wird, bemerkt Freud: »Die Aggression wird introjiziert, verinnerlicht, eigentlich aber dorthin zurückgeschickt, woher sie gekommen ist, also gegen das eigene Ich gewendet.« So introjiziert, übernehme sie das Über-Ich, das nun das Individuum streng als »eine Instanz in seinem Inneren, wie durch eine Besatzung in der eroberten Stadt« (ebd., S. 483) überwache. Introjektion ist hier also lediglich die Internalisierung *eigener* Aggression, die dem Über-Ich hinzugefügt wird und seine Strenge verschärft. Einige Seiten später beschreibt Freud dann wieder zwei Quellen der Strenge des Über-Ich: Das Kind nimmt »diese unangreifbare Autorität durch Identifizierung in sich auf [...], die nun das Über-Ich wird« (ebd., S. 489). Die Beziehung zwischen Über-Ich und Ich ist die durch den Wunsch entstellte Wiederkehr realer Beziehungen zwischen dem noch ungeteilten Ich (ohne Über-Ich) und einem äußeren Objekt. Die Strenge des Über-Ich ist aber nicht – »oder nicht so sehr« – die, die man vom äußeren Objekt erfahren hat, »sondern die eigene Aggression gegen ihn«. Aber beide kommen zusammen, »denn die rachsüchtige Aggression des Kindes wird durch das Maß der strafenden Aggression, die es vom Vater erwartet, mitbestimmt werden« (ebd.). Die Aggression des Kindes verstärke zwar das Über-Ich, aber »es ist nicht schwer, sich zu überzeugen, dass die Strenge der Erziehung auch auf die Bildung des kindlichen Über-Ichs einen starken Einfluß übt« (ebd., S. 490). In diesem Werk des späten Freud findet sich also ein Sowohl-als-Auch, es wirken sowohl konstitutioneller Trieb, der die Macht des Über-Ich beeinflusst, als auch die Strenge des Vaters, die es bedrohlich macht. Auch im »Abriß der Psychoanalyse« (Freud, 1940a [1938]) heißt es: »Im Elterneinfluß wirkt natürlich nicht nur das persönliche Wesen der Eltern, sondern auch der durch sie fortgepflanzte Einfluß von Familien, Rassen- und Volkstradition, sowie die von ihnen vertretenen Anforderungen des jeweiligen sozialen Milieus« (ebd., S. 69). Eventuell die Kindheitsentwicklung beeinträchtigende Traumata versteht Freud aber als »akzidentell«, also dem primär pathogenen (ödipalen) Triebkonflikt hinzugefügt (Freud, 1916–17a [1915–17], S. 376).

Während der (psychotisch) Melancholische in der Introjektion (Freud, 1916–1917g [1915]: »narzisstische Identifikation«) stecken bleibt und das verlorene Objekt in Form eines Introjekts (wie man heute sagen muss) mit sich herumschleppt und nicht weiß, dass er dieses meint, wenn er sich selbst beschuldigt, gibt es bei der Über-Ich-Bildung einen schon von Freud gesehenen Ablauf von Introjektion und Identifikation.[4] Während am Anfang die reine Über-Ich-Angst, die tatsächliche Anwesenheit des womöglich strafenden Elternteils (des »Vaters«) nötig ist, um seinen Vorstellungen zu entsprechen (nichts Verbotenes zu tun), wird der »Vater« in einem ersten Schritt der psychischen Bearbeitung (auch der Abwehr) in das Selbst des Kindes aufgenommen, er wird introjiziert zusammen mit seinen Verboten. Nun ist der »Vater« in der Psyche des Kindes, aber noch immer wie ein Fremdkörper. Das Kind stellt sich vor, wie es sich benehmen würde, wenn der Vater da wäre, es würde dann eine Strafe befürchten und gehorcht jetzt dem *Introjekt*, als ob der Vater danebenstünde. Der introjizierte »Vater« ist also wie ein Begleiter des kindlichen Selbst, wie ein »Beifahrer« (Sandler, 1964/65 [1960], S. 736), während erst durch die *Identifikation* mit dem Introjekt (!) der »Vater« dem Selbst hinzugefügt wird, das Kind macht ihn sich zu eigen, wie die deutsche Sprache so schön sagt (während Introjektion schnodderig, aber treffend ausgedrückt »sich reinziehen« heißen muss); durch die Identifikation hat eine Erweiterung des Selbst (wieder Sandler, 1964/65 [1960]) stattgefunden.

Zum Ich-Ideal (dem begrifflichen Vorläufer des Über-Ich) bemerkt Freud (1921c, S. 145), »dass möglicherweise alle Wechselwirkungen, die wir zwischen äußeren Objekten und Gesamt-Ich […] kennengelernt haben, auf diesem neuen Schauplatz innerhalb des Ichs zur Wiederholung

4 Ein wunderbares Beispiel für die Wanderung von Über-Ich-Inhalten von außen nach innen gibt Heinrich Heine im *Wintermärchen*, bei dem man allerdings nicht weiß, inwieweit das noch fremdkörperartige Über-Ich am Werke bzw. inwieweit die Identifikation mit ihm gediehen ist: Heine spottet hier über die preußischen Soldaten: »Sie stelzen noch immer so steif herum,/so kerzengrade geschniegelt/als hätten sie verschluckt den Stock,/womit man sie einst geprügelt« (vgl. auch Hirsch, 2020, S. 32).

kommen«. Konflikte zwischen den inneren Instanzen (»strukturelle Hypothese« Balints, s.o.) also entsprechen den Konflikten zwischen dem Ich oder Selbst und äußeren Objekten bzw. leiten sich aus ihnen durch Introjektion her – was außen war, gerät nach innen.

Während Freud Mitte der 1920er Jahre die Grundlagen der Ich-Psychologie legt, beginnt Ferenczi in dieser Zeit zunehmend den Objektbeziehungsaspekt zu berücksichtigen. In zwei Arbeiten aus dem Jahre 1926 (Ferenczi, 1964a [1926], 1964b [1926]) führt er die Kastrationsangst des Kindes auf die reale Kastrationsdrohung zurück, »dies ist das wichtigste und größte ›Trauma‹, das zur Neurosenbildung führt« (Ferenczi, 1964a [1926], S. 316). Darüber hinaus werden nicht nur derartig überstimulierende Einwirkungen als traumatogen erkannt, sondern auch, weit vorausschauend, die *Abwesenheit* von Bezugspersonen, besonders des Vaters (Ferenczi, 1964a [1926]). Der konkrete Einfluss der Erwachsenen – und das bedeutet eben in der heutigen Sprache der Beitrag der handelnden, im Extremfall traumatisierenden realen äußeren Objekte zur Bildung der Objekt- und Selbstrepräsentanzen – wird von Ferenczi in der Arbeit mit dem schönen Titel »Die Anpassung der Familie an das Kind« (Ferenczi, 1964 [1927]) auf die frühe Kindheit ausgedehnt. Spätestens in seinem Vortrag von 1932 über die »Sprachverwirrung« hat Ferenczi es dann ganz deutlich erklärt; ich komme darauf zurück. Die Ursache für die Verwirrung sieht Ferenczi darin, dass die Erwachsenen ihre eigenen Kindheitserfahrungen gründlich vergessen haben und deshalb ihr »Elterninstinkt« versagt, sie sich also mit dem Kind nicht mehr identifizieren können.

Introjektion und Identifikation bei Ferenczi

In dieser Arbeit von 1927 über die »Anpassung der Familie an das Kind« wird auch das Modell der Über-Ich-Bildung benannt, dessen sich Ferenczi zur Untersuchung der Internalisierung traumatischer Gewalt bedient. Ein regelmäßig geprügelter Junge greift zur Abwehrform der Identifikation, und zwar zur sekundären Identifikation mit dem Aggressor (s. das Kapitel »Zwei Arten der Identifikation mit dem Aggressor – nach Ferenczi und Anna Freud«). Ferenczi schreibt:

»Wenn man ihn prügelte, begann er plötzlich ganz bewußt zu denken: ›Wie hübsch wird das sein, wenn ich Vater sein und mein Kind prügeln werde!‹ So zeigte er, daß er in seiner Phantasie schon damals die künftige Vaterrolle annahm. Solche Identifikation bedeutet eine Veränderung in einem Teil der Persönlichkeit. Das ›Ich‹ ist um eine Erwerbung aus der Umwelt bereichert, die nicht ererbt war. Dies ist auch die Art, in der man gewissenhaft wird. Zuerst hat man Angst vor der Strafe, dann identifiziert man sich mit der strafenden Autorität. Dann mögen der wirkliche Vater und Mutter ihre Bedeutung für das Kind verlieren, es hat sich in seinem Inneren eine Art inneren Vater und Mutter aufgerichtet. So kommt das zustande, was Freud das Über-Ich nennt« (Ferenczi, 1964 [1927], S. 363).

Hier holt Ferenczi das nach, was Freud stets vermeidet: Die Eltern vermitteln schließlich ganz bestimmte Über-Ich-Inhalte in ganz bestimmter Weise, oft über Jahre, und leider eben auch traumatisierende. Ferenczi greift also auf die Über-Ich-Bildung, wie sie Freud entwickelte, zurück, um auch traumatische Internalisierungsprozesse zu konzipieren, allerdings scheut er sich nicht, alle nur denkbaren negativen Einflüsse zu benennen. So spricht er von »Super-ego-Intropression seitens der Erwachsenen« (Ferenczi, 1964 [1938], S. 294), und auch in seinem *Klinischen Tagebuch von 1932* (Ferenczi, 1988 [1985]) lässt er keinen Zweifel daran, dass traumatische Einflüsse stets an der Bildung eines Über-Ich beteiligt sein dürften: Da ist von »Aufpfropfung einer verrückten Persönlichkeitskomponente aufs Über-Ich« (ebd., S. 94) die Rede, von »Ich-fremde[r] Einpflanzung« (ebd., S. 102), »Implantierung von unlustspendenden, Schmerz und Spannung erzeugenden Seeleninhalten in die Seele des Opfers« (ebd., S. 124). Ferenczi denkt auch an »Mutter-Influenz«, von »mütterlichem Transplantat« (ebd., S. 104), nicht selten sei »die inzestuöse Fixierung [...] der Psyche von außen eingepflanzt, also ein Über-Ich-Produkt« (ebd., S. 236).

Ferenczi hat nicht nur lautstarke und sichtbare Gewalt dem Kind gegenüber im Blick, er sieht auch subtilere, gleichwohl schädliche Formen in der familiären Umgebung des Kindes. Die Arbeit »Das unwillkommene Kind und sein Todestrieb« (Ferenczi, 1964 [1929]) ist für meine Begriffe eine brillante Auseinandersetzung mit der Frage Trieb versus Umwelt. Man spürt förmlich das Ringen Ferenczis mit dem Todestriebkonzept; er möchte Freuds Denken nicht aufgeben und scheint doch das

Trauma bereits an die erste Stelle setzen zu wollen, spricht er doch von »unlustvolle(n) Erlebnisse(n) […], die dem Patienten das Leben kaum mehr lebenswert erscheinen ließen« (ebd., S. 447). »Beide Patienten [Ferenczis] kamen sozusagen als *unwillkommene Gäste der Familie* zur Welt« (ebd., S. 448 [Hervorheb. i. Orig.]). In einem weiteren Fall von Suizidalität wurde die Patientin »als drittes Mädchen einer knabenlosen Familie höchst unliebsam empfangen. […] Ihre Grübeleien […] waren gleichsam nur die […] Frage, warum man sie denn überhaupt zur Welt gebracht hat« (ebd., S. 253).

In einem für mich zentralen Satz nun stellt Ferenczi unser jüdisch-christliches Denken (»Du sollst Vater und Mutter ehren!«) und auch die Grundannahme der Psychoanalyse, dass das Kind aufgrund seiner (ödipalen) Triebkräfte primär schuldig auf die Welt kommt (Grotstein, 1994 [1990]), auf den Kopf: »Das Kind muss durch ungeheuren Aufwand von Liebe, Zärtlichkeit und Fürsorge dazu gebracht werden, es den Eltern zu verzeihen, dass sie es ohne seine Absicht zur Welt brachten, sonst regen sich alsbald die Zerstörungstriebe« (Ferenczi, 1964 [1929], S. 254). Nicht die Eltern haben also dem Kind zu verzeihen, sondern umgekehrt, das Kind den Eltern für den schuldhaften Akt der ungefragten Erzeugung seines Lebens! Und erst wenn die Eltern dieser Pflicht der größtmöglichen Wiedergutmachung ungenügend nachkommen, »regen sich alsbald die Zerstörungstriebe«. Das bedeutet nichts weniger als eine elegante Versöhnung der Trieb- und Umweltkonzepte in Form einer Ergänzungsreihe: Der Lebenstrieb muss durch die liebevolle Umgebung gestärkt werden, und der Todestrieb nimmt erst überhand, wenn die Umgebung versagt und ihrer Pflicht nicht nachkommt. In diesem Fall regen sich nicht nur die Zerstörungstriebe, es entstehen auch massive Schuldgefühle, überhaupt zu existieren, als hätte man paradoxerweise seine Existenz selbst schuldhaft verursacht, was mich dafür die Bezeichnung *Basisschuldgefühl* (Hirsch, 2017 [1997], 2020; s. a. das Kapitel »Zur Psychoanalyse von Schuld und Schuldgefühl«) hat finden lassen.

Die Schwierigkeiten Ferenczis in der psychoanalytischen Gemeinschaft werden fast nur mit seinen technischen Neuerungen in Verbindung gebracht (z. B. Dupont, 1972). Ich denke aber, diese sind von seiner wachsenden Überzeugung, dass psychische Störungen primär mehr oder weniger traumatisch von Beziehungserfahrungen und dann erst von den von ihnen erzeugten Konflikten und Abwehrmaßnahmen, schließlich auch von der Fantasietätigkeit, erzeugt werden, nicht zu trennen. Meines Erachtens berücksichtigen die Analytiker, die die realen Beziehungserfahrungen gelten lassen, auch das eigene unvermeidliche Einwirken des Analytikers auf den Patienten, man kann sagen, sein Gegenübertragungsagieren (bzw. -widerstand). Genau das hat Ferenczi als erster getan, sodass man die technischen Veränderungen und Experimente nicht von seinen theoretischen Vorstellungen trennen kann. Einen Anhaltspunkt für diese Verknüpfung bei Ferenczi fand ich in seiner Arbeit von 1930: »Relaxationsprinzip und Neokatharsis« – der Titel weist auf die technischen Probleme hin, die behandelt werden: Entspannung, Gewährenlassen, Elastizität, dadurch und übrigens aber auch durchaus durch eine andererseits versagende Haltung des Analytikers entsteht eine erhöhte Regressionsneigung und eine Katharsis im Kontext der Lebensgeschichte und der Übertragung (deshalb Neo-Katharsis im Gegensatz zur »Paläokatharsis«, dem unspezifischen Abreagieren) – soweit die Technik. Aber Ferenczi benutzt die Schilderung der tranceartigen Regression, die entsteht, um die Inhalte, die die Patienten nun ans Licht bringen, darzustellen; und hier lässt er keinen Zweifel mehr an seiner Auffassung der primären traumatischen Entstehung jeder psychischen Störung: Die Veränderung der Technik führe zu einer Regression, in der

> »die rekonstruierte Vergangenheit viel mehr als bisher mit dem Gefühl der Wirklichkeit und Dinghaftigkeit behaftet blieb, sich der Natur einer wirklichen Erinnerung viel mehr näherte. [...] In einzelnen Fällen steigerten sich nun diese hysterischen Anwandlungen zu einem förmlichen Trancezustand, in dem Stücke der Vergangenheit wiedererlebt wurden und die Person des Arztes als einzige Brücke zwischen den Patienten und der Realität erhalten blieb; es wurde mehr möglich, an die Patienten Fragen zu stellen und von abgespaltenen Teilen der Persönlichkeit wichtige Auskünfte zu erlangen« (Ferenczi, 1964 [1930], S. 481).

Weiter schreibt er:

> »Das Erinnerungsmaterial, das durch die Neo-Katharsis zutage gefördert oder bestätigt wurde, hob das ursprünglich Traumatische in der ätiologi-

> schen Gleichung der Neurosen wieder zu erhöhter Bedeutung. […] Den ersten Anstoß zur Schaffung abnormer Entwicklungsrichtungen gaben immer traumatische, schockartig wirkende reale Erschütterungen und Konflikte mit der Umwelt, die der Formierung neurosogener psychischer Mächte, so z. B. auch der des Gewissens, immer vorausgehen. […] Nach gebührender Beachtung der Phantasietätigkeit als pathogenen Faktor musste ich mich in der Tat in der letzten Zeit schließlich immer häufiger mit dem pathogenen Trauma selbst beschäftigen« (ebd., S. 483).

Lange vor Georges Devereux (1953; vgl. auch Hirsch, 1993c) spricht er vom Anteil der Erwachsenen am ödipalen Geschehen, »nebst dem Ödipus-Komplex der Kinder« ist Ferenczi (1964 [1930], S. 484 [Hervorheb. i. Orig.]) geneigt, »*die verdrängte und als Zärtlichkeit maskierte Inzestneigung der Erwachsenen in ihrer Bedeutsamkeit höher einzuschätzen*«. Ebenso meint Balint (1966 [1932], S. 189 [Hervorheb. i. Orig.]), »dass die Eltern sehr viel von ihrer verdrängten Sexualität in der Kindererziehung ausleben. […] *Welche Partialtriebe* dabei die Hauptrolle spielen, bestimmt fast ausschließlich *das Unbewußte der Eltern* und nur zu einem sehr kleinen Ausmaße das Bedürfnis des Kindes.« In seiner Arbeit über Neokatharsis spricht Ferenczi bereits von der unter traumatischer »Schockwirkung eintretende(n) psychotische(n) Abspaltung eines Teiles der Persönlichkeit […], der aber im Verborgenen fortlebt, endlos wiederholte Anstrengung macht, sich geltend zu machen« (ebd., S. 485). Schließlich verwendet er hier schon ein drastisches Bild für die Konzeption des traumatischen Introjekts. Er vergleicht »die Seele des Neurotikers mit einer Doppelmissbildung […], etwa dem sogenannten Teratom, das in einem versteckten Teile seines Körpers Bruchstücke eines zweiten entwicklungsgehemmten Zwillingsgeschwisters beherbergt« (ebd., S. 487). Nicht assimilierte Introjekte sind Ich-dyston, sie werden als Fremdkörper empfunden, nicht zum Selbst gehörig, vielmehr »im Selbst« (also als Begleiter), sie bewirken die erwähnte Selbstwerterniedrigung und Schuldgefühle, sie führen zum Wiederholungszwang und können externalisiert werden (Projektion und projektive Identifikation), gerade auch in Form von Agieren (»Konkretisierung«, M. V. Bergmann, 1995, S. 344f.). Schon Freud (1895d [1893–95], S. 85) schrieb vor dem Aufgeben der Verführungstheorie: »Wir müssen vielmehr behaupten, daß das psychische

Trauma [...] nach Art eines Fremdkörpers wirkt.« Auch Daniel Dreyfuss (1941, S. 132) bemerkt, »daß jene mit dem Trauma neuerworbenen Affektmengen wie ein Fremdkörper – um nicht zu sagen ein Stück Fremdseele – Reizerscheinungen verursachen«.

Der Fremdkörper steuert das Erleben und Verhalten des Patienten wie ein fremdes Programm oder ein Virus im Organismus (oder im Computer), wie ein abgekapselter Tumor, der sein Gift absondert, das Introjekt lähmt Kreativität und Ich-Funktionen (Giovacchini, 1967) und führt zu Gefühlen der Leere, des mangelnden Selbstwerts, der »grundlosen« Depression. Die Patienten sprechen folgerichtig von »Leiche in sich selbst« (Kogan, 1991 [1990], S. 67), sie wirken »seelisch tot« (Faimberg, 1987, S. 115; Skogstad, 1990, S. 22), »lebendig tot« (Giovacchini, 1967, S. 62), »wie im Nebel, innerlich gefroren« (Skogstad, 1990, S. 27), machen den Eindruck, abwesend zu sein (Faimberg, 1987, S. 115). Der Eindruck des Fremden entsteht auch nicht zuletzt dadurch, dass die Analyse über kurz oder lang stagniert, immer wieder dieselben Inhalte erscheinen, die Sprache versiegt, eine Kluft entsteht, in der Gegenübertragung eine Lähmung einsetzt und die Unfähigkeit, den toten Raum mit Gedanken, analysierbarem Inhalt zu füllen. Die Unmöglichkeit, das Introjekt zu assimilieren, und sein destruktiver, verfolgender Charakter werden durch folgende wiederum metaphorische Begriffe ausgedrückt: »gefrorenes Introjekt« (Giovacchini, 1967, S. 61), »malignes Introjekt« (Müller-Braunschweig, 1970, S. 673), »dämonisches Introjekt« (Moser, 1996, S. 19), »Krypta«, »kryptische Identifikation«, auch »Einschließung« bei Abraham und Torok (1975, S. 62f., 1979 [1976], S. 7; Torok, 1968, S. 499), »Phantom« (N. Abraham, 1978, S. 691).

Sprachverwirrung: Das Trauma bei Ferenczi

Es ist, als ob Ferenczi acht Monate vor seinem Tod auf dem 12. Internationalen psychoanalytischen Kongress in Wiesbaden ein Vermächtnis seiner Erfahrungen mit schwerer gestörten Patienten hinterlassen wollte. Spaltungen der Persönlichkeit, schwere Schuldgefühle, Rollenumkehrdynamik und ängstliche Unterwürfigkeit der Patienten ließen ihn – wie wir gesehen haben schon in den Jahren zuvor – an die pathogene Kraft der Triebkonflikte zweifeln, sodass er nach 35 Jahren direkt wieder an die Verführungstheorie Freuds anknüpfte. Ursprünglich nannte er seinen Vortrag »Die Leidenschaften der Erwachsenen und deren Einfluss auf Charakter- und Sexualentwicklung der Kinder«. Dann konkretisierte er ihn, indem er einen bedeutenden Faktor der Traumatisierung, nämlich die Konfusion über die Realität, also über die Bedeutung des Geschehens, benannte: »Sprachverwirrung zwischen den Erwachsenen und dem Kind«, und der Untertitel lautete nun: »Die Sprache der Zärtlichkeit und der Leidenschaft«. Mit Zärtlichkeit ist kindliche Liebe, mit Leidenschaft die Sexualität der Erwachsenen gemeint. Es ist wohl nicht zu viel gesagt, wenn man die zehn Druckseiten dieses Vortrags als die weitsichtige Grundlage einer psychoanalytischen Traumatologie versteht, denn Ferenczi setzt die »Exogenität« der Neurosenverursachung (wieder) an die erste Stelle und beschreibt die akute Reaktion des Kindes auf die Einwirkung von außen sowie die charakterlichen und symptomatischen Spätfolgen.

> »Vor allem wurde meine schon vorher mitgeteilte Vermutung, dass das Trauma, speziell das Sexualtrauma, als krankmachendes Agens nicht hoch genug veranschlagt werden konnte, von neuem bestätigt. Auch Kinder angesehener, von puritanischem Geist beseelter Familien fallen viel öfter, als man es zu ahnen wagte, wirklichen Vergewaltigungen zum Opfer« (Ferenczi, 1964 [1933], S. 517).

Ganz ähnlich hatte es Freud 1896 formuliert: »Leider auch allzuhäufig ein naher Verwandter« (1896c, S. 444).

Ferenczi geht von bestimmten masochistisch-unterwürfigen Patienten aus, die sich nicht von den Frustrationen und auch nicht von den Heucheleien des Analytikers abgrenzen können, das heißt unterwürfig sowohl die vorgefertigten, auf Theorien beruhenden Meinungen des Analytikers scheinbar annehmen, als auch seine gespielte Anteilnahme nicht hinterfragen, obwohl sie spüren, dass der Analytiker negative (Gegenübertragungs-)Gefühle entwickelt hat. Außer in Zuständen tiefer Regression, in denen das Trauma wiedererlebt wird und die Patientin (anders als das Kind) in der Lage ist, sich (gegen den Analytiker dann) zu wehren, fällt Ferenczi die unterwürfige Identifikation mit dem Analytiker auf. Ferenczi fährt fort:

> »Tatsächliche Vergewaltigungen von Mädchen, die kaum dem Säuglingsalter entwachsen sind, ähnliche Sexualakte erwachsener Frauen mit Knaben […] gehören zur Tagesordnung. Schwer zu erraten ist das Benehmen und das Fühlen von Kindern von solcher Gewalttätigkeit. Der erste Impuls wäre: Ablehnung, Hass, Ekel, kraftvolle Abwehr. […] Dies oder ähnliches wäre die unmittelbare Reaktion, wäre sie nicht durch eine ungeheure Angst paralysiert. […] *Doch dieselbe Angst […] zwingt sie automatisch, sich dem Willen des Angreifers unterzuordnen, jede seiner Wunschregungen zu erraten und zu befolgen, sich selbst ganz vergessend sich mit dem Angreifer vollauf zu identifizieren.* Durch die Identifizierung, sagen wir Introjektion des Angreifers, verschwindet dieser als äußere Realität und wird intrapsychisch, statt extra; […] der Angriff [hört] als starre äußere Realität zu existieren auf, und in der traumatischen Trance gelingt es dem Kind, die frühere Zärtlichkeitssituation aufrechtzuerhalten. Doch die bedeutsamste Wandlung, die die ängstliche Identifizierung mit dem erwachsenen Partner im Seelenleben des Kindes hervorruft, ist *die Introjektion des Schuldgefühls des Erwachsenen.* […] Erholt sich das Kind nach solcher Attacke, so fühlt es sich ungeheuer konfus, eigentlich schon gespalten, schuldlos und schuldig zugleich, ja mit gebrochenem Vertrauen zur Aussage der eigenen Sinne« (Ferenczi, (1964 [1933], S. 518f. [Hervorheb. i. Orig.]).

Der Sinn der Internalisierung ist: Die äußere Realität der Traumatisierung existiert nicht mehr, das Trauma kann »innen« durch die Fantasie, durch negativ-halluzinatorische Aktivität, (scheinbar) beherrscht werden.

Die *Identifikation mit dem Aggressor* ist vielleicht die wichtigste Schöpfung Ferenczis in diesem Zusammenhang; sie bedeutet ja eine besondere Form der Internalisierung, um das Trauma wenn nicht zu bewältigen, so doch zu überleben. Im Allgemeinen wird die Autorschaft dieses Begriffes bis heute Anna Freud (1980 [1936]) zugeschrieben, aber obwohl Ferenczis Aufsatz drei Jahre zuvor erschienen war, erwähnte die Autorin ihn nicht. Sie hätte den Begriff diskutieren können und den ihren von dem Ferenczis abgrenzen können. Denn Anna Freud spricht von einer grundlegend anderen Art der Identifikation mit dem Aggressor (Hirsch, 1996a; s. das Kapitel »Zwei Arten der Identifikation mit dem Aggressor – nach Ferenczi und Anna Freud«): Ferenczi geht es um ein reales, überwältigendes Trauma *von außen*, während Anna Freud die Abwehr einer befürchteten

Strafe durch die Erwachsenen angesichts relativ geringfügiger Vergehen beschreibt, die ganz im klassischen Sinne der Triebhaftigkeit des Kindes (Aggression) entsprechen. Ich halte das für eine sekundäre Identifikation mit dem Täter, die ihn imitiert, im Vergleich zur *Identifikation mit dem Aggressor* Ferenczis, die eine primäre, verschmelzende Identifikation mit der Gewalt und dem Täter insofern darstellt, als sie dem Täter *als Täter* Recht gibt und das Opfer zwingt, weiter Opfer zu bleiben. Ich habe also streng zwischen diesen beiden Formen der Identifikation mit dem Aggressor, von der eine mit Ferenczi und eine mit Anna Freud verbunden ist, unterschieden.

Darüber hinaus ist einer der wirksamsten Faktoren der Traumagenese die Abwesenheit eines Dritten, eines Zeugen, der dem Opfer die Qualität des Traumas und die Realität seiner Wahrnehmung bestätigen könnte. »Gewöhnlich ist auch das Verhältnis zu einer zweiten Vertrauensperson, in dem gewählten Beispiel zur Mutter, nicht intim genug, um bei ihr Hilfe zu finden« (Ferenczi, 1964 [1933], S. 519). Die Abwesenheit eines Dritten, der dem Opfer die Qualität der Traumatisierung und die Realität seiner Wahrnehmung triangulierend bestätigen könnte, ist also ein weiterer Faktor der Traumatisierung. Pierre Sabourin (1989 [1985], S. 287 [Hervorheb. i. Orig.]) schreibt im Nachwort des *Klinischen Tagebuchs* Ferenczis: »Denn es ist Ferenczi, der das ›*Leugnen des Stattgefundenen seitens der Mutter*‹ als den Faktor betrachtet, der ›*das Trauma pathogen macht*‹, also nicht nur die Vergewaltigung, sondern auch die ihr folgende Verleugnung und Verleumdung.« Die Funktion der Zeugenschaft wird eine spätere Psychotherapie übernehmen.

Das erst einmal paradox erscheinende Phänomen, dass das Opfer jeder Gewalt sich immer schuldig fühlt, während der Täter jede Schuld von sich weist, hat mich seit Langem interessiert (Hirsch, 2017 [1997], 2020). Ferenczi zufolge versucht das Opfer durch die Introjektion der Gewalt und die Identifikation mit dem Aggressor sich selbst dadurch zu retten, dass es die für es lebensnotwendige Beziehung zu erhalten sucht, indem es sich selbst die Ursache der Gewalt, des Bösen und die Schuld dafür zuschreibt, auch um den Preis der Selbstaufgabe. Das Opfer nimmt dem Täter die Schuld ab, seine Schuld wird zum Schuldgefühl des Opfers, das sich obendrein wertlos, schlecht und falsch fühlt. Traumatische Gewalt von außen, die dem Kind durch »Aufpfropfung« (Ferenczi, 1964 [1933], S. 521) implantiert wird, überwältigende Verlustangst, das heißt Verlust der einzig denkbaren Liebesobjekte, ungeheure Aggression (Shengold, 1979, 1989), Schuldgefühl, das Missbrauchssystem verlassen zu wollen, das Geheimnis, das heißt das Fehlen eines Zeugen (vgl. Hirsch, 1994 [1987], S. 239), und das verleugnende Schweigen verhindern zusammen, dass das Introjekt aufgegeben werden kann.

Ferenczi unterscheidet noch nicht zwischen Introjektion und Identifikation. Joseph Sandler differenziert über 50 Jahre später folgendermaßen:

> »Introjektion ist sozusagen das Aufrichten eines inneren Begleiters, mit dem man im Dialog stehen kann, der aber nicht ein Teil der Selbstrepräsentation ist. Das Introjekt ist so eher wie ein Beifahrer, jemand, der einem [...] erzählt, was man tun soll, mit dem man einen unbewussten Austausch haben kann« (Sandler, 1988, S. 52 [Übersetzung M. H.]).

Heute würden wir sagen, dass die Gewalt introjiziert wird als aktive Abwehrleistung des Ich des Opfers, um zu überleben, sodass ein Fremdkörper im Selbst, der von innen destruktiv weiterwirkt, gebildet wird. Wie Ferenczi schon beschrieb, wird dadurch die äußere Umgebung vom Bösen befreit, sodass die Illusion von genügend guten äußeren Objekten aufrechterhalten bleiben kann. Sandler definiert Identifikation dagegen als eine Veränderung des Selbst durch Übernahme von Anteilen bzw. Eigenschaften eines Objekts (vgl. auch schon Ferenczi, 1964 [1927], S. 363, zur Über-Ich-Bildung des geprügelten Jungen, wie oben erwähnt: »Identifikation bedeutet eine Veränderung in einem Teil der Persönlichkeit.«): »Identifikation ist ein Prozess, in dem auf der Basis eines Aspekts einer Objektrepräsentanz eine Veränderung in der Selbstrepräsentanz stattfindet« (Sandler, 1988, S. 52). Die Spannung zwischen dem Introjekt und dem Ich verursacht Schuldgefühle und Selbstwerterniedrigung, diese Spannung kann verringert werden durch Identifikation mit dem Introjekt, wie ich es als eine Möglichkeit der Assimilation, der Entschärfung introjizierter Gewalt beschrieben habe (Hirsch, 1995). Im Grunde handelt es sich um den Mechanismus, den Freud (1914c, 1921c, 1923b) für die Über-Ich-Bildung beschrieben hat; das Introjekt wirkt wie ein – feindliches – Über-Ich. Auch hier werden Eigenschaften der äußeren Objekte internalisiert (introjiziert), und dann wird, insbesondere bei freundlichen Inhalten, eine

Aneignung, Assimilation durch Identifizierung vorgenommen. Freud hat aber diesen Mechanismus nicht auf alle Erfahrungen mit und Einwirkungen durch äußere Objekte ausgedehnt. Im Grunde hat Ferenczi den auch bei Freud zumindest latent enthaltenen Objektbeziehungsaspekt im Zusammenhang mit traumatischen Erfahrungen in den Vordergrund gestellt. Er knüpft dabei an den frühen Freud an, der ja sehr wohl gesehen hat, dass es »nahe Verwandte« waren, die das Kind missbrauchten, wenn auch Freud allerdings die Bedeutung dieser nahen Beziehungen, in denen der Missbrauch stattfand, wohl nicht klar wurde. Auch hat Freud selten daran gedacht, wie verschieden, also auch traumatisch-gewaltsam die Über-Ich-Inhalte sein können, die von realen gewalttätigen Eltern vermittelt werden.

In seinem klinischen Tagebuch beschreibt Ferenczi noch eine andere traumatisierende Einwirkung auf ein Kind, nämlich das Berauben des Guten, des stillen Glücks des kindlichen Opfers, sodass hier der Grund für die von den Patienten später beschriebene Leere des Lebendig-Tot-Seins gesehen werden kann:

> »Zugleich aber saugt sozusagen der Aggressor ein Stück, d.h. das ausgedrängte Stück des Opfers in sich ein. [...] Ein Teil des Giftes wird einer anderen Person implantiert, [...] zugleich annektiert der Aggressor [...] die naive, angstlose, ruhige Glückslage, in der bis dahin das Opfer lebte« (Ferenczi, 1988 [1985], S. 124).

Viel später spricht Christopher Bollas (1987) von »extraktiver Introjektion«. Es liegt nahe, dieses Berauben des Lebendigen im mythologischen Bild des Vampirs ausgedrückt zu sehen; der Mythos weiß um die schrecklichen Dinge, zu denen Menschen fähig sind (vgl. Hirsch, 2005). Durch dieses Berauben, aber auch durch die Unterwerfung, wird das missbrauchte Kind »zu einem mechanisch-gehorsamen Wesen« (Ferenczi, 1964 [1933], S. 520); hier ist der Grundgedanke gelegt für das »Abschalten« der Affekte des Opfers während des Missbrauchs und auch später als Charakterzug (vgl. Hirsch 1994 [1987]). Ferenczi nennt es »lebendig-tot« (1964 [1933]), bei Opfern extremer Traumata spricht man vom »Automatisieren« (Ahlheim, 1985, S. 351; Krystal, 1968, S. 31; auch Bettelheim, 1980 [1979]) bis hin zum Syndrom der »Muselmänner« (Krystal, 1968, S. 34; Bettelheim, 1980 [1979]; de Wind, 1968). Auch das kompensatorische frühreife und übertriebene Ausbilden von bestimmten einzelnen Ich-Funktionen beobachtete schon Ferenczi (1964 [1933], S. 522), er spricht vom »Aufblühen neuer Fähigkeiten nach Erschütterung«, neben der eintretenden Regression sieht man eine »traumatische(r) [...] Progression oder Frühreife«. Heute nennt man das nach Winnicott (1974 [1960]) »falsches Selbst«.

Es war Ferenczi (1964 [1909]), der den Begriff der Introjektion prägte; er war früh an Internalisierungsprozessen interessiert und kann als Begründer einer Objektbeziehungstheorie gelten, die den handelnden Einfluss des äußeren Objekts bei der Bildung der Objekt- und Selbstrepräsentanzen fordert. Bereits 1909 hat Ferenczi den Begriff der Introjektion gewählt, um im Gegensatz zur Projektion einen aufnehmenden Aspekt in der Beziehung von Subjekt und Objekt zu bezeichnen. In seiner letzten Arbeit stellt er die äußere traumatische Einwirkung und die Reaktion des Kindes darauf ganz in den Vordergrund, das bedeutet aber keineswegs, dass er den Trieb des Kindes aufgibt; nach Judith Dupont (1972) habe er keine der Essentials der Psychoanalyse je aufgegeben (vgl. auch Giampieri-Deutsch, 1995, S. 267). Ferenczi unterscheidet jedoch fortan zwischen der Zärtlichkeitsphase und der der Leidenschaft – also zwischen kindlicher Liebe und Erwachsenensexualität, eigentlich zwischen Bindungsbedürfnis und Beziehung im Gegensatz zu triebhafter Sexualität. Es ist auch nicht so, dass Ferenczi »dem Konzept der infantilen Sexualität endgültig den Boden« (Boller, 1995) entzieht, vielmehr ringt er darum, eine Integration von kindlicher Liebe, dem Beziehungsanteil des Kindes also, und dem Anteil des Erwachsenen, gegebenenfalls auch traumatisch-sexueller Art, zu erreichen. Ebenso verfehlt ist die Ansicht, Ferenczi habe dem Patienten keine Versagung zumuten wollen (Kerz-Rühling, 1995); in »Relaxationsprinzip und Neokatharsis« (1964 [1930], S. 477) weist er ausdrücklich auf das Doppelte von »Versagung und Relaxation durch Gewährung von Freiheiten« hin, wodurch eine Spannungssteigerung erreicht und eine Regression begünstigt würde, in der allzu oft ein »Austobenlassen aller Aggressionen« (ebd., S. 474) notwendig wird, denn durch Spannungssteigerung versucht er, die traumatische Kindheitssituation wiederzubeleben. Letztlich wehrt er sich gegen ein allzu rationales Lehrer-Schüler-Verhältnis (ebd.) zwischen Analytiker und Patient, unter dem er wohl in seiner Lehranalyse mit Freud selbst gelitten hat.

Ferenczis Vermächtnis

Im Folgenden möchte ich die zahlreichen Phänomene und Bereiche beschreiben, die sich auf Ferenczi zurückführen lassen und die die zeitgenössische Psychoanalyse intensiv beschäftigen. Eine direkte Linie führt von Ferenczi zu Michael Balint, seinem unmittelbaren Nachfolger, und zu Donald W. Winnicott, dem meistrezipierten Autor in dieser Reihe, der die konkreten Erfahrungen, besonders die der frühesten Kindheit, mit den realen Objekten berücksichtigt. Auch Winnicott verlässt die Triebtheorie nicht, sondern bedient sich wie Ferenczi (z.B. 1964 [1929]) einer Ergänzungsreihe: Die genügend gute Mutter kann den kindlichen Trieb ausgleichen (vgl. Kirshner, 1994, S. 238). Die Introjektion der genügend guten Muttererfahrung (Winnicott, 1974 [1965]) führt zu guten Objektbildern, die Identifikation mit dieser Erfahrung zu guten Selbstrepräsentanzen.

Ferenczi hat in seiner letzten Arbeit bereits die beiden Grundbewältigungsversuche extremer Traumatisierung bearbeitet und ist deshalb als Begründer einer modernen psychoanalytischen Traumatheorie zu sehen (vgl. Hirsch, 1996b). Es sind 1.) Internalisierung der Gewalt, um ihr nicht von außen ausgeliefert zu sein, und 2.) Dissoziation, Abspaltung von Affekten, um das Trauma aushaltbar zu machen.

Die Internalisierung, also die auf die Implantation folgende Introjektion sowie die beiden Hauptformen der Identifikation mit dem Aggressor enthalten die Vorstellung vom traumatischen Introjekt, das *nachträgliche* Wirkung zeigt; das Freud'sche Konzept der Nachträglichkeit findet hier eine nicht-triebtheoretische Erklärung. Ebenso der Wiederholungszwang, der ja auch von Freud (seit 1916–17a [1915–1917], S. 284) wenigstens zum Teil als Bemühen aufgefasst wurde, das passiv Erlittene aktiv zu bewältigen (auch Ferenczi, 1964 [1916–17], S. 78) – was regelmäßig scheitern muss. Der Wiederholungszwang wird eben aus der Hoffnung genährt, das schlechte Objekt und seine Nachfolger würden sich endlich einmal in ein gutes verwandeln, endlich kindgerecht lieben. Damit dieses Wunder der Verwandlung aber geschehen kann, muss eben ein schlechtes Objekt gewählt werden (vgl. Hirsch, 2017 [1997]), und so kommt das so identifizierte Opfer vom Regen in die Traufe. Der einmal Traumatisierte ist prädestiniert, Opfer weiterer Traumata zu werden, entwickelt gar eine

»Traumatophilie« (Martin Stanton [1993, S. 458] nimmt Bezug auf Ferenczi [1964, (1916–17), S. 77]. Karl Abraham [1971a (1907) u. 1971b (1907)] hatte dagegen die Neigung eines Kindes, wiederholt Opfer sexuellen Missbrauchs durch Erwachsene zu werden, mit der konstitutionellen Triebstärke *des Kindes* als eine Form *seiner* »infantilen Sexualbetätigung« verstanden).

Die von Ferenczi begründeten verschiedenen Formen der Identifikation lassen auch die Phänomene der Täter-Opfer-Umkehr verständlich werden (Hirsch, 2017 [1997], 1998); entweder unterwirft sich das Opfer der Gewalt bzw. dem entstandenen Introjekt, bleibt so weiter Opfer, oder es identifiziert sich sekundär, ahmt den Täter nach und partizipiert an seiner Macht (z. B. der geprügelte Junge, der einmal ein prügelnder Vater werden will; s. o.). Ebenso wirkt das Introjekt auf die nachfolgenden Generationen (Hirsch, 2000), bis ins dritte und vierte Glied, glücklicherweise mit abnehmender Macht, durch die Opfer-, aber auch Täter-Identifikationen der Eltern, die sie projektiv und projektiv-identifikatorisch ihren Kindern delegieren. »Manche Patienten stellen, ohne daß sie sich des Sinns ihres Tuns bewusst wären, die traumatischen Momente der Lebensgeschichte ihrer Eltern konkretistisch dar, als sei es ihre eigene Biographie« (Grubrich-Simitis, 1995, S. 369). Hierzu gehört auch das Phänomen der Rollenumkehr, der Parentifizierung; das Kind ist identifiziert mit der Forderung, die Eltern zu versorgen, sodass der »gelehrte Säugling«, Ferenczis Bild, in dem er sich wiederfand, seine eigene Schwäche, leider auch sein Kindsein vergisst, um die Eltern zu besseren Eltern zu machen.

Spaltungsphänomene verbindet man mit den kleinianischen Theorien der *inneren* Welt; Ferenczi aber beobachtete Spaltungen, Dissoziationen als Folge und als Abwehrversuch von realen *äußeren* Traumata. Eine erste Andeutung einer Körper-Selbst-Dissoziation findet sich bei Ferenczi 1964 [1916–17], worauf Martin Stanton (1993, S. 457) aufmerksam macht, der den Vorgang »Inskriptionen des Traumas in den Körper« nennt. Rollenumkehr ist auch durch Spaltung bedingt, Spaltung zwischen einem Sorgendem und einem Sorge brauchenden Anteil im Opfer. In »Kinderanalysen mit Erwachsenen« (Ferenczi, 1964 [1931]) kümmert sich ein pseudoerwachsener Anteil des Kindes um einen anderen, der dem fast tödlich verwundeten Kind entspricht. In der Rollenumkehr erstreckt sich die Sorge auf die Erwachsenen, unter Umständen gerade die, die die traumatische Spaltung zu verantworten haben. Man mache sich klar, dass auch Winnicotts (1974 [1960]) Konzept vom »wahren und falschen Selbst« auf Spaltung beruht, erforderlich geworden durch ein traumatisches Nicht-gerecht-Werden der mütterlichen Umgebung, sodass der Selbst-Kern abgetrennt werden muss und ein auf Anpassung an das Trauma beruhendes falsches Selbst gebildet wird. Nichts anderes meinte Ferenczi mit »frühreif«, auch das »mechanisch gehorsame Wesen« ist ein Analogon zum falschen Selbst (s. o.). Im *Klinischen Tagebuch* (Ferenczi, 1985, S. 102) ist dementsprechend ein Kapitel mit »Das autochthone und das heterogene Ich« überschrieben; Ferenczi macht also eine Unterscheidung zwischen ursprünglichem, also wahrem Ich/Selbst und dem von außen bestimmten falschen Selbst. Im selben Tagebuch ist von »Fragmentation« die Rede (ebd., S. 81), das von »überwältigender Aggression« getroffene Kind reagiert mit

> »›Aufgeben des Geistes‹, mit der vollen Überzeugung, dass dieses Selbstaufgeben (Ohnmacht) den Tod bedeutet. […] Der den Geist-aufgegeben-Habende überlebt also körperlich den ›Tod‹ und beginnt mit einem Teile seiner Energie wieder zu leben. […] Doch gerade dieses amnestische Stück ist eigentlich ein Stück der Person, die immer noch ›gestorben‹ ist oder sich dauernd in der Agonie der Angst befindet« (ebd.).

Ein letzter Bereich, der letztlich auf die Entdeckung der traumatischen Spaltungsvorgänge durch Ferenczi zurückführbar ist und den ich erwähnen möchte, betrifft die Abspaltung von traumatisierender Erfahrung, was zu einer Affektentleerung führt, und die Abtrennung von affektiven Erinnerungsspuren. Das Ergebnis nennt man heute im Falle von Extremtraumatisierungen Konkretisierung (M. V. Bergmann, 1995; Grubrich-Simitis, 1995), eine Art aktives Wiederherstellen der traumatischen Situation, in dem Affektabspaltung, Wiederholungszwang und Bewältigungsversuch enthalten sind.

> »Zur Konkretisierung kommt es, wenn die Realität schlimmer als die Phantasie zu sein scheint: Das Individuum hofft, die Schrecken der Realität durch Handlungen zu lindern, ungeschehen zu machen oder ihre

> Verleugnung zu erleichtern. […] Konkretisierendes Handeln erzeugt eine Situation, die scheinbar der Kontrolle des Individuums unterliegt und in ihren wunscherfüllenden Aspekten Wut und Angst zu unterdrücken hilft. […] Wenn eine feindliche Person mit einem Nazi oder mit Hitler gleichgesetzt wird, haben innere Konflikte ihre Symbolfunktion verloren, es herrscht Konfusion zwischen Vergangenheit und Gegenwart, Phantasie und Realität, Innen und Außen« (M. V. Bergmann, 1995, S. 345f.).

Maria Bergmann bemerkt hier also, dass das Trauma die Fähigkeit zur Symbolbildung zerstört.

Und so können wir heute, mit dem aktuellen Wissen um Traumafolgen, Ferenczi lesen: Das Trauma zerstört überfallartig die Beziehung zu einem geliebten, notwendig benötigten Objekt; es gibt den Vater nicht mehr, wenn er die Tochter sexuell missbraucht, folglich gibt es kein Kind mehr, denn ein Kind kann nicht Sexualpartner sein. Die Zerstörung des guten Objekts (Kirshner, 1994, S. 236) geht einher mit der Aufgabe des wahren Selbst. Die Leugnung des Traumas durch die Umgebung (Sabourin, 1985; s. o.) macht die Verwirrung des Kindes hinsichtlich der Beeinträchtigung der Wahrnehmung, der Erinnerung und der Symbolisierung komplett. Die Verwirrung über eine Beziehungsqualität und die Liebe sowie das Fehlen eines Zeugen kommt übrigens dem Begriff des Double Bind sehr nahe (Hirsch, 1985, 2015). Das Kind verliert den Sinnzusammenhang, den Begriff von einer geordneten Welt menschlichen Zusammenlebens; es gibt keine Versprachlichung, keinen zwischenmenschlichen Kontext (Kirshner, 1994, S. 237). Das Trauma ist die Zerstörung der kindlichen ödipalen Fantasie, die Ferenczi durchaus gelten lässt; in der Diskussion um Ferenczi ist diese Polarisierung zwischen Fantasie und traumatischer Realität, um seine Argumente zu entkräften, überhaupt nicht angebracht. Ferenczi hat als erster gezeigt, dass Trauma nur in Beziehungen stattfindet, wie es Gottfried Fischer formuliert:

> »›Trauma‹ ist keine Qualität, die einem Ereignis inhärent wäre wie einem Behälter der Inhalt. Es ist kein Ding, sondern die Qualität einer Beziehung zwischen einem ›Subjekt‹ und dem ›Objekt‹. Ein Ereignis wird ›traumatisch‹ nur in der und durch die Beziehung auf ein empfindendes und handelndes Subjekt« (Fischer, 1986, S. 158).

Abschließend noch ein Wort zu den Bemühungen Ferenczis, in der analytischen Behandlung dem schwerer gestörten, traumatisierten Patienten eher gerecht zu werden. Liest man Ferenczi genau, wollte er zwar die frühe mütterliche Versorgung konkret gewährleisten – darin musste er scheitern. Darüber hinaus aber bemühte er sich vor allem darum, einen therapeutischen Raum zu schaffen, der von der autoritären und hyperkritischen Haltung vonseiten des Analytikers frei sei, um eine Regression auf die traumatische Situation zu erlauben, durchaus unter Einschluss der aggressiven und angstvollen Täter-Übertragung auf den Analytiker. Dupont (1972, S. XX) meint, Ferenczi »versuchte, die Übertragungsbeziehung im Lichte dessen zu verstehen und zu deuten, was er über die Beziehungen zwischen Kind und Erwachsenen wusste«. Ferenczi hat als erster gezeigt, dass psychisches Trauma in Beziehungen geschieht, und hier liegt der entscheidende Unterschied zu Freud, der das Trauma als akzidentell, das Triebschicksal lediglich beeinflussend betrachtete. Und was heißt schon Trauma – wir sind wohl alle in gewissem Grade Traumatisierte, wenn man den Begriff auf pathogenes familiäres Beziehungsgeschehen anwendet. So wie heute die therapeutische Beziehung zunehmend intersubjektiv und nicht als Angelegenheit des Patienten allein gesehen wird, muss auch der Ursprung psychischer Störung und Krankheit intersubjektiv verstanden werden. Wäre die Psychoanalyse vor 90 Jahren so weit gewesen, auf Ferenczi zu hören und, was er zu sagen hatte, in sich aufzunehmen, hätte sie sich manchen Umweg ersparen können.

»Trauer und Melancholie« – heute wieder gelesen[5]

Wir erinnern uns, dass Sigmund Freud in seinem Aufsatz »Trauer und Melancholie« (1916–1917g [1915]) den »Normalzustand« der Trauer mit der Melancholie, also der schweren Depression, als Reaktionen auf den Verlust eines geliebten Objekts vergleicht. Zu beiden Zuständen gehört der Rückzug von der Außenwelt und der Verlust der Liebesfähigkeit, aber nur bei der Melancholie findet sich eine »Herabsetzung des Selbstgefühls«, verbunden mit »Selbstvorwürfen und Selbstbeschimpfungen« (Freud, 1916–1917g [1915], S. 429) und Ich-Verlust. Und während die »Trauerarbeit« des Trauernden die Bindungen an das verlorene Objekt prozessartig löst, das Ich befreit, hält der Melancholiker die depressive Reaktion aufrecht, indem er sich mit dem Verlorenen identifiziert. Der Objektverlust wird in einen Ich-Verlust verwandelt, die Selbstbeschuldigungen gelten eigentlich dem Objekt, »ihre *Klagen* sind *Anklagen*« (ebd., S. 434 [Hervorheb. i. Orig.]), und so fiel »der Schatten des Objekts [...] auf das Ich« (ebd., S. 435). Die Ursache für die Verhinderung des Trauerprozesses bei der Melancholie ist die Ambivalenz dem Objekt gegenüber, die Liebesbindung kann nicht aufgegeben werden, weil der Hass bewusst würde, die Libido regrediert zur narzisstischen, sodass der Hass bewusst und gegen das Selbst gerichtet werden kann.

Ein traumatisierendes Ereignis, das die Ich-Grenzen überschwemmt, ist wahrlich außen und wandert durch Introjektion nach *innen*, das Re-

---

5 Erweiterte und überarbeitete Fassung eines Kapitels in *Psychoanalytische Traumatologie – Das Trauma in der Familie. Psychoanalytische Theorie und Therapie schwerer Persönlichkeitsstörungen* – (Hirsch 2004a).

sultat ist ein traumatisches Introjekt. Nach dem Aufgeben der »Verführungstheorie« im Jahre 1897 hat sich Freud noch einmal in »Trauer und Melancholie« (1916–1917g [1915]) mit der Traumatisierung durch ein äußeres Ereignis beschäftigt (von einer kurzen Äußerung über Kriegsneurosen [1919d] abgesehen, in der er die Folgen des Traumas als traumatische bzw. narzisstische Neurose versteht): Ein unverarbeiteter Verlust wird nicht überwunden, dadurch wirkt er traumatisch, im Gegensatz zur Trauer, die durch den Prozess der Trauerarbeit (Freuds schöner Ausdruck, der Allgemeingut geworden ist) zu einer Ablösung vom Verlorenen und zur Freiheit der Hinwendung zu neuen Liebesobjekten führt. Eine einfache Unterscheidung würde also die Trauer als Reaktion auf einen nichttraumatischen, die Melancholie als solche auf einen traumatischen Verlust bezeichnen. Der andere große Bereich, den Freud erforschte und in dem die Bewegung von außen nach innen von zentraler Bedeutung ist, findet sich in der Entwicklung des Über-Ich. Auch hier »wandern« die Vorstellungen der Eltern, wie man (am besten) leben und sich benehmen soll, in die Psyche des Kindes hinein (das traumatische Introjekt wirkt wie ein böses Über-Ich und verursacht Schuldgefühle, vgl. Hirsch 2017 [1997], S. 75ff., 2020, S. 12ff.; s. das Kapitel »Zur Psychoanalyse von Schuld und Schuldgefühl«).

Die »Verführung«, also der sexuelle Missbrauch eines Kindes durch einen Erwachsenen, der sich »allzu häufig [als] ein naher Verwandter« (Freud, 1896b, S. 444), also als der Vater (Hirsch, 1994 [1987], S. 27) herausstellt, ist ein traumatisches Geschehen zwischen Täter und Opfer, die zueinander in Beziehung stehen, ein Beziehungstrauma also. Ein wenn auch traumatischer Verlust dagegen hat real keinen Täter, der Verstorbene hat keine reale Schuld, und doch würde ein Kind insgeheim den toten Vater beschuldigen, er habe es absichtlich verlassen, weil er es nicht genug geliebt habe, denn als allmächtiger Vater hätte er auch überleben können. Man muss also den traumatischen Verlust eines Liebesobjekts als Beziehungserfahrung verstehen, die sich im Ich (heute besser: im Selbst) niederschlägt, wenn es auch keine Tat gibt, vielleicht gibt es in gewisser Weise aber einen Täter, der das Opfer alleingelassen hat. Und der Verlorene hat auch seinen Anteil an der gemeinsamen Beziehung, an den vielleicht negativen, aggressiven Beziehungsanteilen, das wäre ein weiterer Grund, ihm gegenüber Aggressionen zu entwickeln. Die Aggression zu erleben ist unmöglich, wie wir sehen werden, und es ist erst recht unmöglich, sie zu äußern. Freud nimmt an, das liege an der Ambivalenz dem Verlorenen gegenüber. Der Zurückgebliebene besetzt stattdessen das Objekt narzisstisch, er nimmt es sozusagen in sich auf, Freud nennt das »narzisstische Identifikation«. (Den Begriff Introjektion, den Sándor Ferenczi 1909 gefunden hatte, verwendet Freud hier nicht, obwohl er genau passen würde.) Karl Abraham spricht in diesem Zusammenhang im Briefwechsel mit Freud (Freud & Abraham, 2009, S. 487) von »melancholischer Identifikation«. Die Selbstbeschuldigung des Melancholikers ist also eigentlich eine Beschuldigung des Verlorenen. Die Beziehung zu ihm, die beide gestaltet haben, wird aber einen Einfluss auf die Trauerarbeit haben; je schlechter sie war, desto schwerer wird die Lösung vom verlorenen Objekt fallen, denn umso mehr wird Hass die Liebe begleiten.

Man kann Freuds (1916–1917g [1915]) bedeutenden Aufsatz als ein Ringen um die Vereinbarkeit der Triebpsychologie mit Beziehungsqualitäten verstehen, die nicht unbedingt libidotheoretisch zu fassen sind. Die Konzeption einer Gewissensinstanz, die Freud (1923b) wenige Jahre später schließlich Über-Ich genannt hat (anfänglich noch synonym Ich-Ideal), müsste eigentlich die Erfahrung mit real handelnden Eltern, mit ihren charakteristischen Persönlichkeitszügen und Wertvorstellungen einschließen. Freud interessieren die konkreten Eigenschaften der Eltern und wie sie die Über-Ich-Inhalte vermitteln nicht so sehr, allerdings weist er immer wieder auf den Einfluss konkret handelnder Eltern bzw. die des Über-Ich auf die Bildung des Ödipuskomplexes hin, zum Beispiel in »Abriss der Psychoanalyse« (Freud, 1940a [1938], S. 69): »Im Elterneinfluß wirkt natürlich nicht nur das persönliche Wesen der Eltern, sondern auch der durch sie fortgepflanzte Einfluß von Familien, Rassen- und Volkstradition, sowie die von ihnen vertretenen Anforderungen des jeweiligen sozialen Milieus.« Oder in »Das ökonomische Problem des Masochismus« (Freud, 1924c, S. 380) heißt es: »Das Über-Ich behielt nun wesentliche Charaktere der introjizierten Personen bei, ihre Macht, Strenge, Neigung zur Beaufsichtigung und Bestrafung« (Zur Über-Ich-Entwicklung s. das Kapitel »Zur Psychoanalyse von Schuld und Schuldgefühl«).

Wegen der vorsichtigen Versuche Freuds, offensichtliche Mechanismen der Hineinnahme von Anteilen äußerer, insbesondere verlorener

Objekte in das Ich (Selbst) durch Formen der Identifizierung zu erklären, empfindet Joachim Küchenhoff (1996) den Aufsatz als »Knotenpunkt« in der Theoriegeschichte der Psychoanalyse (das andere Ende des Knotens wäre die Triebtheorie, die Objektbeziehung nur libidinös versteht); »das Melancholiemodell [verweist] in die Zukunft der Objektbeziehungen« (Küchenhoff, 1996, S. 97). Vielleicht wegen der unentschiedenen Ambiguität von Trieb und Beziehung, aber auch, weil »Trauer und Melancholie« sicher als ein erster objektbeziehungstheoretischer Text (Ogden, 2002) verstanden wurde, hat er mehrere Autoren gereizt, sich (wieder) mit ihm zu beschäftigen. Darunter sind Nicolas Abraham und Maria Torok (2001 [1987]), Martha R. Fowlkes (1991), Manfred Beutel und Herbert Weiner (1993), Joachim Küchenhoff (1996), Otto Kernberg (1999a), Martine Lussier (2000) und Thomas Ogden (2002), auf die ich mich im Folgenden mehr oder weniger ausführlich beziehe.

Oft werden in unserem Zusammenhang die Begriffe unterschiedlich gebraucht und stiften Verwirrung. Abraham und Torok (2001 [1987]) verbinden den Vorgang der Trauer mit dem Mechanismus der Introjektion, Melancholie mit dem der Inkorporation (welche zu einer Enklave im Selbst, einer »Krypta« führt); das ist eine Nomenklatur, der Küchenhoff (1991) folgt. Darin habe ich ihn (Hirsch, 1991b) kritisiert und damit das Konzept, denn *Introjektion* wird allgemein für die Abwehrtätigkeit des Selbst (des Opfers), als Begriff für das Ins-Selbst-Hineinnehmen verwendet und führt schließlich zum inzwischen allgemein anerkannten Begriff des Introjekts, sodass es nicht einer »Krypta« bedarf; auch von »Inkorporat« wird ja nicht gesprochen. Wie man heute von der *Identifikation* als Modus der Selbsterweiterung durch Aspekte des Objekts spricht (z.B. Sandler, 1964/65 [1960], 1988), verwenden Abraham und Torok den Begriff »Introjektion« als »Prozess der Ich-Erweiterung« (ebd., S. 547) und beziehen sich damit wohl auf Ferenczis (1964 [1909], 1964 [1912]) allererste Definition, in der dieser noch gar nicht zwischen Introjekt, Identifikation und sogar Übertragung (alle diese sind bei Ferenczi damals bereits Beziehungsformen) unterschieden hat. Joseph Sandler (1964/65 [1960], 1988) zufolge wäre also Introjektion das Aufnehmen äußerer Einwirkung in das Selbst in dem Sinne, dass sie dem Selbst wie ein fremdkörperartiger Begleiter (»Beifahrer«) hinzugefügt wird (Introjektbildung), während Identifikation eine Selbsterweiterung bedeutet, man macht sich das erst einmal Introjizierte durch Identifikation zu eigen.

Den suchenden Charakter der Arbeit Freuds, der auch Einblick in sein wissenschaftliches Denken gewährt (Ogden, 2002), belegt am besten Martine Lussier (2000), indem sie den Ursprüngen der Gedanken Freuds nachgeht, und zwar in biografischer Hinsicht, in Bezug auf anthropologische und religiöse Veröffentlichungen sowie auf den Austausch mit Schülern bzw. Kollegen, von denen hier nur die Einflüsse aus dem psychoanalytischen Umkreis berücksichtigt werden. Lussier (2000) wirft einen kritischen Blick auf Freuds Umgang mit Beiträgen von Zeitgenossen, die eigentlich Freuds Anerkennung der Priorität der Gedanken zur Melancholie verdient hätten: In der Wiener Mittwochs-Gesellschaft ist mehrfach über Melancholie vorgetragen und diskutiert worden, und besonders Viktor Tausk wies in einem Vortrag am 30.12.1914 auf die narzisstische Objektbesetzung bei der Melancholie hin. Einen Monat später (am 31.01.1915) schrieb Freud an Lou Andreas-Salomé, die mit Tausk eng verbunden war, dass ihr Interesse am Narzissmus ihn dazu geführt habe, sich mit Tausks Argumenten zu beschäftigen; trotz großer Mühe habe er ihn nicht verstanden:

> »Ich weiß, dass Ihnen das Thema des Narzißmus auch durch den Anteil nahe gebracht worden ist, den Sie an den Arbeiten von Tausk genommen haben. Aber seine Aufstellungen waren mir ganz unfaßbar. Ihr Interesse für ihn hat zur Folge gehabt, daß ich mir viel psychischen Zwang für ihn auferlegt habe; ich bin aber mit ihm nicht weiter gekommen« (Freud & Andreas-Salomé, 1966, S. 30).

Eine Woche später (Lussier, 2000, S. 680) beendete Freud die erste Fassung von »Trauer und Melancholie«, und jedenfalls in der letzten Fassung ist die narzisstische Objektqualität bzw. die narzisstische Identifikation (im Gegensatz zur »hysterischen« beim Trauernden) ein zentraler Punkt der Psychodynamik der Melancholie. Freud leugnet also offensichtlich, dass er Tausk diese Idee verdankt (Lussier, 2000, S. 680), wie Freud (1923d) ihn auch nicht im Zusammenhang mit der Entstehung des Ich aus der Entdeckung der Körpergrenzen zitiert, was als Tausks (1983 [1919]) Idee angesehen werden muss (Hirsch, 1998 [1989a]; s. das Kapitel »Zur

Objektverwendung des eigenen Körpers bei Selbstbeschädigung, Autoerotismus und Anorexie«).

Freud schickte Ferenczi Anfang 1915 einen Entwurf der Arbeit, Ferenczi antwortete zustimmend bis enthusiastisch (Brief vom 22.02.1915; in Freud & Ferenczi, 1996, S. 110) und fügte eine Idee hinzu: Es handele sich um eine Grenzstörung (zwischen Ich und Nicht-Ich), eine Störung der Mechanismen von Projektion und Introjektion; der Affekt wäre verschoben vom Objekt auf das Ich, Ferenczi spricht von »Introjektionspsychose« (ebd.). Freud wehrt sich offenbar gegen den Terminus Introjektion (sein Antwortbrief ist verschollen), Ferenczi habe ihn nicht verstanden, Freud möchte lieber von »Projektion des Objektschattens auf das narzisstische Ich« (Ferenczi zitiert ihn so; Freud & Ferenczi, 1996, S. 111) sprechen. Ferenczi verteidigt seinen Begriff der Introjektion: »Ich glaube nicht, daß ich Ihre Melancholie-Idee nicht verstanden hätte. Allerdings benützte ich auch diese Gelegenheit, meine ›Introjektion‹ wieder zu Ehren zu bringen« (ebd.).

Obwohl das Konzept der Introjektion unterschwellig in »Trauer und Melancholie« enthalten ist (Lussier, 2000, S. 681), wird es von Freud nicht explizit benannt. Erst in »Das Ich und das Es« (Freud, 1923b) taucht es auf. Der entsprechende Passus des Briefes Ferenczis an Freud vom 25.02.1915 scheint mir insofern bedeutungsvoll, als Ferenczi in aller Vorsicht, aber auch Beharrlichkeit Freuds unklare Vorstellungen der Objektverinnerlichung klären und erweitern möchte. Darüber hinaus formuliert er Gedanken, die das Oszillieren von Projektion und Introjektion betreffen und als Grundlage des Kleinianischen Objektverständnisses verstanden werden können.

> »Ich gebe übrigens zu, dass die Termini Pro- und Introjektion cum grano salis zu nehmen sind. In jedem Identifizierungs-Vorgang begegnen sich der emanierte (projizierte) Narzißmus und das ins Ich einbezogene (introjizierte) Objekt. Es muß das ein konstanter, oszillierender Prozeß sein – Pro- und Introjektion würde nur die Vorherrschaft der einen oder der anderen Richtung nach der vollzogenen Identifizierung bezeichnen. Seit der Einführung des Narzißmus muss man allerdings zwei Identifizierungs- (Pro-, Introjektions-)Grenzen annehmen. 1) an der Grenze zwischen Ich und narzisstischem Ich, 2) an der zwischen narzisstischem Ich und Außenwelt. Alle

> Mechanismen, die wir an der Objektgrenze konstatiert haben, sind auch an der Grenze zwischen Ich-Zensur und Ich-Objekt denkbar« (Freud & Ferenczi, 1996, S. 111).

Hier sind also Konzepte der inneren und äußeren Ich-Grenzen benannt, die Identifizierungsvorgänge stellt sich Ferenczi in beiden Richtungen über diese Grenzen hinweg vor, also auch durch Projektion wird das Objekt (mit etwas Eigenem) identifiziert, aber Identifikation verläuft auch über innere Grenzen hinweg: Das heißt nämlich, eine Identifikation mit dem Über-Ich, dem Introjekt als Niederschlag eines Objekts im Selbst, wird von Ferenczi schon damals als möglich gedacht. Viel später hat Joseph Sandler (1964/65 [1960]) diese Schritte der Über-Ich-Bildung als Identifikation mit dem Introjekt benannt (vgl. ausführlich Hirsch, 2017 [1997], S. 106f., 2020, S. 14).

Diese Meinungsverschiedenheit zwischen Freud und Ferenczi zu diesem frühen Zeitpunkt kommt mir wie ein Wetterleuchten vor, das das Gewitter der heftigen Kontroversen zwischen ihnen 15 Jahre später ankündigt. Die verschiedenen Standpunkte bezeichnen meines Erachtens bereits den diametral entgegengesetzten Zugang zum Patienten (bzw. überhaupt zum Menschen) und seinen Störungen: Ferenczi sieht ihn zusammen mit seinem realen Gegenüber (das Kind und die Erwachsenen), dessen bestimmte Eigenschaften zu den Beziehungsqualitäten beitragen (wie auch umgekehrt das Kind auf die Erwachsenen einwirkt), immer die Entwicklung positiv oder negativ beeinflussen, gegebenenfalls traumatisierend wirken können (wie traumatischer Verlust) und zu Zwecken der Abwehr etwa von zu großer Angst und Aggression introjiziert werden können. Freud dagegen sieht das Individuum eher isoliert, ein Objekt seiner Triebe suchend (oder auch in Form einer narzisstischen Objektwahl). Deshalb projiziert bei Freud ein Teil des Ich des Melancholikers den »Schatten des Objekts« auf einen anderen Teil des Ich; der Verlust des Objekts scheint nicht die Aktivität eines Gegenübers zu sein, vielmehr nur ein Anlass für die intrapsychische Projektion, weil die Objektwahl, die das Individuum getroffen hatte, »bereits auf narzisstischer Grundlage« (Freud, 1916–1917g [1915], S. 435) erfolgt sei; Freud denkt nicht in Dimensionen von Beziehung zweier interagierender Subjekte.

Im Briefwechsel mit Karl Abraham (Freud & Abraham, 2009) findet ebenfalls ein Austausch der Ideen statt; in seinem Brief an Freud vom 31.3.1915 akzeptiert Abraham den Mechanismus der melancholischen Identifikation. Er überlegt aber, woher die Schuldgefühle des Melancholikers stammen, und bezieht sie auf die Ambivalenz der oral-kannibalistischen Stufe (wie es K. Abraham [1969 (1924)] dann später ausarbeitete): »Das Kind möchte ein Liebesobjekt sich *einverleiben*, kürzer gesagt: es *fressen*« (ebd., S. 487 [Hervorheb. i. Orig.]). Kannibalistische Tendenzen (Oralerotik) sowie Sadismus (welchen er in seiner Beschäftigung mit dem »Rattenmann«, Freuds [1909d] berühmtem Fall von Zwangserkrankung, gefunden hatte) wollte Abraham auch auf die Melancholie beziehen. Oral-kannibalistische Inkorporation bedeutet natürlich, ein Objekt in sich aufnehmen, ähnlich wie die Introjektion, während die Zwangskrankheit eher von *anal*-sadistischen Zügen bestimmt wird. Sicher ist Inkorporation auch eine Aktivität des aufnehmenden Individuums, sicher eine Fantasietätigkeit, hat aber eine andere Qualität als die Identifikation, mit welchem Begriff Freud sich begnügt. Freud antwortete Abraham am 4.5.1915, nachdem er die endgültige Fassung von »Trauer und Melancholie« fertiggestellt hatte, er habe nicht gezögert, die Teile von Abrahams Kommentaren, die er gebrauchen konnte, »unbedenklich« (ebd., S. 492) in seinen Aufsatz zu übernehmen.

Interessant ist für mich die Tendenz, die in Abrahams Gedanken enthalten ist und die er viel später (K. Abraham, 1969 [1924], S. 140f.) differenziert ausarbeitet: Er entwickelt das Konzept der verschiedenen Phasen der Libidoentwicklung des Säuglings, der Zwischenstufen der oralen Phase also, deren Prinzip die Aktivitäten des Kindes in den Vordergrund stellt: In dem Abschnitt »Der Introjektionsvorgang in der Melancholie – zwei Stufen der oralen Entwicklungsphase der Libido« geht Abraham (1969 [1924]) von Fantasien seiner Patienten von Inkorporation und Koprophagie aus, um den Introjektionsvorgang des Melancholikers zu belegen. Diese Tendenzen sind von Selbstvorwürfen begleitet, die gelindert werden durch die Fantasie von einer saugenden oralen Tätigkeit, woraus Abraham den Schluss zieht, es müsse auf eine Phase der lustvollen, saugenden Mundtätigkeit einen Wechsel zu einer beißenden geben, einen Wechsel also von einer frühen präambivalenten oralen zu einer oral-sadistischen oder kannibalistischen. Die Einverleibung (bzw. Introjektion) des

Liebesobjekts ist also mit Zerstörung, das heißt Ambivalenz verbunden. (Den Gedanken hatte Abraham schon im Brief vom 31.3.1915 mitgeteilt, s. o.: »Das Kind möchte das Liebesobjekt *sich einverleiben*, [...] es *fressen*.«) Die Reaktion auf den Verlust des Liebesobjekts ist Abraham zufolge (vgl. Beutel & Weiner, 1993) Entwertung und Hass, es wird ausgestoßen und durch Regression auf die oral-kannibalistische Stufe wieder inkorporiert. (Man denkt an Bulimie: Ausstoßen durch Erbrechen, Inkorporation durch den Fressanfall!) Im Falle des Verlusts fühlt sich der Hinterbliebene durch die Identifikation mit dem entwerteten Objekt wertlos.

Hier wird meines Erachtens deutlich, dass diese Art der Säuglingspsychologie eine wesentliche Grundlage der Objektschule Melanie Kleins – der Säugling bildet gute und schlechte (verfolgende, versagende) Objekte intrapsychisch, sucht sie durch Projektion (Ausstoßen) auf die realen Objekte loszuwerden (die im Übrigen nicht handeln, sondern sozusagen neutral sind, leer wie eine Projektionswand; ebenso wie bei Freud, wie gesagt, das Verlassen nicht tatsächlich als Aktivität des Objekts beschrieben wird, es ist kein »Täter«), sie werden dann aber wieder introjiziert (inkorporiert), sodass sich das Böse wieder im Selbst des Subjekts befindet. Bei Ferenczi dagegen handelt das Objekt und *seine* Destruktion wird introjiziert. Auch bei Melanie Klein gibt es kein Gegenüber – es sei denn in der Fantasie des Säuglings (neuere Entwicklungen der Kleinianischen Psychoanalyse allerdings berücksichtigen die reale Umgebung des Kindes) – als Motor für die Bildung von guten und schlechten Objekten (Repräsentanzen), für Projektion und Introjektion; für Depression und Schuldgefühl wird letztlich der Todestrieb des Kindes betrachtet.

Auch für die Melancholie bemüht Freud den Todestrieb, als könne ein traumatischer Verlust für sich genommen nicht destruktiv genug wirken:

> »Wenden wir uns zunächst zur Melancholie, so finden wir, dass das überstarke Über-Ich [...] gegen das Ich mit schonungsloser Heftigkeit wütet, als ob es sich des ganzen im Individuum verfügbaren Sadismus bemächtigt hätte. [...] Was nun im Über-Ich herrscht, ist wie eine Reinkultur des Todestriebes, und wirklich gelingt es diesem oft genug, das Ich in den Tod zu treiben, wenn das Ich sich nicht vorher durch den Umschlag in Manie seines Tyrannen erwehrt« (Freud, 1923b, S. 283).

Bei der Konzeption des Über-Ich in »Das Ich und das Es« (Freud, 1923b) sind es ganze Objekte, deren Verlust zu einer »Ich-Veränderung« führt,

> »die man als Aufrichtung des Objekts im Ich wie bei der Melancholie beschreiben muss. Vielleicht erleichtert oder ermöglicht das Ich durch diese Introjektion [...] das Aufgeben des Objekts. Vielleicht ist diese Identifizierung überhaupt die Bedingung, unter der das Es seine Objekte aufgibt« (ebd., S. 257).

Bekanntlich führt das Aufgeben der ödipalen Bestrebungen zu einem »Niederschlag im Ich«, einer Ich-Veränderung aufgrund von Identifizierungen, zur Bildung des »Ich-Ideal[s]« oder »Über-Ich[s]« (ebd., S. 262). Wie man sieht, unterscheidet Freud nicht genau zwischen Introjektion und Identifikation, zum Beispiel auch nicht in »Massenpsychologie und Ich-Analyse« (1921c, S. 119): »Die Identifizierung mit dem aufgegebenen oder verlorenen Objekt zum Ersatz desselben, die Introjektion dieses Objekts ins Ich, ist für uns allerdings keine Neuheit mehr.« Den Begriff Introjektion verwendet Freud selten, in »Trauer und Melancholie« kommt er gar nicht vor.

Kehren wir zurück zu der kleinen Auseinandersetzung im Briefwechsel zwischen Freud und Ferenczi, der den Begriff Introjektion gern für die Internalisierung von Objektaspekten verwendet haben wollte, die Freud durchweg als (narzisstische) Identifikation bezeichnet hatte. Ferenczi versteht Introjektion als Beziehungsgeschehen, stellt sie sich vor als »Mechanismus *jeder Übertragung auf ein Objekt, also jeder Objektliebe als Introjektion, als Ich-Ausweitung*« (Ferenczi, 1964 [1912], S. 59 [Hervorheb. i. Orig.]); die Gestaltung der Beziehung geht primär vom Erwachsenen aus, der zuerst im Kind etwas sieht und etwas mit ihm macht (man denkt in Bezug auf die therapeutische Beziehung an Michel Neyraut [1976 (1974), S. 30] und dessen paradox erscheinende Bemerkung, die Gegenübertragung existiere *vor* der Übertragung, auch an Jean Laplanche [1988 (1986)], der am Anfang der Entwicklung, auch der Triebentwicklung die »rätselhaften Botschaften« der Erwachsenen sieht, die das Kind zu entschlüsseln hat), während das Kind mit der introjektiven Aufnahme von Objektaspekten auf die Aktivität des Erwachsenen reagiert. Sind diese »gut«, also kindgerecht, hat es keine Probleme, sie zu assimilieren durch Identifikation (mit dem Introjekt; vgl. dazu ausführlich Hirsch, 2017 [1997], S. 106f., 2020, S. 26). Sind die Objektaspekte destruktiv, erfolgt notgedrungen ihre Introjektion, die als Abwehr der Übergriffe, die das Objekt (der Erwachsene) zu verantworten hat, verstanden werden kann, nicht jedoch eine Assimilierung durch Identifikation. Ein schwerer Verlust scheint für Ferenczi ein aggressiver Akt des Verlassenden zu sein, der Verlassene erlebt den Verlust als aggressive Tat. Diese Aggression des Objekts wird introjektiv abgewehrt, das entsprechende Introjekt im Selbst »aufgerichtet«, das nun die Aggression von innen gegen das Selbst richtet, bei der Melancholie mit schweren Selbstbeschuldigungen und Selbstwerterniedrigungen. Bei Freud, Abraham und Melanie Klein dagegen stammen Ambivalenz, Hass und Aggression aus dem Kind (dem Patienten) und letztlich aus seinen Trieben.

Die Ambivalenz, die »enorme Bindungskraft von kombinierter Liebe und Hass«, ist Thomas Ogden (2002, S. 776) zufolge in hartnäckigen inneren Objektbeziehungen mit einer zähen Anhänglichkeit an gehasste und hassende innere Objekte begründet, sie entspricht »grausamen Bedingungen des missbrauchten Kindes und der geschlagenen Ehefrau zu ihren Missbrauchern (und die Bindungen der Missbraucher zu den Missbrauchten)«. Zu ergänzen wäre, dass damit auch existenziell bedrohliche Verluste verbunden sind: Der Inzesttäter ist kein Vater, das Opfer kein Kind mehr (»Ich-Verlust«). Das traumatisierte Kind wendet die Aggression »gegen die eigene Person«, wie es Freud (1916–1917g [1915], S. 438) vom Melancholiker beschrieben hat, in Form von Selbstbeschädigung und anderen destruktiven Mitteln. Die Selbstbestrafung (des Melancholikers wie des missbrauchten und misshandelten Kindes) ist auch als Rache am Objekt zu verstehen, entspricht einem masochistischen Triumph.

Um aber Freud Gerechtigkeit widerfahren zu lassen: So sehr er dazu neigt, das Intrapsychische des Individuums an die erste Stelle zu setzen und die (traumatischen) Einflüsse durch die realen Objekte als sekundär zu betrachten, so kommen diese doch auch vor; die »Erschütterung dieser Objektbeziehung« wird durch »den Einfluss einer *realen Kränkung oder Enttäuschung* von Seiten der geliebten Person« hervorgerufen (Freud, 1916–1917g [1915], S. 435 [Hervorheb. i. Orig.], Freud spricht von »traumatischen Erlebnissen mit den Objekten« (ebd., S. 444), die Ambivalenz sei entweder konstitutionell oder »sie geht gerade aus den

Erlebnissen hervor, welche die Drohung des Objektverlustes mit sich bringen« (ebd., S. 444). Wie Freud das Trauma auch nach Aufgeben der »Verführungstheorie« immer mitberücksichtigt hat, so hält er es auch hier mit den Eigenschaften und Handlungen des verlorenen Objekts, allerdings hier wie dort nicht als intersubjektives oder interaktionelles Beziehungsgeschehen, sondern dem Triebschicksal akzidentell Hinzugefügtes.

Zwei Arten der Identifikation mit dem Aggressor

Sándor Ferenczi und Anna Freud[6]

Der Begriff der Identifikation mit dem Aggressor

Die Einführung dieses gängigen, in Zeiten des wachsenden Interesses für eine psychoanalytische Traumatologie hochaktuellen Begriffs wird meist Anna Freud zugeschrieben (z. B. Meissner, 1974; Moeller, 1977; Rohde-Dachser, 1979; Sandler, 1983; Blum, 1987), die ihn in ihrem Buch *Das Ich und die Abwehrmechanismen* (A. Freud, 1980 [1936]) als Form der Bewältigung der Angst von Kindern vor Autoritätspersonen beschrieben hat. Er lässt sich aber in seinen Anfängen durchaus bereits in Sigmund Freuds Werk aufspüren: Ein erstes Beispiel hat Harold Blum (1987) gefunden, es stammt aus der *Traumdeutung* (Freud, 1900a, S. 142 & S. 199). Freuds Bewerbung und die einiger befreundeter Kollegen um den Professorentitel war aufgrund antisemitischer Einflüsse abgelehnt worden, daraufhin träumte Freud, einer der Mitbewerber sei kriminell, der andere ein Schwachkopf, und deutete den Traum selbst:

> »Indem ich die beiden gelehrten und achtenswerten Kollegen, weil sie Juden sind, so schlecht behandele, den einen, als ob er ein Schwachkopf, den anderen, als ob er ein Verbrecher wäre, indem ich so verfahre, benehme ich mich, als ob ich der Minister wäre, habe ich mich an die Stelle des Ministers gesetzt. Welch gründliche Rache an Seiner Exzellenz! Er verweigert, mich zum *Professor extraordinarius* zu ernennen, und ich setze mich dafür im Traum an seine Stelle« (Freud, 1900a, S. 199 [Hervorheb. i. Orig.]).

---

6 Überarbeitete Fassung des Beitrags in der *Praxis der Kinderpsychologie und Kinderpsychiatrie* (Hirsch, 1996a).

Das »weil« deutet auf eine Identifikation mit den Hintergründen der Ablehnung hin, die Freud *im Traum* übernimmt, und er setzt sich in offenbarer Kompensation der erlittenen Kränkung an die Stelle des Ministers, also des Aggressors, was er überdies als »Rache« versteht. In »Jenseits des Lustprinzips« (1920g) führt Freud ein Beispiel für die Wendung von der Passivität zur Aktivität an: Nach einem unangenehmen, auch erschreckenden Arztbesuch würde ein Kind diesen bestimmt zum Gegenstand des nächsten Spiels mit dem Spielgefährten machen. »Indem das Kind aus der Passivität des Erlebens in die Aktivität des Spielens übergeht, fügt es einem Spielgefährten das Unangenehme zu, das ihm selbst widerfahren war, und rächt sich so an der Person dieses Stellvertreters« (ebd., S. 15). Auch hier wieder setzt sich das Opfer an die Stelle des Täters, und das Moment der Rache spielt ebenfalls eine Rolle. Auf dieses kleine Beispiel nimmt auch Anna Freud (1980 [1936], S. 296) Bezug.

In der Konzeption der Über-Ich-Bildung durch Freud (z.B. 1923b, 1930a, S. 486) spielt die Identifizierung eine große Rolle, nicht gerade mit einem »Angreifer« vielleicht, aber doch mit dem durch die Erziehung als einschränkend und strafend erlebten Elternteil; die Identifizierung ist das wichtigste Moment, seine Liebe, also die Beziehung zu ihm, zu erhalten. 1930 hat Karl Landauer in einem Vortrag die Eltern, die zu einem recht strengen Über-Ich eines Patienten beigetragen haben, doch ziemlich drastisch als traumatisierend beschrieben und konnte deshalb – erstmals, soweit ich weiß – den Begriff der »Identifikation mit dem Bedroher« (Landauer, 1930, S. 197) formulieren als Ausweg aus der Ambivalenz des Kindes dem strengen, aber doch geliebten Vater gegenüber. Vor Anna Freud hat Sándor Ferenczi 1932 in seinem vermächtnisartigen Vortrag »Sprachverwirrung zwischen den Erwachsenen und dem Kind« (Ferenczi, 1964 [1933]) an die ursprüngliche Verführungstheorie Freuds anknüpfend die Abwehrvorgänge der Internalisierung realer traumatischer Gewalt eindrücklich beschrieben. Aus existenzieller Angst ist das Opfer (sexueller) Gewalt gezwungen, dem Täter zu Willen zu sein und *»sich selbst ganz vergessend sich mit dem Angreifer vollauf zu identifizieren«* (ebd., S. 518), die Opfer reagieren *»mit ängstlicher Identifizierung und Introjektion des Bedrohenden oder Angreifenden«* (ebd., S. 519 [Hervorheb. i. Orig.]). Dieser Vortrag löste einen Skandal aus, und es gab Bestrebungen, ihn zu unterdrücken (Jones, 1960 [1953]). (Es wurde zwar die deutsche Fassung 1933 in der *Internationalen Zeitschrift für Psychoanalyse* abgedruckt, die englische Übersetzung konnte aber erst 1949 eine offensichtliche informelle Zensur überwinden.) Denn der Vortrag bedeutete nichts weniger, als dass Ferenczi ganz von den Triebkonflikten des Kindes absah. Er beschrieb als primum movens der Neurosenentstehung den massiven traumatischen Angriff eines Erwachsenen auf sein ihn liebendes Kind und die damit verbundenen Ich- und Über-Ich-Veränderungen. Nicht mehr das Kind verursachte mit seinen Konflikten, die aus seinen sexuellen und aggressiven Impulsen entstanden, die Neurose, sondern es war Opfer eines Erwachsenen, zu dem die Beziehung aufrecht zu erhalten lebensnotwendig war, der jedoch die Beziehung durch den Angriff implizit aufkündigte und obendrein das Opfer in Verwirrung allein ließ. Das war 1932 keine »Psychoanalyse« mehr, deren Gegenstand nicht das sein konnte, was dem Ich angetan worden war, sondern das, was es daraus gemacht hatte, wie es Anna Freud (1976) formuliert hat. Daran gemessen wird es wohl auch für den Skandal keine große Rolle mehr gespielt haben, dass Ferenczi die Analytiker, sich selbst allerdings eingeschlossen, der professionellen Hypokrisie, der Heuchelei, der Unehrlichkeit über die Qualität der Zuwendung und des Verständnisses sowie der Empathie und des Interesses für den Patienten, wodurch eher eine Retraumatisierung als eine Heilung erfolgen würde, bezichtigte.

Anna Freud 1936

Ein ganz anderes Verständnis der »Identifizierung mit dem Angreifer« veröffentlichte Anna Freud drei Jahre später, womit sie diesen Mechanismus den bis dahin bekannten Abwehrformen hinzufügte (Sandler, 1983, S. 587). Anna Freud wollte ihrem Vater zum 80. Geburtstag sozusagen etwas »Selbstgebasteltes« schenken und stellte gerade rechtzeitig ihr Buch *Das Ich und die Abwehrmechanismen* zu diesem Zweck fertig. Ferenczi wurde nicht zitiert, sodass man die umfangreiche Liste der psychoanalytischen Autoren, die Ferenczi »wie einen Steinbruch« verwendeten, aber nicht zitierten (Cremerius, 1983, S. 991), um den Namen Anna Freuds verlängern muss. Dass sie ihn nicht berücksichtigt hat, kann meines Erachtens nur daran liegen, dass gerade seine letzte Arbeit nicht mehr als psychoanalytisch angesehen wurde.

Anna Freud (1980 [1936]) verfolgt einen klassischen psychoanalytischen Ansatz bei ihrer Konzeption der Identifikation mit dem Aggressor: Sie beginnt mit dem Beispiel eines grimassierenden Jungen, der den Tadel des Lehrers in den Griff bekommen will, indem er dessen ärgerlichen Gesichtsausdruck unbewusst nachahmt, ähnlich wie ein Kind mit Gespensterangst sich vorstellt, selbst ein Gespenst zu sein, um seine Angst zu verlieren. Hier liegt eine Identifikation mit dem Gegenüber vor, welches angreifen *könnte*. In einem weiteren Beispiel ist es die Identifikation nicht mit der Person, sondern mit deren Aggression: Ein Knabe reagiert auf einen Zahnarztbesuch mit dem blinden Zerstören von Bindfäden und Bleistiften; derselbe Junge legt nach einem Zusammenprall mit dem Lehrer im Sportunterricht Spielzeugwaffen und eine Spielzeugrüstung an, um sich mit diesen männlichen Attributen vor ähnlichen Unfällen zu schützen. Das Gemeinsame dieser Fälle liegt in der Wendung von der Passivität zur Aktivität (diesen Begriff prägte bereits Freud, 1920g): »Mit der Darstellung des Angreifers, der Übernahme seiner Attribute oder seiner Aggression verwandelt das Kind sich gleichzeitig aus dem Bedrohten in den Bedroher« (A. Freud, [1980] 1936, S. 296).

Die Aggression, der die bisher von Anna Freud erwähnten Kinder ausgesetzt waren, ist meines Erachtens ziemlich geringfügig: Der Tadel des Lehrers, ein fantasiertes Gespenst, der Zahnarzt und ein kleiner Unfall mit einer Autoritätsperson. Das Mittel der Bewältigung der resultierenden Angst oder Kränkung ist die Wendung der erlittenen oder erwarteten Aggression nach außen, die dann identifikatorisch gegen den Angreifer zurückgewendet und ausgelebt wird.

In zwei weiteren Beispielen verwandeln die Kinderpatienten die Angst vor Strafe durch Erwachsene in Aggression. Der eine schafft es nicht, vom Spielen rechtzeitig nach Hause zu kommen, und verwandelt seine Angst vor Bestrafung in aggressive Handlung: Er veranstaltet eine wilde Klingelei an der Haustür und als das Hausmädchen öffnet, überhäuft er sie mit Vorwürfen, sie habe ihn warten lassen. Der andere denkt an masturbatorische Unternehmungen, und aus Angst vor Bestrafung (»Kastrationskomplex«) beginnt er Mutter und Großmutter zu schlagen und »attackiert die Analytikerin als brüllender Löwe« (ebd., S. 298), schließlich fängt er an, mit Messern zu hantieren. Es wird bei A. Freud nicht ganz klar, wie groß die reale Gefahr der Bestrafung für die Onanie eigentlich ist:

> »Seinen Erfahrungen nach werden die Erwachsenen böse, wenn sie solche Handlungen bei einem Kind entdecken. Man wird angebrüllt, mit Ohrfeigen eingeschüchtert, mit der Rute geschlagen; vielleicht wird einem auch etwas mit einem Messer abgeschnitten. Die Aktivität mittels Gebrüll, Rute und Messer dient also der Darstellung und Vorwegnahme seiner Befürchtungen« (ebd., S. 298).

Angebrüllt-Werden und einen Klaps mag er ja real erfahren haben, aber das Abschneiden vielleicht gerade einmal als Drohung. Es geht jedenfalls auch hier um den erwarteten Tadel oder die Bestrafung, die, wie A. Freud ausführt, introjiziert wird und dann »gegen dieselben Personen seiner Außenwelt« (ebd.) zurückgewendet wird. Und zwar deshalb, weil in einer Art Zwischenstufe der Über-Ich-Bildung zwar begriffen wird, dass etwas Tadelnswertes geschah, die Fähigkeit zur Selbstkritik bei den Kindern aber noch nicht vorhanden ist, sodass »mit Hilfe eines neuen Abwehrvorgangs der aktive Angriff auf die Außenwelt« (ebd., S. 299) notwendig wird.

In den letzten drei Beispielen sind die attackierten Erwachsenen nun gar nicht mehr in irgendeiner Weise Aggressoren; die Jugendlichen reagieren auf eine *fantasierte* Kritik der Erwachsenen mit der aggressiv vorgebrachten projektiven Zuschreibung eben der Eigenschaften, die eigentlich die ihren sind, werfen der Mutter also Neugierde vor, haben dabei jedoch selbst voyeuristische Gelüste, oder der Analytikerin Geheimnistuerei, während sie tatsächlich selbst wichtige Dinge aus der Analyse heraushalten. Nun stellen sie sich die Kritik der Erwachsenen vor, mit der sie sich identifizieren; da aber noch kein entwickeltes Über-Ich vorhanden ist, ist das Ich »intolerant gegen die Außenwelt, ehe es streng gegen sich selber wird« (ebd., S. 301), es ist ein »Vorläufer und Ersatz des Schuldgefühls« (ebd.). »Die Identifizierung mit dem Angreifer ergänzt sich durch ein anderes Abwehrmittel, durch die Projektion der Schuld« (ebd.), der ganze Mechanismus setzt sich also aus zwei Komponenten zusammen: Identifikation mit der Aggression des Erwachsenen und Projektion der eigenen Schuld auf ihn im Sinne der Schuldzuweisung.

Eingangs hatte A. Freud bemerkt, dass die Identifikation mit dem Angreifer eher der Regulierung der Konflikte mit den äußeren Objekten diene und nicht so sehr die Triebäußerungen des Kindes mäßige. Sieht man sich das Verhalten der äußeren Objekte einmal an, so ist es so aggressiv nicht, es sind eher *Befürchtungen* vor Strafe innerhalb eines unsicheren Tastens, wieweit aggressive und libidinöse Regungen erlaubt sein werden. Denn wären die Erwachsenen wirkliche Aggressoren, hätte das Kind wohl keine Chance, seine Aggression derart gegen diese zu richten, es müsste eine vernichtende Antwort fürchten. A. Freud scheint mir eine Zwischenstufe, wie sie sagt, der Bildung eines *durchschnittlichen* Über-Ich zu beschreiben, es scheint sich um Kinder zu handeln, die »gute Beziehung[en]« (ebd., S. 299) zu den Eltern haben und deren Störungen bestenfalls dem entsprechen, was man Neurose nennt. Der Handelnde ist immer das Kind, *das Ich* tut etwas, die mäßige Aggression der Erwachsenen ist reaktiv, wenn nicht überhaupt nur befürchtet.

Sándor Ferenczi 1933

Ganz anders Ferenczi, der sich vornimmt, dem exogenen Trauma wieder mehr Gewicht zu geben. Hier geht es um »tatsächliche Vergewaltigungen« (Ferenczi, 1964 [1933], S. 518), darüber hinaus sind es »unerträgliche Strafmaßnahmen [...], die spielerischen Vergehungen des Kindes werden durch die leidenschaftlichen, oft wutschnaubenden Strafsanktionen erst zur Realität erhoben« (ebd.). Als dritte Form der traumatischen Einwirkung schildert Ferenczi den »Terrorismus des Leidens«, den Terror also, den chronisch oder hypochondrisch kranke Eltern den Kindern gegenüber ausüben. Da die Kinder notgedrungen, »um die verlorene Ruhe und die dazu gehörige Zärtlichkeit wieder genießen zu können« (ebd., S. 523), versuchen, die Defizite und Konflikte der Familie zu reparieren, »die Last aller anderen auf ihre zarten Schultern zu bürden« (ebd.), kann »eine ihre Leiden klagende Mutter [...] sich aus dem Kind eine lebenslängliche Pflegerin, also eigentlich einen Muttterersatz schaffen, die Eigeninteressen des Kindes gar nicht berücksichtigend« (ebd.). Es sind also in Ferenczis Konzeption der Identifikation mit dem Aggressor unübersehbar *die Erwachsenen*, die handeln, und deren Aggression im Vergleich zu den Verhältnissen, die A. Freud beschreibt, wahrlich destruktiv sind.

Die notgedrungene Unterwerfung unter die Gewalt durch Introjektion und die verschmelzende Identifikation, die Ferenczi meint, das heißt das Ineinanderaufgehen von Täter und Opfer (Verlust der Selbst-Objekt-

Grenzen), ermöglichen es dem Opfer (dem Kind), eine noch genügend gute Repräsentanz des Täters (Vaters) aufrechtzuerhalten. Denn »durch die Identifizierung, sagen wir Introjektion des Angreifers, verschwindet dieser als äußere Realität und wird intrapsychisch, statt extra« (ebd., S. 519). Das ist das, was Ferenczi eine »autoplastische Reaktionsweise« (ebd.) nennt: Das Ich muss verändert werden, es muss das Böse in sich aufnehmen, damit der Täter, bzw. das Bild von ihm, gut bleiben kann.

Mit einigem guten Willen kann man auch für diese Form der Ich-Veränderung zugunsten eines Liebesobjekts, zu dem die Beziehung erhalten bleiben muss, in Sigmund Freuds Werk Gedanken im Sinne von Vorläufern einer späteren Theorieentwicklung finden. Einmal spricht Freud (1923b, S. 266) von der Identifizierung mit dem Rivalen, wenn eine bestehende »Feindseligkeit nicht zu befriedigen ist«. Ein anderes Mal (Freud, 1916–1917g [1915], S. 435) geht es um das Aufgeben einer Objektbeziehung nach Kränkung und Enttäuschung; die Libido wird ins Ich zurückgezogen, und es erfolgt eine Identifizierung des Ich mit dem aufgegebenen Objekt. In einer Fußnote zu »Massenpsychologie und Ich-Analyse« (1921c, S. 121) hat die Identifizierung mit dem ambivalent geliebten Objekt zur Folge, dass die gegen dieses Objekt gerichtete Aggression eingeschränkt wird. Und im Zusammenhang mit der Über-Ich-Entwicklung wird die Aggression, die dem äußeren Objekt galt, durch Identifizierung nach innen verlegt:

> »[N]otgedrungen mußte das Kind auf die Befriedigung dieser rachsüchtigen Aggression verzichten. Es hilft sich [...], indem es diese unangreifbare Autorität in sich aufnimmt, die nun das Über-Ich wird und in den Besitz all der Aggression gerät, die man gern als Kind gegen sie ausgeübt hätte« (ebd., 1930a, S. 488f.).

Eine alloplastische Reaktion, die den *Anderen* verändern würde im Sinne einer gesunden Abwehr: »Tu das nicht, verändere dich!«, ist wegen der überwältigenden Gewalt, der paralysierenden Angst sowie – insbesondere – der Konfusion über die Beziehungsverhältnisse, der Verwirrung über die Begriffe der Liebe – Erwachsenensexualität versus kindliche Liebe, *Sprachverwirrung* – sowie wegen des Fehlens eines Zeugen, der relativierend eingreifen könnte, überhaupt nicht möglich. Stattdessen erfolgen

Spaltungsvorgänge; einmal entsteht ein abgekapseltes Introjekt, das der Gewalt entspricht und wie ein feindliches Über-Ich die traumatische Situation von innen perpetuiert, außerdem erfolgt mit einem dissoziierten Teil der Persönlichkeit eine Regression in eine, wie Ferenczi (1964 [1933]) es formuliert, »vortraumatische Seligkeit« (ebd., S. 522), weiterhin aufgrund »*traumatischer* (pathologischer) Progression oder Frühreife« (ebd.) das, was heute mit Winnicott »falsches Selbst« genannt wird. Ferenczi hat auch bereits die Rollenumkehr, die Parentifizierung, benannt: »Die Angst vor den [...] gleichsam verrückten Erwachsenen macht das Kind sozusagen zum Psychiater« (ebd.), ähnlich wie die »lebenslängliche Pflegerin« (ebd., S. 522) bei chronisch terroristischen Krankheiten der Eltern. »Doch die bedeutsamste Wandlung, die die ängstliche Identifizierung mit dem erwachsenen Partner im Seelenleben des Kindes hervorruft, ist *die Introjektion des Schuldgefühls des Erwachsenen*« (ebd., S. 519 [Hervorheb. i. Orig.]).

Anna Freud und Sándor Ferenczi gegenübergestellt

Tatsächlich scheinen sich zwei völlig verschiedene Welten gegenüberzustehen, obwohl es sich doch um ein und denselben Terminus technicus handelt. Ich möchte versuchen, die beiden Auffassungen der Identifikation mit dem Angreifer in ihren wesentlichen Verschiedenheiten gegenüberzustellen und zu vergleichen. Beide Autoren sprechen von Kindern, die, mit Aggression konfrontiert, Möglichkeiten der Bewältigung entwickeln müssen. Beide Autoren verwenden die Begriffe Identifikation und Introjektion synonym, wie es der Entwicklungsstand der psychoanalytischen Theorie der 1930er Jahre, als Beziehungs- und Internalisierungsvorgänge noch nicht weiter differenziert waren, nicht anders zuließ. Ferenczi (1964 [1933], S. 519) sagt: »Identifizierung, sagen wir Introjektion des Angreifers« und: »Identifizierung und Introjektion des Bedrohenden oder Angreifenden« (ebd., S. 520). Anna Freud (Sandler & A. Freud, 1989 [1985], S. 290) sagt in den Seminaren mit Joseph Sandler über ihr Buch 36 Jahre später: »Wir haben natürlich die Termini Identifizierung und Introjektion völlig gleichbedeutend verwendet.« Damit hören die Gemeinsamkeiten aber schon auf.

Der gravierendste Unterschied scheint mir in der Qualität der Aggression bzw. der Art des Aggressors zu liegen. Bei Anna Freud ist es die von den Kindern befürchtete Kritik, der Tadel (vielleicht auch einmal wirklich Schläge) oder aber die *fantasierte* Kastration aufgrund des eigenen schuldhaften Fehlverhaltens, das sich aus aggressiven und sexuellen Triebregungen des Kindes (Masturbation) herleitet. Die von A. Freud zuerst geschilderten drei Beispiele liegen noch etwas anders, hier geht die Aggression von den Erwachsenen aus, dem Lehrer und dem Zahnarzt (das Gespenst klammern wir hier einmal aus), aber das Maß der Aggression kann man hier nur als harmlos bezeichnen. Die Aggression dagegen, die Ferenczi meint, ist die einer realen massiven Traumatisierung innerhalb einer lebensnotwendigen Objektbeziehung, die diese zu zerstören droht. Wegen der unterschiedlichen Qualität der Aggression sind jeweils völlig verschiedene Abwehrmaßnahmen erforderlich bzw. auch nur möglich. Weil die Aggression, die ja zum Teil lediglich befürchtet ist (»phantasierter Vorwurf«, A. Freud, 1980 [1936], S. 300), bei A. Freuds Konzept ein derart geringes Ausmaß hat, kann die Identifizierung darin bestehen, dass das Kind sie als berechtigt anerkennt (»Identifizierung mit der erwarteten Kritik«, Sandler & A. Freud, 1989 [1985], S. 293), sie nun übernimmt, sei es im Spiel oder im Agieren, und selbst so offen aggressiv ist, wie es das vom »Angreifer« erwartet. Das kann es sich leisten, gefährdet es doch nicht die offenbar durchschnittlich guten Beziehungen, die sogar erhalten bleiben, wenn die Aggression nun gegen die Bezugspersonen selbst gerichtet wird. Im Gegenteil, das Ich des Kindes legt die Ursache, die Schuld für seine Impulse gerade in die Autoritätsperson, deren Kritik es fürchtet. A. Freud (1980 [1936], S. 301f.) spricht tatsächlich von »Selbstwahrnehmung der eigenen Schuld« und von »Wahrnehmung des eigenen Vergehens«. Die »Schuld«, auch Verantwortung, wird erst identifikatorisch anerkannt, in einem zweiten Schritt aber projektiv nach außen gewendet. Sandler formuliert im Seminar mit Anna Freud: »Aber Projektion von Schuld ist nicht die Projektion eines Gefühls [...], sondern vielmehr eine Externalisierung von Verantwortlichkeit. Was da geschieht, ist keine Projektion von schlimmen Schuldgefühlen, sondern sie werden beseitigt, indem die Verantwortung dafür externalisiert wird.« Durch die Projektion auf den angenommenen Aggressor findet nun ein Rollentausch statt: Das Kind verwandelt sich »aus dem Bedrohten in den Bedroher«

(A. Freud, 1980 [1936], S. 296). Das geht nach dem Muster, das S. Freud (1920g) vorgegeben hatte, durch die Wendung von der Passivität zur Aktivität.

Das traumatisierte Kind in Ferenczis Konzept dagegen bleibt passiv, es bleibt Opfer (»lebenslängliche Pflegerin«, ebd., S. 522) und hat eben keine Möglichkeit der offen aggressiven Abwehr: »Die Kinder fühlen sich körperlich und moralisch hilflos, ihre Persönlichkeit ist noch zu wenig konsolidiert, um auch nur in Gedanken protestieren zu können, die überwältigende Kraft und Autorität des Erwachsenen macht sie stumm, ja beraubt sie oft der Sinne« (ebd., S. 518). Und das Ausmaß der Gewalt lässt keine offene Aggression zu.

Formen der Internalisierung

An dieser Stelle kann besonders deutlich gesehen werden, dass die Qualitäten der Begriffe Identifikation und Identifizierung bei beiden Autoren jeweils ganz verschieden sind. Ferenczi beschreibt einen Vorgang der gewaltsamen Ich-Grenzen-Überschreitung, sodass der Angreifer und seine Aggression sich innen statt außen befinden, denn die traumatische Realität ist unerträglich, nicht zuletzt, weil durch ihre Anerkennung die Beziehung zum Täter – zum Vater, zur Mutter – verworfen werden müsste. Das ist ein Vorgang, zu dem heute der Begriff der *Identifikation* nicht mehr passt. Vielmehr muss man von *Introjektion* der Gewalt, von In-sich-Aufnehmen, und zwar nach ihrer gewaltsamen *Implantation* von außen, sprechen (Hirsch, 1993a, 1995, 2004a, S. 37). Identifikation ist eine Veränderung der Selbstrepräsentanz durch Übernahme von Objektaspekten, während Introjektion das In-sich-Aufnehmen von Objektaspekten bedeutet, die erst einmal vom übrigen Selbst, wie ein »Begleiter, mit dem im Dialog stehen kann« (Sandler, 1988, 51f.), nämlich als Introjekte abgetrennt bleiben. Erst *sekundär* kann ihre Assimilation durch Identifikation erfolgen, sodass die Schuldgefühle machende und das Selbstwertgefühl erniedrigende Spannung zwischen Introjekt und Selbst verringert wird.

Nach dem Konzept Ferenczis gelangt also die Aggression des Täters, auch der Aggressor selbst in das Selbst hinein, während es Anna Freud zufolge gerade *nicht* die Aggression der Beziehungspersonen ist: Sandler erklärt im Seminar mit Anna Freud später: »Ich möchte gerne klargestellt haben, dass es nicht die elterliche Aggression als solche ist, die introjiziert wird« (Sandler & A. Freud, 1989 [1985], S. 290). Und noch etwas wird Ferenczi zufolge introjiziert: Die Schuld des Täters wird übernommen, Ferenczi spricht von »Introjektion des Schuldgefühls des Erwachsenen« (ebd. S. 519). Dadurch wird dieser entlastet, eine Beziehung zu ihm ist weiter möglich. Bei Anna Freud dagegen ist es das *Kind*, welches *seine* Schuld (sofern man überhaupt von »Schuld« sprechen kann, besser wäre hier »Schuldgefühl«) dem »Aggressor« zuschiebt, wie wir gesehen haben. Bei Ferenczi ist es umgekehrt; Leonard Shengold (1989, S. 194), ein Autor, der im Geiste Ferenczis denkt, formuliert: »Der Seelenmörder schiebt dem Kind die Schuld zu.« Das Kind ist primär unschuldig, anders als bei Anna Freud, bei der Triebimpulse des Kindes allzu leicht mit Schuld, nicht einmal nur mit Schuldgefühl, in Verbindung gebracht werden.

Während bei Anna Freud die Identifikation, noch dazu gefolgt von der Projektion unbequemer, störender Inhalte nach außen, eine Ich-Stabilisierung bewirkt, kann man sagen, dass die Traumatisierung entsprechend Ferenczis Konzept eine Bedrohung der Ich-Kohärenz bedeutet, was ich aus Ferenczis Ausdruck »sich selbst ganz vergessend« (ebd., S. 519) ableite. Shengold (1979, 1989) hat als Wesen des »Seelenmords«, um den es auch Ferenczi in der Tat gegangen ist, den Angriff auf das zentrale Identitätsgefühl, die primäre Identität, genannt. Wesentlich ist es weiterhin, dass das Opfer annehmen muss, dass der Täter nicht registriert (Shengold, 1979) (im Sinne von wahrhaben will oder kann), was geschieht; dies hat Ferenczi in dem Bild der »Sprachverwirrung« über die beiden Begriffe der Liebe ausgedrückt. Das Kind ist seiner Fähigkeit, die Realität einzuschätzen, beraubt und erhält keinerlei Hilfe, sie wieder zu erlangen, vom Täter nicht und auch von keiner dritten Person.

Ich komme auf die Unterscheidung der Internalisierungsformen zurück. Identifizierung bezeichnet bei Anna Freud eher eine Anerkennung und nachahmende Übernahme der befürchteten Aggression des Erwachsenen, wie Sandler (Sandler & A. Freud, 1989 [1985], S. 290) feststellt. Es ist eine *sekundäre* Identifizierung mit dem äußeren Objekt, ein Vorläufer des Über-Ich (A. Freud, 1980 [1936], S. 298; Sandler & A. Freud, 1989 [1985], S. 292), und damit eine Ich-Erweiterung in einem stabilisierenden

Sinne. Bei Ferenczi dagegen hat die Identifikation, die auf die traumatische Implantation und die Introjektion der Gewalt folgt, den Charakter der Ich-Schwächung; das Ich wird destabilisiert und schrumpft sozusagen zusammen. In seinem *Klinischen Tagebuch* (Ferenczi, 1988 [1985]), das in den Monaten vor dem Wiesbadener Kongress 1932 niedergeschrieben wurde und mit Ausnahme einer Eintragung (2.10.32) Ende August abgeschlossen war (der Kongress fand vom 4.–7. September 1932 statt) und das offenbar eine Material- und Gedankensammlung für den Vortrag darstellt, verwendet Ferenczi den Begriff *der Unterwerfung*, und ich denke, er bezeichnet damit die Art der archaischen, umfassenden, Ich-zerstörenden *primären Identifikation* mit dem traumatischen Introjekt, um die es geht: »Unterwerfe ich mich seinem Willen so vollkommen, dass ich zu existieren aufhöre, widersetze ich mich ihm also nicht, so schenkt er mir vielleicht das Leben« (Ferenczi, 1988 [1985], S. 155). Bei Anna Freud ist die Identifikation mit dem äußeren Objekt Vorstufe des Über-Ich, »das Kind [...] [macht sich] zum Aggressor, um sich zu schützen« (Sandler & A. Freud, 1989 [1985], S. 283), bei Ferenczi ist und bleibt das Kind das Opfer, um den Täter bzw. die Beziehung zu ihm zu schützen. Die introjizierte Gewalt wird nun weiter, oft lebenslang, von innen gegen das eigene Selbst gerichtet – Selbstdestruktion gegen den eigenen Körper, Sucht, entsprechende Partnerwahl, Scheitern am Erfolg, um nur einige Möglichkeiten zu nennen –, einhergehend mit Selbstwerterniedrigung und massivem Schuldgefühl (vgl. Hirsch, 2017 [1997], 2020), während die Identifizierung mit dem Angreifer nach Anna Freud gerade Schuldgefühle *verhindert*.

Es gibt aber darüber hinaus die Möglichkeit des direkten, impulshaften Ausbruchs der introjektartig internalisierten Gewalt *äußeren* Objekten gegenüber, auch wenn das ehemalige Opfer sich habituell unterwerfend identifiziert. Ich denke an das Beispiel einer Patientin, eines Opfers des jahrelangen sexuellen Missbrauchs durch den Vater, die in einem Kontrollverlust, einem Impulsdurchbruch, ihrem ungefähr einjährigen Sohn, der vor ihr nackt auf dem Wickeltisch lag, während aus seinem kleinen erigierten Penis ein Urinstrahl hervorschoss, mit einem Schlüsselbund ins Gesicht schlug, sodass er einen Zahn verlor (Hirsch, 1994 [1987]). Es ist, als ob das Introjekt, das sich sonst feindlich gegen das Selbst wendet, die Gelegenheit nutzt, die Aggression gegen ein äußeres Objekt zu richten, in diesem Fall ausgelöst durch die harmlose »Männlichkeit« des Kleinkinds.

Dies ist allerdings zu unterscheiden von der Täter-Opfer-Umkehr aufgrund einer *sekundären* Identifikation, etwa entsprechend dem Motto »Mir haben die Prügel nicht geschadet, also prügele ich auch meine Kinder …«, während der Impulsdurchbruch zu einer Aussage passen würde wie: »Ich hatte mir so vorgenommen, meine Kinder nie zu schlagen, so wie ich immer geschlagen worden bin, aber es passiert mir immer wieder, ohne dass ich es kontrollieren kann …«

Wenn sich auch im Laufe der Zeit die Unterschiede der Geschlechter in Symptomatik und Verhalten immer mehr angleichen und »geschlechtstypische« Phänomene immer weniger zu beobachten sind, kann man beide Formen der Identifikation mit dem Aggressor auf das immer noch verschiedene Verhalten von männlichen und weiblichen Betroffenen beziehen, jedenfalls was die Zahlenverhältnisse angeht. Auch heute noch neigen weibliche Opfer sexueller und anderer Gewalt eher dazu, sich im Sinne Ferenczis unterwerfend, »weiblich«-masochistisch zu identifizieren, während männliche Opfer eher vorziehen, wieder Täter zu werden gemäß der sekundären, imitierenden Identifikation nach Anna Freud. Der Prototyp des ersten Typs wäre das weibliche Inzestopfer, das im Wiederholungszwang in Partnerbeziehungen immer wieder in die Opferposition gerät, sich nichts zutraut, sich wertlos und schuldig fühlt; die Traumatherapeuten nennen das »Opferidentifikation«. Der Prototyp der zweiten Form wäre der männliche Skinhead, der sich großartig und im Recht fühlt, sich herausnimmt, als minderwertig definierte Minderheiten zu verfolgen, und dabei keinerlei Schuldgefühle oder gar ein Schuldbewusstsein entwickelt: »Täteridentifikation«.

Reales Trauma auch bei Anna Freud

Es ist interessant zu sehen, wie weit die Fortschritte der Theoriebildung der Psychoanalyse in die Gespräche von Anna Freud mit Sandler (1989 [1985]) in den Seminaren von 1972/73 einfließen. Inzwischen waren Identifikation und Introjektion begrifflich getrennt worden (Sandler, 1988, S. 51f.) und die Über-Ich-Bildung wurde als Ablauf von Introjektion elterlicher Normen und ihrer anschließenden Assimilation durch Identifikation verstanden (Sandler, 1964/65 [1960]), gerade Sandler hatte einiges zu dieser Begriffsklärung beigetragen. In den Seminaren versucht Sandler dementsprechend auch mehrfach, von Anna Freud zu erfahren, wie weit sie die Über-Ich-Bildung im Zusammenhang mit der Identifikation mit dem Angreifer schon vorangeschritten sieht, wie weit »das Gewissen von der Person als Teil ihrer selbst erfahren wird, oder als eine innere Stimme, die in bestimmter Weise von ihr unabhängig ist, ihr fremd ist« (ebd., S. 286). Das heißt, Ersteres wäre identifikatorisch assimiliert, Letzteres noch introjektartig. Sandler meint: »Identifizierung mit dem Angreifer kann sich auch in der Form von Identifizierung mit dem Über-Ich-Introjekt zeigen. Man kann mit ihm und mit seiner Angst vor ihm sehr wohl so umgehen, indem man sich gegen andere wendet und sie attackiert« (ebd., S. 285). Aber Anna Freud will ihm nicht so recht folgen und bleibt bei der Auffassung, dass die *Vorstufe* des Über-Ich projiziert wird.

Aber in den Seminaren von 1972/73 kann auch Anna Freud nicht immer an dem klassischen Konzept festhalten, sondern muss die Möglichkeit der realen Traumatisierung und einen Zusammenhang mit der Identifikation mit dem Aggressor anerkennen. Sie erwähnt nun den Fall eines extrem aggressiven Jungen, dessen Vater brutal aggressiv zur Mutter und zum Jungen selbst war,

> »wo wir meinen, es sei eine Reaktion auf oder eine Identifizierung mit der Aggression seines Vaters. […] Was ist es nun? Ist es das Verhalten des Vaters, das die eigene Aggression des Kindes weckt, so dass es dann diese gewalttätigen Handlungen begeht? Oder erweckt der Vater in dem Jungen ein solches Ausmaß von Angst, dass es nur noch durch Mobilisierung der eigenen Aggression bewältigt werden kann? Das sind ganz schwierige Fragen« (Sandler & A. Freud, 1989 [1985], S. 291).

Anna Freud hätte schon 1936 die Möglichkeit gehabt, schwere Selbstdestruktion durch den von ihr beschriebenen Abwehrmechanismus der Wendung gegen das eigene Selbst, den sie aber nicht mit der »Identifikation mit dem Aggressor« verbindet, theoretisch zu fassen. In dem entsprechenden Kapitel beschreibt sie den Fall eines Mädchens, bei dem starker Neid auf den Penis des Bruders und Eifersucht wegen der zahlreichen Schwangerschaften der Mutter zu erheblicher Aggression führen, die das Mädchen, um die Liebe der Mutter nicht zu verlieren, gegen sich selbst wendet. »Ihr Ich empfindet Entlastung vom Schuldgefühl. Sie ist aus einem schlimmen Kind, das sich böser Gefühle gegen die Person seiner Umgebung schuldig macht, zu einem gequälten, benachteiligten, verfolgten Kind geworden« (A. Freud, 1980 [1936], S. 236). Der Ursprung der Aggression liegt aber auch hier beim Kind, bei seinem Neid, seiner Eifersucht. 36 Jahre später aber denkt Anna Freud an einen ähnlichen Fall und kann den äußeren Einfluss viel eher mitdenken:

> »Dieses Kind hatte auch ein geringes Selbstwertgefühl, weil es ungeliebt war, weil es in den Augen der Eltern ein entwertetes Objekt war. Die Mutter wollte einen Jungen, aber sie ist ein Mädchen, und so weiter. Zu diesem Gefühlshintergrund von Entwertung und geringem Selbstwertgefühl, der aus der Vergangenheit stammt, kommt nun die Aggression hinzu, die von Rechts wegen nach außen auf die Personen gerichtet sein müsste, die sie herabsetzen, enttäuschen und zu wenig lieben. Wenn wir dann das Endergebnis vor uns haben, ist es schwer zu sagen, was davon aus dem Gefühl der Herabsetzung stammt, das sich aus ihrer Identifizierung mit dem Bild herleitet, das die Eltern von ihr haben, und was danach durch die auf das Selbst abgelenkte Aggression hinzugekommen ist« (Sandler & A. Freud, 1989 [1985], S. 153f.).

Die Wendung der Aggression, die eigentlich die Liebesobjekte verdient hätten, gegen das eigene Selbst und die Identifikation mit dem Bild, das die Eltern vom Kind hatten, stellen also eine gewisse Nähe zum Konzept Ferenczis her. Und auch umgekehrt gibt es im Falle schwerer traumatischer Gewalt eine Annäherung der Konzepte: Es kann eine *sekundäre* Identifikation mit dem Aggressor erfolgen, die eher Anna Freuds Konzept entspricht, durch welche das Opfer später die einmal erlittene Gewalt gegen Schwächere richtet, wieder nach dem Motto: »Mir haben die Prügel nicht geschadet …« Das ist die sekundäre Identifikation mit dem Täter von damals und seiner Aggression, die die (männlichen) Jugendlichen nicht gegen sich selbst, sondern gegen Schwächere richten, die sie misshandeln und missbrauchen: Täter-Opfer-Umkehr.

»Identifikation mit dem Opfer«

Eine andere Möglichkeit, an Anna Freuds Konzept festzuhalten und gleichwohl schwere äußere Traumata anzuerkennen, wäre die Annahme einer Identifikation mit dem Opfer. Die Identifikation mit dem Aggressor, die Ferenczi meint, das Unterwerfen und die identifikatorische Übernahme des Gewaltsystems, sodass ein Teil des Selbst fortwährend einen anderen schädigt, nennt Harold Blum (1987) Identifikation mit dem Opfer, die auch später immer wieder Misshandlungen durch andere herausfordere. Auch Leon Wurmser (1987, S. 46) sieht die Identifikation mit dem Opfer als Spiegelbild zur Identifikation mit dem Aggressor, verbunden mit der Wendung gegen die eigene Person. Blum dagegen versteht Identifikation mit dem Aggressor im Zusammenhang mit Misshandlung als Wiederholung der Gewalt in der nächsten Generation, als Wendung also der einmal erlittenen Aggression nach außen, aber auf den Schwächeren, das eigene Kind, gerichtet. Meines Erachtens ist der Begriff einer Identifikation mit dem Opfer unglücklich und fast eine Verlegenheitslösung, um Ferenczi nicht nennen zu müssen, denn wo ist denn das Opfer, mit dem sich jemand, wenn er sich selbst beschädigt, identifiziert? Er selbst ist doch Opfer gewesen, als er als Kind traumatischer Gewalt ausgesetzt war.

Meines Erachtens bedarf es einer Konstruktion der Identifikation mit dem Opfer auch nicht, wenn man zwei Formen der Identifikation annimmt: eine primäre, mit der Gewalt verschmelzende (man bleibt Opfer) und eine sekundäre, das Ich der Gewalt gegenüber abgrenzende (man wird wiederum zum Täter). Sandler (Geerts & Rechardt 1978, S. 366), der ja mit Anna Freuds Konzept durchaus konform ist, hatte selbst eine Form der Identifikation mit dem Aggressor abgegrenzt, die in akuten Situationen massiver Traumatisierung auftritt. In einer »automatischen primären Identifikation im Moment des Traumas« gehen die Selbst-Objekt-Grenzen verloren. Das bedeutet, dass im akuten Trauma Täter und Opfer nicht mehr unterschieden sind. In der Diskussion des Vortrags Ferenczis spricht Johannes Cremerius (1983, S. 993) von der »Identifikation mit dem Angreifer, vor allem in der frühen Form der Internalisierung«. Das ist zwar etwas unscharf ausgedrückt, meint aber die Selbstgrenzen aufhebende Überwältigung durch den Täter bzw. das regressive Sich-Selbst-

Aufgeben angesichts des Traumas. Die primäre Identifikation ist eben gekennzeichnet durch das Fehlen oder wenigstens die große Durchlässigkeit der Ich- oder Selbst-Grenzen. Heinz Müller-Pozzi (1988, S. 75) spricht von »globaler Identifikation« in »Abhebung von den selektiven partiellen Identifizierungen, die dem Ich Stärke und dem Selbst Charakter geben«. Damit sind meines Erachtens Beschreibungen der verschiedenen Qualitäten der Identifikation gegeben, die sich vollständig auf die verschiedenen Arten der Identifikation mit dem Aggressor nach Anna Freud bzw. Ferenczi anwenden lassen. Die sekundäre, Ich-stärkende und -erweiternde Identifikation mit dem äußeren Objekt entspricht Anna Freuds Konzept, die andere dagegen ist eine Identifikation mit dem malignen traumatischen Introjekt und hat den Charakter der primären, verschmelzenden Identifikation gemäß Ferenczi.

Zwei kleine Fallbeispiele

Zum Schluss möchte ich zwei kleine Fallbeispiele, jeweils einmal à la Ferenczi und einmal à la Anna Freud vorstellen: Eine Patientin überweist der Mutter jeden Monat einen beträchtlichen Geldbetrag; sie hat starke Schuldgefühle, sie alleingelassen zu haben. Sie fühlt sich außerdem verpflichtet, sich um die Schwester zu kümmern, materiell und mit Gesprächen, weil es ihr so schlecht geht. Als Kind hat ihr die Mutter immer vorgeworfen, dass sie schuld an ihrem Unglück sei, denn wegen der Schwangerschaft mit ihr habe sie heiraten müssen und sich auch später nicht von dem alkoholkranken Ehemann trennen können. Beschimpfungen und Prügel waren an der Tagesordnung, während die viel später geborene Schwester immer bevorzugt wurde. – Hätte sich die Patientin mit der Mutter entsprechend der Theorie Anna Freuds identifizieren können, würde sie heute sagen: »Du hast mir damals nichts gegeben, deshalb gebe ich dir heute auch nichts. Du hast mich damals geprügelt, nun bin ich auch aggressiv zu dir!« Sie hat aber eher eine Haltung, als ob sie sagen würde: »Ich war damals so schlecht, dass ich die Prügel verdient hatte; eigentlich hattest du viel zu geben, aber es lag an mir, dass ich es nicht bekommen habe. Um meine Schuld wiedergutzumachen, gebe ich dir Geld und kümmere mich …« Allerdings war das nicht alles; die Patientin zog auch einen beträchtlichen Gewinn aus dem Gefühl, eine bessere »Mutter« zu sein als die eigene damals.

Ein weiteres Beispiel: Ein Junge wurde von seinem Vater immer schwer geprügelt, damit einmal ein »richtiger Mann« aus ihm würde. Zur Strafe für kleine Vergehen musste er auf Holzscheiten knien, oft musste er hungrig in sein ungeheiztes Zimmer und frühzeitig schlafen gehen. In der Adoleszenz wuchsen ihm die Hände, wurden so groß, wie Vaters Hände waren. Er hasste seine Hände, hätte sie am liebsten abgeschnitten, verletzte sich dauernd an ihnen – das ist Identifikation mit dem Aggressor à la Ferenczi. Hätte er die Ich-Stärke besessen, die den Kindern aus Anna Freuds Arbeit zur Verfügung stand, hätte er gesagt: »Warte, Alter, wenn du noch einmal zuschlägst, schlage ich zurück mit meinen großen Händen!« Oder er hätte andere Kinder geschlagen. Und er hätte das Holzscheit genommen und es dem Vater an den Kopf geworfen! Das hat er aber nicht getan, sondern er drückte im Gegenteil, wenn er sich am Knie verletzt hatte, noch kleine Steinchen hinein, damit es richtig weh tat. Und er deckte sich in seinem kalten Zimmer mit Absicht nicht zu, sondern dachte: Vater soll mal sehen, dass ich ein richtiger Mann werde, ich bleibe die ganze Nacht aufgedeckt (masochistischer Triumph)! Wäre es nach Anna Freud gegangen, hätte er dem kleinen Bruder das Abendbrot weggenommen und die Bettdecke dazu. Oder er hätte den Vater so lange beschimpft, bis er sein Essen bekommen hätte ... Aber der Vater war mächtiger, der Junge hatte keine Chance.

Schlussbemerkung

Für zwei große Bereiche menschlichen Leidens hat sich das Konzept Ferenczis meines Erachtens aus heutiger Sicht als sehr nützlich erwiesen: Einmal für die psychoanalytische Traumaforschung, insbesondere was die psychischen Mechanismen und die Folgen von Folter und KZ-Haft, aber auch die intrafamiliärer Traumata betrifft, und zum anderen für den Bereich der Persönlichkeitsstörungen, für deren Genese heute zunehmend reale Traumata angenommen werden müssen. Aber auch Anna Freuds Konzept behält durchaus seine Berechtigung als Abwehr nicht allzu großer Angst in Form einer sekundären Identifikation.

Mutter-Trauma und Vater-Trauma

Psychoanalytische Traumatologie der Persönlichkeitsstörung[7]

Im allgemeinen und klinischen Sprachgebrauch scheint heute alles Schädigende als Trauma bezeichnet und der Begriff inflationär gebraucht zu werden. Einerseits ist es korrekt, nicht streng zwischen »Traumatisierten« und »Nicht-Traumatisierten« zu unterscheiden; in diesem Sinne »sind wir alle in gewisser Weise Traumatisierte« (Adler, 1995). Andererseits sollte der Begriff nicht zu weit gefasst werden. »Trauma« ist eine Kurzformel (ähnlich wie »Mutter«, obwohl man eigentlich immer »Mutterobjekt«, »mütterliche Umwelt« oder »Mutterrepräsentanz« meint); man muss unterscheiden zwischen traumatisierendem Ereignis (Reiz, Einwirkung, Situation), also »dem Prozess der Traumatisierung, [weiterhin] dem traumatischen Zustand und [schließlich] den bleibenden pathologischen Veränderungen« (Bohleber, 2000, S. 829).

Akuttraumatisierung

In dem Begriff »Akuttrauma« sind zwei prinzipiell verschiedene Traumaformen untergebracht, die sich allerdings auch überschneiden können. Zum einen die Gewalteinwirkung (unabhängig vom Lebensalter) von Personen, die nicht in Beziehung zum Opfer gestanden hatten, zum anderen

---

7 Überarbeitete und erweiterte Fassung des Beitrags »Frühes und spätes Trauma – eine psychoanalytische Traumatologie der Persönlichkeitsstörung«. In M. Franz & B. West-Leuer (2008), *Bindung – Trauma – Prävention. Entwicklungschancen von Kindern und Jugendlichen als Folge ihrer Beziehungserfahrungen*. Gießen: Psychosozial-Verlag.

technische Katastrophen oder Naturgewalten; Extremtraumatisierung ist ein akutes Geschehen, das dem ursprünglichen Konzept Sigmund Freuds von der Reizüberflutung des Ich entspricht. Freud (1916–17a [1915–17], S. 284) hatte psychisches Trauma Ich-psychologisch, explizit als ökonomisches Geschehen verstanden; ein starker Reiz überrollt die Reizschranke des Ich, sodass »die Erledigung oder Aufarbeitung desselben in normal gewohnter Weise missglückt, woraus dauernde Störungen im Energiebetrieb resultieren müssen«. Man bedenke auch, dass ein Ereignis erst durch seine Wirkung auf ein bestimmtes Individuum zu einem traumatisierenden wird, verschiedene Personen reagieren verschieden auf den gleichen Reiz, neben der Ich-Stärke hängt es auch von entsprechenden Vorerfahrungen ab, inwieweit ein destruktives Ereignis traumatisierend wirkt.

In diesem Bereich ist der Hauptabwehrmechanismus die Dissoziation, die Abspaltung von Selbstanteilen, von Affekten und des Körper-Selbst, die sozusagen geopfert werden, um das ganze Selbst zu retten. Diese Form der Traumatisierung ist eher die Domäne der Traumatherapie im engeren Sinne, die verhaltenstherapeutisch orientiert mit psychotherapeutischen Techniken die akuten Symptome der posttraumatischen Belastungsstörung (PTBS, engl.: posttraumatic stress disorder, PTSD) wie Flashbacks, Intrusionen, Albträume und dissoziative Zustände behandelt. Dissoziation, also Spaltungsvorgänge als Traumafolge, hat auch Sándor Ferenczi (1964 [1933]) beobachtet, die Anfänge ihrer Beschreibung reichen aber weit ins 19. Jahrhundert (Pierre Janet, Jean-Martin Charcot) zurück und bilden ja die Grundlage von Freuds ersten Konzepten psychischer Störung. Darüber hinaus kann der Begriff Dissoziation auch einen *Zustand* beschreiben, und zwar im Sinne eines nicht besonders gelingenden Bewältigungsversuchs traumatischer Erfahrung bzw. ihrer Entsprechung in späteren, die Dissoziation auslösenden Situationen. Hier geht es um die veränderten Bewusstseinszustände wie Amnesie, Trance bis hin zur Spaltung von Persönlichkeitsanteilen, dabei ist der Körper zum Teil mitbetroffen, zum Beispiel sind Depersonalisationserfahrungen meist ein Erleben der Deformation des Körpers oder seiner Teile (vgl. Hirsch, 2010a; s. a. das Kapitel »Zur Objektverwendung des eigenen Körpers bei Selbstbeschädigung, Autoerotismus und Anorexie«).

Beziehungstrauma

Den anderen Bereich kann man Beziehungstrauma nennen, die traumatisierende Einwirkung findet sowohl in Beziehungen statt als sie diese auch weitgehend verändert. Das traumatische Ereignis kann geradezu erst durch Beziehungsanteile zum Trauma werden: Verlustdrohung, Verrat, unterlassener Schutz durch Verweigerung der Zeugenschaft. Bei dieser Form der Traumatisierung (die Traumatherapeuten nennen es »komplexes Trauma«) reagiert das Ich in einer Art Notmaßnahme mit der Internalisierung der Gewalt in Form von Introjektion und Identifikation und unterwirft sich dem Täter, akzeptiert sein Opfersein. Internalisierungen wirken auch transgenerational; das Trauma der Eltern bildet traumatische Introjekte in den Folgegenerationen. Die Folgen sind eher diffus, chronisch, es lassen sich Depressionen, fehlendes Selbstwertgefühl, vielfältige Schuldgefühle, masochistisches Agieren, insbesondere aber Beziehungsprobleme bis hin zur Beziehungsunfähigkeit finden. Hinzu kommen Phänomene wie Verlust des Urvertrauens (des Vertrauens in die prinzipielle Berechenbarkeit und Verlässlichkeit menschlicher Beziehungen), die Symbolisierungsfähigkeit wird geschwächt oder zerstört, darüber hinaus versagt die Integration des traumatischen Geschehens in das explizite Gedächtnissystem. In der Ätiologie der Persönlichkeitsstörungen finden sich regelmäßig Beziehungstraumata in der Lebensgeschichte. Hier ist folgerichtig eine psychoanalytisch-psychodynamische Psychotherapie indiziert, die im Kern mit der therapeutischen Beziehung arbeitet; das Beziehungstrauma erfordert eine Beziehungstherapie.

Allerdings sind die beiden Traumabereiche nicht ganz zu trennen, denn es gibt auch in Familien entsetzliche Durchbrüche von kaum vorstellbarer Gewalt gegen Kinder, die zu Dissoziationsphänomenen führen. Und es finden sich auch als Folge von einer Extremtraumatisierung Beziehungsstörungen. Ich halte es aber für sehr problematisch, die für Extremtraumatisierung gefundenen und wertvollen Mittel der »neuen Traumatherapien« (Übungen, Imagination, Nicht-Berücksichtigung von vergangenen und aktuellen Beziehungsanteilen) auf in der Kindheit traumatisierte, persönlichkeitsgestörte Patienten anzuwenden und damit die beiden Traumaformen gleichzusetzen. Die Aufgabe ist, eine sorgfältige Indikation (»Differentialindikation«) zu erstellen, für welchen Patienten welche Behandlungsform optimal ist.

Von einer wissenschaftsgeschichtlichen Perspektive her erscheint es mir bemerkenswert, dass über Jahrzehnte die weitgehende Überschneidung der Symptome von persönlichkeitsgestörten und traumatisierten Patienten nicht gesehen wurde. »Persönlichkeitsstörung« ist eine *diagnostische* Kategorie, sie ist eher wie eine Krankheit verstanden worden, die schicksalhaft auftreten kann und der gegenüber eine distanzierte, sozusagen ärztliche Haltung eingenommen werden kann. Otto Kernberg (z.B. 1978 [1975]) hat die Borderline-Persönlichkeitsstörung als Krankheit der übermäßigen Aggressivität (und der mangelnden Identität) verstanden, lange Zeit aber deren Ursache in einer besonderen triebhaften Konstitution gesehen und erst Ende der 1990er Jahre das regelmäßige Vorkommen traumatisierender Einflüsse anerkannt (Kernberg, 1999b). Ein Traumakonzept schwerer psychischer Störung gehört dagegen einer *ätiologischen* Kategorie an und erfordert ganz andere Formen von Identifikation: Jeder von uns, auch der Arzt und der Therapeut, könnte mehr oder weniger selbst betroffen sein.

Trauma und Persönlichkeitsstörung

Das in den 1980er Jahren entstandene Interesse der Sozialwissenschaften und auch der Psychoanalyse an traumatisierenden Einwirkungen von außen auf das Subjekt lässt sich als Reaktion auf die Konfrontation mit den Folgen des Vietnamkriegs, aber auch auf die nach langer Zeit nun möglich gewordene Auseinandersetzung mit der Extremtraumatisierung durch Verfolgung und KZ-Terror in Deutschland in der Zeit des Nationalsozialismus verstehen. Fast gleichzeitig gab es aber auch ein wiedererwachtes Interesse an innerfamiliärer Traumatisierung; in den 1960er Jahren wurde das Syndrom der Kindesmisshandlung in den USA »entdeckt« (Kempe et al., 1962), in den 1970er Jahren konnte die Existenz von sexuellem Missbrauch in der Familie nicht mehr übersehen werden (das Bewusstsein davon erreichte Europa mit zehnjähriger Verzögerung). Es hat eben eine Zeit gebraucht, bis die auffällige Übereinstimmung der Symptomatik bei traumatisierten und persönlichkeitsgestörten Patienten zusammengesehen und integriert werden konnte. Es finden sich sowohl bei Traumapatienten als auch – ohne dass gleich ein Trauma bekannt geworden sein müsste – bei Patienten mit einer Borderline-Persönlichkeitsstörung gleichermaßen Phänomene wie Spaltung der Objekt- und Selbstrepräsentanzen, Dissoziationsphänomene bis hin zur multiplen Persönlichkeit, Impulshandlungen, Selbstbeschädigungsagieren, Realitätsverlust wie Depersonalisation und Derealisation, Selbstzerstörung durch Suchtmittel, Schwächung der Ich-Funktion wie der kognitiven, intellektuellen und Gedächtnisfunktionen und Schwächung der reifen Abwehrmechanismen, zum Beispiel der Verdrängung. Bei beiden Patientengruppen stellen sich in einer Art von »Wiederkehr des Verdrängten« in einem unausweichlichen Wiederholungszwang Gewaltsituationen ein, die sich im Agieren von Aggressivität in aktuellen Beziehungen äußern, sei es, dass die Gewalt sich habituell entweder fortwährend gegen das eigene Selbst oder aber sich nach außen gegen Schwächere wendet. In beiden Diagnosegruppen finden sich schwere Selbstwertveränderungen und eine Schwächung der Ich-Grenzen bzw. Selbst-Objekt-Grenzen, letztlich Störungen der Identität, ebenso eine mangelnde Symbolisierungsfähigkeit mit der Tendenz zum Agieren bzw. Konkretisieren.

In den letzten Jahren ist jedoch eine weitgehende Übereinstimmung dieses Zusammenhangs erreicht worden; heute ist der Gedanke nicht mehr fremd, dass die Patienten, die uns in gewisser Weise am meisten beschäftigen, nämlich schwerer gestörte, frühgestörte Patienten oder Borderline-Persönlichkeitsstörungen, alle massive Traumata erlitten haben (vgl. Rohde-Dachser, 1991; Sachsse, 1995; Eckert et al., 2000). In einer Untersuchung fanden Birger Dulz und Maren Jensen (2000) bei 82% der stationär behandelten Borderline-Patienten körperliche Misshandlung und/oder sexuellen Missbrauch in der Vergangenheit, unter Einbeziehung schwerer Vernachlässigung stieg der Anteil auf 100% (zit.n. Eckert et al., 2000). Während an der Wurzel der Borderline-Persönlichkeitsstörung eher traumatisierende Einwirkungen in der Wiederannäherungsphase im Kleinkindalter anzunehmen sind (Masterson & Rinsley, 1975), hängen narzisstische Persönlichkeitsstörungen eher mit Deprivationstraumata in noch früherem Lebensalter zusammen (z. B. Modell, 1976, S. 303). Damit haben wir schon die der Persönlichkeitsstörung zugrunde liegenden Traumaformen benannt.

Die Betrachtung des Traumas als isoliertes Geschehen würde der Tatsache nicht gerecht, dass der Mensch in Beziehungen lebt, sich in ihnen entwickelt, in ihnen aber auch krank werden kann. Die Wirksamkeit einer traumatischen Erfahrung wird also immer von der Qualität der Beziehungen sowohl zwischen Täter und Opfer als auch zu der umgebenden (Familien-)Gruppe abhängen. Gerade Traumata, die in langjährigen Beziehungen geschehen, sind besonders zerstörerisch. Darüber hinaus finden sich oft mehrfache, im Laufe der Zeit aufeinanderfolgende Traumatisierungen verschiedener Qualität. So ist für den familiären sexuellen Missbrauch typischerweise ein grundlegendes Nicht-Gewolltsein, ein Nicht-Akzeptieren des betreffenden Opferkindes schon längst als eine Art »Mutter-Trauma« vorhanden, bevor in einem späteren Alter das »Vater-Trauma« in Form des sexuellen Missbrauchs hinzukommt (Hirsch, 2004a, S. 21, S. 71).

Psychoanalytische Konzepte psychischen Traumas

Wenn auch der Primat der Triebtheorie im Mainstream der Psychoanalyse bis in die 1980er Jahre des 20. Jahrhunderts vorherrschte, gab es doch Ich-psychologische Bestrebungen, verschiedene Traumaformen (vgl. Hirsch, 1996b, 2004a) zu differenzieren – die traumatisierende Gewalt wirkt schließlich auf das Ich destruktiv ein. Im Folgenden sollen also Konzepte des psychischen Traumas behandelt werden, die auch die Entwicklung der Psychoanalyse markieren.

Frühkindliches Trauma

Von entsprechenden Zuständen im Säuglingsalter, also von Traumafolgen im frühen Kindesalter, hat die Psychoanalyse seit Langem Vorstellungen entwickelt. Das von Ernst Kris (1956) eingeführte Konzept der Dauerbelastung – Strain – im Gegensatz zum Schocktrauma ermöglicht es, langdauernde pathogene Einflüsse in der frühen Kindheit – im Prinzip sowohl Überstimulierung durch aktive physische und sexuelle Einwirkung von außen als auch Mangelversorgung, Deprivation – als traumatische Entwicklungsstörung zu verstehen. Joseph Sandler (1967) verbindet äußeres Trauma, Strain und innere Faktoren in ihrem Wechselspiel; die resultierende Ich-Beeinträchtigung führt entweder zur Anpassung und sogar (inadäquater) Ich-Reifung (schon Ferenczi [1964 (1933), S. 522] spricht von »traumatischer Progression oder Frühreife«) oder aber zu Entwicklungsbehinderung und psychischer Störung (Symptomatik). Äußere Faktoren erscheinen bei Sandler aber noch akzidentell, nicht innerhalb eines Beziehungsgeschehens. Hier können auch innere überwältigende körperlich-psychische Reizüberflutungen konzeptionell untergebracht werden, deren Bewältigung von einer genügend guten mütterlichen Umgebung abhängig ist.

Willi Hoffer (1952, S. 38) bemerkt, dass Zustände von Hilflosigkeit, von »innerem Stress«, häufig sind; er bezeichnet sie als *silent trauma*. Die entstehende Angst und die Hoffnung, dass die mütterliche Umgebung handeln wird, um die Zustände zu bewältigen, lassen Hoffer einen Trieb postulieren, der sich an die Objekte der äußeren Welt richtet; Introjektion sei anfänglich »Triebbefriedigung«. Statt eines basalen Bindungsbedürfnisses musste damals noch ein neuer Trieb gefunden werden. Schon früh hat auch Bryce Boyer (1956) die Funktion der Mutter als Reizschranke sowohl gegen innere als auch äußere Reize gesehen. Mängel in dieser »maternal barrier« führen zu Ich-Schwäche und Störungen der Differenzierung von Ich und Es, wie man damals sagte, heute würde man eher die Differenzierung von Selbst, äußeren Objekten, Körper und Affekten in den Vordergrund stellen. Als traumatisch kann man auch das Versagen der Mutter (der mütterlichen Umgebung) verstehen, wie es Donald Winnicott (1974 [1965]) hervorhob.

Masud Khan (1963) beschreibt, sich an Winnicott (1956) anlehnend, die Mutter (bzw. die mütterliche Umgebung) in ihrer Funktion als Reizschutz. Wenn die ablehnende, depressive oder überfordert-unempathische Mutter sich nicht genügend an die anaklitischen Bedürfnisse des Kindes anpassen kann, kommt es zur wiederholten Reizüberflutung beim Säugling, zu einem *kumulativen Trauma*. Dabei geht es nicht darum, ob es eine »gute oder schlechte« Mutter ist, sondern um eine bestimmte Form des Wechselspiels zwischen Mutter und Säugling, bei dem es allerdings zu einem Versagen der Umweltfürsorge kommen kann, wenn die persönlichen Bedürfnisse und Konflikte der Mutter sich störend auf ihre Rolle auswirken. Erfolgen diese Reizüberflutungen zu häufig, können sie nicht mit den Mitteln des Ich des Kindes kompensiert werden, es erfolgt vielmehr eine Anpassung durch eine frühreife und selektive Entwicklung von Ich-Funktionen zur Abwehr der Unlust. Dabei reagiert der Säugling besonders auf den Zustand der Mutter, die die frühreifen Ich-Funktionen gratifiziert, wodurch eine Verstärkung entsteht: Durch die Identifikation wird eine Einheit mit der Mutter simuliert, die Sorge des Kindes um die Mutter (eine Art Rollenumkehr) ist aber eine egoistische Sorge, liegt eher im Ich-Interesse, als dass sie eine echte Objektbeziehung darstellen würde. Das resultierende Einverständnis zwischen Mutter und Kind ist ein trügerisches, es bleibt ein Hintergrund von Misstrauen. Khan nimmt an, dass jede Reizüberflutung, die für sich genommen noch nicht traumatisch ist, durch Summation doch zu einem kumulativen Trauma führt.

Das Konzept des *kumulativen Traumas* von Khan bezeichnet eine Art von Unterversorgung, die sich subtil im Innerfamiliären ereignet. René Spitz (1969 [1965]) dagegen beschreibt extreme Mangelzustände bei Heimkindern durch den Entzug affektiver Zufuhr; das Resultat einer partiellen affektiven Deprivation ist die sogenannte anaklitische Depression, beim totalen Entzug affektiver Zufuhr entstehen schwere Heimschäden, psychischer Hospitalismus. Ebenso stellte John Bowlby (1960) fest, dass ein gewisser Betrag von affektiver Stimulierung für die Ich-Es-Differenzierung sowie die Entwicklung verschiedener Ich-Funktionen, für die Differenzierung von Selbst und äußeren Objekten sowie die Erlangung von Objektkonstanz notwendig ist. Bowlby (1960, 1976 [1973]) untersuchte besonders Verlust- und Trennungserfahrungen im sehr frühem Alter. Heinz Müller-Pozzi (1984, S. 103) stellt in diesem Zusammenhang den Objektaspekt ganz in den Vordergrund und spricht von einem »Entwicklungstrauma«.

Eine ähnliche subtile Form der Deprivation beschreibt André Green, der mit dem Begriff der »toten Mutter« ein eindrucksvolles Bild für die Wirkung der Unfähigkeit des Erwachsenen zu trauern auf das Kind gefunden hat:

> »Die Mutter ist nicht da, weil sie selbst in einer Depression gefangen und von dieser vollkommen absorbiert ist. Sei es, dass sie einen Toten betrauert, sei es, dass sie verlassen wurde. [...] Jedenfalls ist sie für ihr Kind zwar da,

sorgt auch für dieses, ›aber das Herz ist nicht mehr dabei‹« (Green, 1993 [1983], S. 138).

Auf diesen Besetzungsabzug vonseiten der Mutter ziehe das Kind

> »schließlich seinerseits die Besetzung von der Mutter ab und identifiziert sich (per primärer Identifikation) mit der ›toten Mutter‹, weil diese Identifikation die einzige Möglichkeit der Wiedervereinigung mit der Mutter darstellt. Es wird hinfort damit beschäftigt sein, das Grab der ›toten Mutter‹ zu hüten, die ›tote Mutter‹ zu nähren und am Leben zu halten. […] Denn hat das Kind die lebendige Mutter zwar verloren, so hat es immerhin die ›tote Mutter‹ sicher bei sich« (ebd., S. 139).

Das ist das Paradox, das Jaques Derrida (1979 [1976], S. 20) beschreibt, nämlich dass das Verlorene, das Tote, dadurch bewahrt wird, dass es nicht assimiliert wird, dass es lebendig bleibt, indem es tot ist. Das verlorene Objekt bleibt sozusagen, wenn auch mit negativer, vorwurfsvoller Konnotation, psychisch erhalten, als Introjekt ist es ein Objektersatz. Um es zu »töten«, also hinter sich zu lassen, müsste es lebendig gemacht, also aktualisiert und mit allen Gefühlen wiederbelebt werden, damit es endlich ganz »sterben« kann.

Neuerdings entwickelten Peter Fonagy und seine Mitarbeiter (Fonagy, 2000; Fonagy & Target, 2002 [1995]; Fonagy et al., 1993) durch die Integration von Bindungstheorie, Säuglingsforschung und psychoanalytischen Modellen Konzepte von früher Mikrotraumatisierung, in deren Zentrum die Entwicklung bzw. traumatische Behinderung der Fähigkeit steht, das Denken der Pflegeperson zu konzeptualisieren, also auch zu antizipieren. Störungen der Möglichkeit der ständigen Rückversicherung, was die Pflegeperson über die Vorstellungen des Kleinkindes denkt, und der Abgleichung mit dem eigenen Denken führen zu Denkblockaden und der Notwendigkeit, auf primitive aggressive Impulse gegen andere und gegen das eigene Selbst (Selbstbeschädigung) zurückzugreifen, ein Charakteristikum der Borderline-Persönlichkeitsstörung. Die Verwirrung über das Denken des Objekts, die Unfähigkeit, die Bedeutung seines Verhaltens zu begreifen (Fonagy, 2000), lässt an die »Sprachverwirrung« Ferenczis denken.

Attachment trauma

In einer Übersichtsarbeit gehen Fonagy und Kollegen so weit, die Existenz eines *attachment trauma* zu fordern.

> »Ein Bindungstrauma ist oft, wenn nicht immer, ein Teil der Geschichte von als Borderline-Persönlichkeitsstörung diagnostizierten Personen. [...] Obwohl wir wissen, dass verschiedene Arten der Traumatisierung eine signifikante Rolle in der Psychogenese der Persönlichkeitsstörung spielen [...], glauben wir, dass es die Persistenz des Modus der psychischen Äquivalenz [s. u.] ist, verbunden mit früher psychologischer Vernachlässigung, die diese Personen in der Folge für solche harten sozialen Erfahrungen besonders verletzlich macht« (Fonagy et al., 2003, S. 441).

Die Formulierung von Vorstellungen, auch aufgrund von Beobachtungen, wie sich in einem *wünschenswerten* Kontakt von Säugling und Bezugsperson Denken, Affektkontrolle und Mentalisierungs- bzw. Symbolisierungsfunktionen entwickeln, enthalten natürlich immer auch die Vorstellungen der traumatischen Störung, Behinderung und Blockierung dieser Fähigkeiten.

Fonagy und Kollegen (2003, S. 441) verstehen darüber hinaus die mangelnde Fähigkeit der Interpretation interpersoneller Interaktion und ungenügende Mentalisation als Folge von Traumatisierung.

> »Nach der Traumatisierung wird die Mentalisierungsfunktion nach und nach wiederhergestellt in einem natürlichen Prozess der Wiedererfahrung einer sozialen Matrix. [...] Nur bei einer Minderheit ist das psychologische Selbst so dürftig etabliert, dass die zwei primitiven Modi der Erfahrung der inneren Welt persistieren. Die Persistenz des Traumas ist das Ergebnis der Erfahrung des Traumas in einer nicht mentalisierten Weise« (ebd., S. 447).

Das Kind spielt und erlebt Affekte nur in zwei Modi: dem Äquivalenz- und dem Als-ob-(pretend)-Modus. In ersterem werden die Gedanken mit denselben heftigen Affekten verbunden wie eine entsprechende Realität: Das »Krokodil unter dem Bett« hat absoluten Realitätscharakter;

hier ist die spielerisch modifizierte Antwort der Eltern gefordert, den Affekt zu moderieren. Der Als-ob-Modus befähigt das Kind, die Realität nur als Ausgangspunkt seines Spiels zu nehmen und die Kontrolle über die selbstgeschaffene Modifikation der Realität zu behalten: Das Kind spielt, *als ob* das Krokodil unter dem Bett läge. Eine Integration der beiden Modi – wenn alles gutgeht! – beginnt erst im vierten Lebensjahr, diesem wichtigen Alter, in dem das Kind eine Theory of Mind entwickelt, eine Vorstellung also, dass der Andere seinerseits Vorstellungen, Absichten, Vorlieben und Ängste hat, nach denen er nun beurteilt oder eingeschätzt wird, nicht mehr nur nach seinen direkt sichtbaren Handlungen (auch verbalen »Handlungen«, vgl. Dornes, 2004, S. 181). Bei der Borderline-Persönlichkeitsstörung übrigens misslingt diese Integration in den »reflektierenden Modus«, und zwar nicht zuletzt, weil die elterlichen Bezugspersonen zu einer Beantwortung in einem ihrerseits »mentalisierenden Modus« nicht in der Lage sind; auch die Eltern oszillieren zwischen Äquivalenz- und Als-ob-Modus hin und her (ebd.), und das bedeutet einen Defekt der Symbolisierungsfähigkeit, der »symbolischen Regulation« (ebd., S. 185). Ein »Trauma«, also ein traumatisches Ereignis, beeinträchtigt Bindungs- und Mentalisierungsfunktion, aber die Repräsentanzen von Selbst und Beziehung werden umso eher wiedergewonnen, je stärker die Persönlichkeit auf einer Basis der sicheren Bindungserfahrung ruht.

»Mutter-Trauma« und »Vater-Trauma«

In der Anamnese von Borderline-Patienten finden sich sehr häufig schwere familiäre Traumata (Sachsse, 1998 [1989]; Hirsch, 1994 [1987], 2004a; Eckert et al., 2000), und man fragt sich, wie dieses Erinnerbare (wenn nicht der Amnesie verfallene) Trauma in der späteren Kindheit ähnlich die Symbolisierungs- und Mentalisierungsfähigkeit beeinträchtigt wie die Entbehrungstraumata der sehr frühen Kindheit, die aus den fehlenden oder fehlgehenden affektregulierenden Antworten der mütterlichen Pflegeperson entstehen. Eine Möglichkeit wäre, dass beide Traumaformen aufeinanderfolgen, dass in Missbrauchs- und Misshandlungsfamilien bereits wenig Kompetenz der Empathie für den Säugling vorhanden war, dass also auf ein frühes »Mutter-Trauma« ein späteres »Vater-Trauma« (z. B. als inzestuöser Missbrauch) folgt, im Sinne einer zweizeitigen Traumatisierung (vgl. Hirsch, 1994 [1987], 2004a, S. 71). Fonagy (Fonagy et al., 2004 [2002], S. 360) schreibt: »Die unzulänglich konstruierte Selbststruktur macht diese Kinder insbesondere für spätere Traumatisierungen anfällig.« Ein Defizit an Mentalisierungsfunktion verhindert, dass das Kind sich in die Absicht des Täters antizipierend einfühlt. Man kann sich auch vorstellen, dass das verstärkte Bindungsbedürfnis deprivierter Kinder dazu führt, sich an den (potenziellen) Täter noch enger körperlich anzunähern. Fonagy (2000, S. 1133) nimmt an: »Die Fähigkeit, sich an das Verhalten des Täters anzupassen, es zu modifizieren oder zu vermeiden, ist wahrscheinlich darüber hinaus eingeschränkt durch begrenzte Fähigkeiten der Mentalisierung.«

Das extreme familiäre Trauma findet in der Inzest-Familie statt, wie ich es seit Langem beschrieben habe (Hirsch, 1994 [1987]): Das (familiendynamisch ausgewählte) Kind ist von Anfang an »nichts wert«, nicht willkommen, besonders auch wegen seines weiblichen Geschlechts, sodass man es auch später »mit ihm machen« kann. Vonseiten des Kindes führt die emotionale Deprivation zu einer »Suche« nach einem adäquaten mütterlichen Objekt und macht es dadurch anfällig, einem missbrauchenden Erwachsenen innerhalb oder außerhalb der Familie in die Hände zu fallen. Darüber hinaus hat es nicht gelernt, mentale Zustände in einem potenziellen Missbraucher zu erkennen, sodass es ahnungslos allfällige Versprechungen für real nimmt und dessen Absicht nicht vorwegnehmen kann.

Andererseits gibt es derart extrem traumatisierende Einwirkungen, dass die Antizipations-, Vorstellungs- und Symbolisierungsfähigkeit eines jeden durchschnittlich glücklich aufgewachsenen Menschen zerstört wird. Das Denken hört auf, es entsteht ein »mechanisch gehorsames Wesen« (Ferenczi, 1964 [1933]), eine Dumpfheit (»numbing«) tritt an seine Stelle. Die *Vorstellung* der traumatischen Situation wäre unerträglich und wird durch Konkretisierung ersetzt: »Das Individuum hofft, die Schrecken der Realität durch Handlungen zu lindern, ungeschehen zu machen oder ihre Verleugnung zu erleichtern. [...] Konkretisierendes Handeln erzeugt eine Situation, die scheinbar der Kontrolle des Individuums unterliegt« (M. V. Bergmann, 1995, S. 345f.). So kann auch der

Rückgriff vieler, besonders weiblicher Borderline-Patienten auf destruktives Körperagieren verstanden werden; der dissoziierte Körper (Hirsch, 2010a, 2010b; s.u.) wird zum misshandelten Kind von damals bzw. zu einer anwesenden, begleitenden Mutter-Repräsentanz, mit der man im Schmerz verschmolzen ist. Wie bei der frühen traumatisierenden Fehlantwort wird etwas Fremdes internalisiert, das als Fremdkörper von innen wirkt (Fonagy et al., 2004 [2002], S. 368). Dem »Numbing« während des traumatischen Ereignisses folgt eine Denkstörung bis hin zur Pseudo-Debilität (Hirsch, 1994 [1987], S. 215); in vielen Familien herrscht auch ein Rede- und damit Denkverbot, bei sexuellem Missbrauch ist das die Regel. »Ein Täter kann nicht mit dem Opfer darüber sprechen, wie es mit ihrer Beziehung weitergeht« (Marrone, 2004, S. 125). Das Kind ist gehemmt, über das Mentale der Eltern nachzudenken, »denn es würde bei dieser Erforschung nichts Angenehmes entdecken« (Dornes, 2004, S. 191). Dieser Gedanke geht auf Fonagy zurück:

> »Wir haben angenommen, dass einige persönlichkeitsgestörte Individuen Opfer von sexuellem Missbrauch in der Kindheit waren, die [das Trauma] bewältigten durch die Weigerung, die Gedanken ihrer Bindungs-Personen zu begreifen, und so vermieden, über das Vorhaben ihrer Pflegepersonen, ihnen zu schaden, nachzudenken. [...] Individuen, die ein frühes Trauma erfahren, können zu Abwehrzwecken ihre Kapazität zu mentalisieren hemmen. [...] Misshandlung schwächt die reflexiven Kapazitäten des Kindes und das Selbstbewusstsein. [...] Misshandlung kann Kinder dazu bringen, sich von der mentalen Welt zurückzuziehen« (Fonagy, 2000, S. 1132).

Andererseits haben Borderline-Patienten gelernt, seismografisch verborgene Aspekte der Bezugsperson zu erfassen, um sich auf das einstellen zu können, was da kommen wird; sie können aber das Wahrgenommene nicht für die eigene Selbstorganisation nutzen, die chaotisch bleibt. Fonagy schreibt: »Traumatisierte Individuen [...] können Ressourcen der Mentalisierung ungleich aufteilen zwischen ihren äußeren und inneren Welten, zur gleichen Zeit [sind sie] hypervigilant anderen gegenüber und ohne jedes Verständnis ihrer eigenen Zustände (ungleiche Anpassung)« (ebd., S. 1136).

Bewältigungsversuche und andere Folgen

Körper-Dissoziation

Es gibt eine Korrelation zwischen sexuellem Missbrauch in der Familie und Selbstbeschädigungsagieren in der Adoleszenz: Zwei Drittel der wegen schwerer Selbstmutilation stationär behandelten jungen Frauen gaben an, in der Kindheit inzestuös missbraucht worden zu sein (Sachsse, 1998 [1989]). Darüber hinaus fand Sachsse (ebd., S. 97) bei *allen* Müttern seiner Patientinnen schwere psychische Störungen, die offenbar mütterliche Funktionen beeinträchtigten: »Die Mütter der Patientinnen waren sämtlich psychisch schwer krank.« Es fanden sich vorwiegend schwere Depressionen mit Suizidalität, Alkohol- und Medikamentenabhängigkeit sowie psychosomatische bzw. Somatisierungsstörungen. Hier wird wieder das zweizeitige Trauma angedeutet: Dem inzestuösen Trauma (»Vater-Trauma«) der späten Kindheit ging ein »Mutter-Trauma« der frühen Kindheit voraus. Den Zusammenhang von Trauma und Körper-Agieren stelle ich mir so vor, dass der spätere Missbrauch, der sich neben dem Beziehungsaspekt und der unzeitigen gewaltsamen sexuellen Erregung besonders gegen den Körper des Kindes richtet und die Körpergrenzen massiv überrollt, auf ein wegen der frühen Deprivation schlecht integriertes Körperbild trifft, sodass sowohl im Missbrauchsgeschehen selbst als auch in späteren Belastungssituationen auf eine *Dissoziation des Körper-Selbst* vom Gesamtselbst zurückgegriffen wird. In Schwellensituationen der Entwicklung wie der Adoleszenz, das heißt bei besonderen Identitätsanforderungen, wird durch die Schaffung einer artifiziellen (als schmerzhaft erfahrenen) Körpergrenze ein Ich-Grenzen-Surrogat geschaffen, wodurch eine psychotische Desintegration vermieden wird (vgl. Hirsch, 1998 [1989a], 2010a, 2010b; s. a. das Kapitel »Zur Objektverwendung des eigenen Körpers bei Selbstbeschädigung, Autoerotismus und Anorexie«).

Sexualisierung

Zum einen kann man annehmen, dass ein durch Deprivation entstandenes Defizit mit dem sexuellen Trieb angefüllt wird (Khan, 1988

[1975]), zum anderen, dass die in der Täter-Opfer-Beziehung enthaltene Gewalt sexualisiert ist. Ganz sicher von außen geschieht Sexualisierung von basalen narzisstischen Bedürfnissen durch sexuellen Missbrauch durch Erwachsene. Das Prinzip des typischen familiären sexuellen Missbrauchs ist nun, dass sich ein weich und gewährend erscheinender Vater als »bessere Mutter« anbietet, ein Versprechen macht, elterliche Liebe zu geben, nun aber in einem grandiosen Zynismus *seine* sexuellen Bedürfnisse, also die der sexuellen Liebe des Erwachsenen, mehr oder weniger gewaltsam an die erste Stelle setzt und sie sich vom Kind befriedigen lässt (Hirsch, 1994 [1987]), was zur *Sprachverwirrung* führt, wie wir gesehen haben. So entsteht eine Sexualisierung der frühen emotionalen Bedürfnisse, und im Wiederholungszwang wird Sexualität später immer wieder zur Erfüllung ganz anderer, sozusagen »früher« Bedürfnisse nach Akzeptanz, Unterstützung und Anerkennung eingesetzt. Oder aber der Missbrauch geschieht durch Erwachsene außerhalb der Familie, wobei die Wahrscheinlichkeit, Opfer sexuellen Missbrauchs zu werden, meines Erachtens umso größer ist, je bedürftiger das Kind sich mit seinen kindlichen Wünschen auch an fremde Erwachsene im Sinne einer Art Heimkindsyndrom (»intrafamiliärer Hospitalismus«) wendet. Wieder ist es ein Ablauf von emotionaler Deprivation und späterem sexuellem Missbrauch. Manfred Schmidt (1998, S. 354) unterscheidet in diesem Sinn zwischen primärer und sekundärer Traumatisierung, und Ursula Volz-Boers (1999, S. 1148) meint wohl Ähnliches, wenn sie hinter einer erinnerbaren späten Traumatisierung eine »namenlose Panik, [...] für die es kein Bild gibt«, erkennt.

Es gibt also zwei Möglichkeiten der Sexualisierung (vgl. Hirsch, 1994 [1987]): Entweder entwickelt sich die kindliche Sexualität frühreif in ein emotionales Vakuum hinein (Khan, 1988 [1975]) bzw. der Trieb des Kindes hypertrophiert sozusagen, um den Vater zu einer nachholenden Triangulierung zu zwingen und so einer übermächtigen Mutter-Imago zu entkommen, wie es Ute Rupprecht-Schampera (1997) für die Hysterie gefunden hat. Oder in den emotionalen Mangel wird gewaltsam die fremde Erwachsenenliebe durch den sexuellen Missbrauch eingepflanzt, implantiert, entweder innerhalb der Familie oder durch Fremde von außen.

Symbolisierung

Einerseits ist ein Symbol nur denkbar für etwas Abwesendes, dessen Anwesenheit nun mental, symbolisch, wiederhergestellt wird; das ist Wilfred Bions (1990 [1962]) Idee des ersten Gedankens des Säuglings: »Keine Brust!« bzw. Wolfgang Lochs (1970): »Keine Milch – daher ein Gedanke« (vgl. Böhme-Bloem, 2002, S. 93f.), und schon vorher stellt der sich entwickelnde Begriff vom eigenen Körper vielleicht eine erste Ahnung der Möglichkeit dar, von etwas *getrennt* und unterschieden zu sein. Andererseits ist nicht nur das Getrenntsein vom Objekt Voraussetzung für die Fähigkeit zur Symbolbildung, sondern die Anwesenheit einer Mutter und *ihrer* Symbolisierungsfähigkeit, die diese Aufgabe erst einmal für das Kind übernimmt, bevor es dies nach Internalisierung dieser Fähigkeit nach und nach selbst übernehmen kann. Hier sind Bions (1990 [1962]) Modelle der Alpha-Funktion und des Containments sehr hilfreich, und es ist Fonagy und seinen Mitarbeitern zu verdanken (Fonagy et al., 2004 [2002], S. 368), in der Containerfunktion eine erste Symbolisierung zu sehen, die die Mutter für den Säugling übernimmt (s. u.). Die Fähigkeit zur Symbolisierung entwickelt sich also in Beziehungen, und in ungenügenden bzw. traumatisierenden Beziehungen und ihren späteren Entsprechungen scheint in einer partiellen Desymbolisierung auf den Körper zurückgegriffen werden zu können, denn der Körper bekommt in seiner Zwischenstellung zwischen Selbst und Objekt eine Objektfunktion bzw. wird zum Objektsurrogat (vgl. Hirsch, 1998 [1989b]). Dadurch übernimmt er aber auch die Aufgabe der Symbolisierung, sozusagen einer Rest-Symbolisierung nach partieller Desymbolisierung. So kann man sich vorstellen, dass der Körper da Symbolisierungsfunktion übernehmen muss, wo die Sprache versiegt, mit der Körpersprache (der Konversion) sowohl mitteilt als auch verbirgt. Die Desymbolisierung in der Körperpathologie kann so weit gehen, dass der Körper nur noch Mittel der bloßen Abreaktion (»Erledigung«) von Spannungszuständen und der Abwehr der Bedrohung einer möglichen psychischen Desintegration ist, wie es im Selbstbeschädigungsagieren in Erscheinung tritt.

Das Trauma zerstört die Symbolisierungsfähigkeit für affektive Zustände, es erzeugt nicht nur »Sprachverwirrung« (Ferenczi, 1964 [1933]), sondern auch Sprachlosigkeit. Der Körper scheint nun einzuspringen und das Unsagbare sowohl abzureagieren als es auch auf seine (weniger reife?)

Weise zu kommunizieren. Auch mit den Gedächtnissystemen scheint es sich so zu verhalten: Was dem expliziten (Sach-)Gedächtnis nicht mehr zur Verfügung steht, ist im impliziten Gedächtnis, dem Körpergedächtnis (wie es schon Ferenczi [1964 (1921), S. 210; vgl. Hirsch, 2002, S. 25f.] konzipiert hat), eingeschrieben.

Die Fähigkeit zur Symbolisierung hängt eng mit der Entwicklung von Gedächtnissystemen zusammen, und die Relevanz von traumatischen Einwirkungen auf die Gedächtnispathologie wird heute diskutiert. Man unterscheidet heute implizite von expliziten Gedächtnissystemen (Brenneis, 1998 [1996]). Das explizite Gedächtnis

> »ist dem Bewusstsein direkt zugänglich, lässt sich willkürlich evozieren, umfasst allgemeines, auf Erfahrung basierendes Wissen, sowie spezifische persönliche, verbal oder ikonographisch kodierte Erfahrungen. [...] Als autobiographisches Gedächtnis enthält es auch ein kontinuierliches Gefühl der Individualität. [...] Der Zugang zum impliziten Gedächtnis dagegen ist ausschließlich kontextabhängig, es ist eingebettet in bestimmte [...] kognitive und Verhaltensfertigkeiten und lässt sich von den automatisierten Handlungen nicht trennen« (ebd., S. 803).

Konzepte eines besonderen Traumagedächtnisses entsprechen einem Bereich des impliziten Gedächtnisses. Wo die Symbolisierung, die Sprache fehlt, muss agiert werden; das traumatische Gedächtnis führt unbeeinflusst von den Ich-Funktionen der Realitätskontrolle und der sozialen Regulierung, auch der Über-Ich-Funktionen, zum habituellen oder impulsartigen destruktiven Agieren. Ein solches Denken geht auf Freud (1914g, S. 129f.) zurück: Der Patient, der sich an ein Trauma nicht erinnern kann, agiert es aus, »er reproduziert es nicht als Erinnerung, sondern als Tat; er wiederholt es, ohne natürlich zu wissen, dass er es wiederholt [...], man versteht endlich [...], dies ist seine Art des Erinnerns«.

Containment als Ort der ersten Symbolisierung

In Bezug auf frühe Traumatisierung durch emotionale Deprivation ist die Fähigkeit der Eltern, sich vorzustellen, welche mentale Erfahrung das Kind macht, sehr wichtig für die Entwicklung eines stabilen Selbstgefühls. Dieser Gedanke findet sich in der Vorstellung Wilfried Bions (1990 [1962]) vom *Containment* wieder; die Mutter interpretiert also nicht nur den körperlichen Ausdruck des Babys, sondern gibt dem Kind eine empathisch modifizierte, sozusagen brauchbare Version dessen zurück, was es kommuniziert (Winnicott, 1979 [1967]). Fehlt diese Spiegelfunktion oder ist sie durch eigene Beiträge der Mutter verzerrt, kann dies in einer psychischen Organisation resultieren, in der innere Erfahrungen nur schlecht repräsentiert sind, sodass unbedingt andere Formen gefunden werden müssen, mit denen psychische Erfahrung aufgefangen werden kann. Dazu zählen zum Beispiel selbstbeschädigendes oder fremdaggressives Verhalten (Fonagy et al., 1993; Fonagy & Target, 2002 [1995]). (Fonagy & Target, 2001 [2000], S. 965f.).

Fonagy sagt es knapp (2000, S. 1129): »My caregiver thinks of me as thinking and therefore I exist as a thinker.« Das heißt, das erste Denken über die Denkfähigkeit des Kindes findet in der Pflegeperson statt. Ich möchte dazu anmerken, dass dieses Modell sich ebenso auf spätere familiäre Traumatisierungen anwenden lässt: Völlig überraschend ist das Kind mit der Sexualität des missbrauchenden Vaters konfrontiert, erlebt überwältigende chaotische sexuelle, Angst- und Aggressionsgefühle, die es selbst nicht einordnen, »mentalisieren«, kann, und der Erwachsene gibt ihm zurück: »Aber ich liebe dich doch – ich muss dir weh tun – es ist doch schön – du darfst auf keinen Fall darüber sprechen …« Das Kind kann die Erfahrung nicht in sein bisher gewonnenes Selbst- und Weltverständnis einordnen, »die Kapazität zu mentalisieren ist gehemmt, um nicht denken zu müssen, die Pflegeperson wolle verletzen« (ebd.), das Körper-Selbst dissoziiert (auf die Parallele von unterwerfender Identifikation und psychischer Äquivalenz einerseits und Dissoziation und Als-Ob-Modus andererseits entsprechend dem von Fonagy und Target entworfenen Modell komme ich gleich zurück), und der Körper muss später wieder herhalten, um unintegrierbare Spannungszustände insbesondere durch selbstdestruktive Manipulationen abzuführen.

Nach Fonagy und Target beginnt Symbolisierung also im Containment. Es gibt sozusagen drei Möglichkeiten, mit den frühen Affekten des Säuglings umzugehen (und hier muss man die Parallele zwischen dem

Denken des Kindes und dem unter Umständen ebenso primitiven Denken der Eltern beachten!): Die Eltern können die überwältigenden Affektäußerungen ignorieren bzw. falsch interpretieren (»Als-ob-Modus« *der Eltern*: Als ob nichts wäre mit dem Kind, als ob der Schmerz und alle anderen Affekte Hunger wären), sie können sie eins zu eins (äquivalent) unverändert wiedergeben (die Mutter gerät in dieselbe Panik wie das Kind) oder aber sie reagieren – was sie sollten – im verändernden, mentalisierenden Modus: »Damit diese Reflexion dem Baby auch hilft, muss sie [die Mutter] auf geschickte Weise das Erleben des Babys spiegeln und dieses Erleben gleichzeitig mit einem kontrastierenden Affekt verbinden« (Fonagy & Target, 2001 [2000], S. 966).

Die Mutter fängt die Angst des Kindes zum Beispiel dadurch auf, dass sie zwar zurückgibt, dass es Angst ist, kombiniert die Reflexion aber mit Ironie. »Auf einer Ebene signalisiert sie damit dem Kind, dass es nichts ›wirklich‹ zu fürchten gibt« (ebd.). Dadurch schafft die Mutter die Möglichkeit, »eine Repräsentation zweiten Grades bzw. eine symbolische Repräsentation der Angst zu erzeugen. Damit beginnt die Symbolisierungsfähigkeit« (ebd.).

Ein eigenes Beispiel mag das illustrieren (Hirsch, 2004a, S. 120): Ein fünfjähriges Kind fährt während eines Familienausflugs mit dem Fahrrad einen Abhang hinunter, kann die Geschwindigkeit nicht beherrschen und stürzt. Der Vater eilt herbei, das Kind schreit entsetzlich: »Ich habe ein Loch im Körper, ich laufe aus!« (es gab eine Hautabschürfung am Knie). Der Vater nimmt das Kind auf den Arm und hält es ganz fest, bildet dadurch eine symbolische Körpergrenze, bestätigt die Angst, ergänzt aber, dass der Inhalt des Körpers nicht so schnell auslaufen könne, beruhigt es gleichzeitig, dass gleich zu Hause ein Pflaster zur Stelle sei. Das Doppelte von Akzeptanz und Einfühlung einerseits sowie Korrektur der unrealistischen Affekte durch den eigenen beruhigenden Affekt andererseits lässt das Kind eine Grenze bilden zwischen innerer Angst und äußerer Realität, es erwirbt sozusagen einen Begriff davon, dass die Angst, den Körperinhalt zu verlieren, als *Fantasie* berechtigt, nicht jedoch in der Realität begründet ist. Weder ein »Stell-dich-nicht-so-an!« (Als-ob-Modus) noch eine ebenso große eigene Angst des Vaters (Äquivalenz) hätten das Kind zu diesem Schritt verholfen.

Fonagy und Target führen dazu aus:

> »Entweder imitiert die Mutter einfach die Verfassung des Kindes, ohne sie zu modulieren, nimmt sie konkretistisch auf oder gerät selbst in Panik, was dem Modus der psychischen Äquivalenz entspricht. Oder sie vermeidet es, des Affekt des Kindes zu reflektieren, was einer Dissoziation nahe kommt und was die Mutter in einen Als-ob-Modus bringt, der ohne Bezug zur äußeren Realität des Kindes, seinen wahren Gefühlen oder Absichten steht. [...] Beide Ausweichmanöver nehmen der Kommunikation des Kindes das in ihr liegende Potential, eine Bedeutung zu erlangen, die das Kind erkennen [...] kann« (Fonagy & Target, 2001 [2000], S. 967).

Die Autoren beziehen den Vorgang der Mentalisierung auf Misshandlung und Missbrauch in späterem Alter durch Bindungspersonen, wodurch

> »a) der Modus psychischer Äquivalenz von Erfahrung innerer Realität persistiert; b) es besteht eine Neigung, in den Als-ob-Modus zu verfallen (z. B. über Dissoziation); c) der Betreffende ist teilweise unfähig, über seine eigenen mentalen Zustände und jene anderer zu reflektieren. Wir behaupten, dass diese Denkstörungen bis ins Erwachsenenalter anhalten und eine wichtige Rolle bei Borderline-Phänomenen spielen« (ebd., S. 968).

Der Missbrauch

> »verstärkt die Modalität psychischer Äquivalenz, weil er das Kind zwingt, sich vor allem an der äußeren Welt zu orientieren, jeder Verspieltheit zu misstrauen, überhaupt gegenüber der inneren Welt misstrauisch zu sein, weil die innere Welt des Anderen unverständlich, erschreckend oder hinterhältig ist« (ebd., S. 969).

Die Persistenz des Modus der psychischen Äquivalenz scheint mir einen Vorgang zu bezeichnen, der der *verschmelzenden, unterwerfenden Identifikation* als Missbrauchsfolge nahekommt, in der Subjekt und Objekt zusammenfallen, kindliche und sexuelle Liebe gleichgesetzt werden. Die Verwandtschaft des anderen Mechanismus zur *Dissoziation* ist deutlich: »Missbrauch verstärkt auch den Als-ob-Modus, weil er oft für ein Kind den einzigen Ausweg darstellt, die Verbindung zwischen inneren Verfassungen und einer unerträglichen äußeren Realität zu kappen« (ebd.). Assoziationen zur »Als-ob-Persönlichkeit« Helene Deutschs (1934), dem »wise baby« Ferenczis (1964 [1938], S. 289) und dem »falschen Selbst« Winnicotts (1974 [1960]) stellen sich ein. Auch subtile Traumata werden von Fonagy und Target erfasst:

> »Wenn Eltern für das Kind affektiv unerreichbar sind, verhindern sie, dass das Kind in den Eltern eine mentale Abbildung seiner eigenen inneren Welt etabliert, die es dann wiederum internalisieren könnte als Kristallisationspunkt eines eigenen Kern-Selbst. Es gibt Eltern, die unbewusst mentale Verfassungen wie Hass oder Ekel zum Ausdruck bringen, und dies solange, dass es schließlich einem psychischem Missbrauch gleichkommt, weil das Kind vor dem damit implizierten Bild seiner selbst zwangsläufig zurückschreckt. […] Dagegen kann es sich nur schützen, indem es jede Vorstellung über Fühlen und Denken bei anderen und bei sich selbst vollkommen abwehrt. Das misshandelte Kind entwickelt dann womöglich eine grundlegende Angst vor Mentalisierung […], so dass das Prinzip psychischer Äquivalenz als Grundmuster aufrechterhalten [bleibt] und nicht überwunden wird« (Fonagy & Target, 2001 [2000], S. 969).

Die Konsequenzen für eine mangelhafte Ausbildung eigener empathischer Funktionen liegen auf der Hand.

Äquivalenz und Wiederholungszwang

Hier entsteht eine interessante Verbindung zum Wiederholungszwang: Wenn das Missbrauchs- und Inzestopfer emotionale Bedürfnisse nicht gelernt hat zu mentalisieren, zu symbolisieren, sondern wegen der psychischen Äquivalenz nicht unterscheiden kann zwischen inneren Bedürfnissen und äußerer Realität, wird es wegen dieser mangelnden Differenzierung immer wieder Missbrauch erleiden müssen, da es weder die wahre Qualität der eigenen Bedürfnisse kennt noch die Bedürfnisse neuer Missbraucher erkennen kann; emotionale und sexuelle Bedürfnisse bleiben äquivalent. »Wenn sich aber die Mentalisierung der inneren Organisation nicht voll ausbildet, kann dies zur ständigen Wiederholung von Traumatisierungen führen, weil die innere Welt nicht reflektiert und dadurch das

Verhalten nicht moduliert werden kann« (Fonagy & Target, 2001 [2000], S. 971). Die Bedeutung des Modells von Fonagy und Target scheint mir darin zu liegen, dass sowohl frühkindliche subtile Entbehrungstraumata als auch solche der späteren Kindheit gleichermaßen erfasst werden können, ungeachtet der Wahrscheinlichkeit, dass in den betreffenden Familien das eine Trauma dem anderen auf dem Fuße folgt.

Schlussbemerkung

Fast täglich finden sich in den Medien Nachrichten über Fälle von extremer Misshandlung und kaum vorstellbarem sexuellen Missbrauch von Säuglingen und Kleinkindern. Diese Extremfälle stellen nur die Spitze eines Eisbergs dar, zeigen auf, was massenweise in Familien Kindern missbräuchlich angetan wird; Kinder werden zu Opfern der (aggressiven und sexuellen) Probleme der Erwachsenen gemacht (vgl. Hirsch, 2006a). Andererseits richten die Medien heute ihre Aufmerksamkeit vermehrt auf psychische Störungen und ihre Häufigkeit, allerdings mit der überwiegenden Tendenz, sie als körperlich, als Störung der Hirnfunktion, zu begreifen. Die Verbindung von derart häufiger inadäquater Behandlung von Kindern und der Entstehung ähnlich zahlreicher psychischer Störungen (insbesondere Depressionen und Angststörungen) sowie mancher Formen von Gewalt in der Bevölkerung wird aber nicht gesehen. Vielmehr wird mithilfe einer strikten Spaltung ein Zusammenhang geleugnet – schließlich ist es bequem, die Störung des Kindes als medizinisches Problem zu verstehen, um nicht eigene Defizite in der Beziehung zum Kind annehmen zu müssen, entlastend auch zu denken, selbst Opfer einer *Krankheit* zu sein, anstatt die eigene Lebensgeschichte zu reflektieren. Vielleicht kann das wachsende Verständnis der Zusammenhänge von subtiler oder massiver Traumatisierung und späterer psychischer Störung ein Bewusstsein größer werden lassen, dass die (Klein-)Familie nicht unbedingt selbstverständlich der ideale Ort der Sozialisation ist und die Gesellschaft die Aufgabe hat, überforderte Eltern frühzeitig auch ohne Hilfeersuchen (denn dann ist es meist zu spät) aktiv zu unterstützen. Vielleicht kann die Psychoanalyse mit ihrem neugewonnenen Denken im Feld bindungsorientierter Prävention auch eine Vorreiterrolle übernehmen.

Mangel – Macht – Missbrauch[8]

Zur transgenerationalen Dynamik der sexuellen Perversion

Transgenerationalität

In ihren Anfängen war die Psychoanalyse eine Psychologie des Traumas, und es war klar, dass Traumatisierung in der Familie, in Beziehungen stattfand. In Sigmund Freuds sogenannter Verführungstheorie gab es einen Täter und ein Opfer, das die traumatisierende Einwirkung zu bewältigen versuchen musste; Begriffe wie Verdrängung und Nachträglichkeit, also das Unbewusste, wurden bereits gefunden. Freud hatte darüber hinaus 1897 noch eine Idee, die er im Briefwechsel mit Wilhelm Fließ formulierte, dann aber nicht weiterverfolgte: Freud ist eine Generationenfolge aufgefallen, in der sich die Psychodynamik und die Symptomatik je nach Geschlecht innerhalb der Generationenfolge *ändert*. Das bedeutet nichts weniger als ein erstes Konzept der transgenerationalen Transmission. Freud führt die Hysterie auf vorzeitige, missbräuchliche Sexualerlebnisse zurück, die »Perversion« des Inzest-Vaters bedingt die Hysterie der Tochter. »Es stellt sich also ein Generationswechsel heraus [...]. Die Hysterie [ist] eigentlich also nicht abgelehnte Sexualität, sondern besser *abgelehnte Perversion*« (1986 [1985], S. 223 [Hervorheb. i. Orig.]). Dieser Satz ist erklärungsbedürftig. Freud meint mit Perversion die Perversion *des Inzestvaters*, und die eigene Tochter zu vergewaltigen, kann man mit Recht als Perversion bezeichnen. Die Hysterica wehrt also nicht einfach Se-

8 Vortrag auf der Sommeruniversität der DPV in Frankfurt, Okt. 2018. Eine kürzere Fassung in I. Moeslein-Teising, G. Schäfer & R. Martin (Hrsg.), *Geschlechter-Spannungen*. Gießen: Psychosozial-Verlag (Hirsch, 2019).

xualität ab, sondern die sexuelle Gewalt des Vaters. Freud war damals überzeugt, dass verschiedene Formen psychischer Krankheit allesamt auf realen sexuellen Missbrauch zurückzuführen seien, also würde die »Perversion« des Vaters ebenfalls von einem subtilen sexuellen Missbrauch durch seine Mutter herrühren. Da Freud sich einen Generationenwechsel vorstellt, folgt auf einen Missbrauch des Sohnes durch eine hysterische Mutter, die ihrerseits von einem *perversen* Vater missbraucht worden war, wieder ein Missbrauch der Tochter in der folgenden Generation. Freuds »Generationenwechsel« enthält auch implizit die Dynamik der Täter-Opfer-Umkehr, die uns im Zusammenhang mit Traumatisierung inzwischen geläufig ist. Die Mutter eines Sohnes, die einmal Opfer des sexuellen Missbrauchs durch ihren Vater geworden war, wird zur Täterin ihrem Sohn gegenüber, den sie zum Opfer macht, und der wird wiederum zum Täter seiner Tochter gegenüber.

Wie kann man sich nun den Beginn einer solchen transgenerationalen Kette vorstellen, wenn es um männliche und weibliche Perversion geht, die nach Robert Stoller (1979 [1975]) durchaus als Traumafolge verstanden werden kann? Ich stelle mir vor, dass am Anfang ein Mangel herrscht, ein Mangel an Anerkennung des So-Seins des Kindes durch die Mutter bzw. die mütterliche Umgebung, die auch den Vater einschließen müsste. Im Fall der sexuellen Perversion betrifft dieser Mangel an Anerkennung das jeweilige Geschlecht des Kindes. Das Mädchen wird *wegen ihres Geschlechts* nicht genügend willkommen geheißen und geliebt, während der Junge von einer Mutter, die ihrerseits mit ihrem Geschlecht hadert, zwar als *kleiner Mann* willkommen ist, von einer solchen Mutter aber instrumentalisiert und vereinnahmt wird, sodass ihm die sexuelle Identität sozusagen geraubt wird. Ich komme darauf zurück. Ich möchte aber betonen, dass es mir nicht um eine »Schuld der Mütter« (Rohde-Dachser, 1989) geht, vielmehr einem Satz von Sophinette Becker (2003, S. XII) zustimmen: »Es geht [...] darum, die von Müttern an ihren Kindern ausgeübte Gewalt zu enttabuisieren, transgenerationell besser zu verstehen und adäquater therapeutisch zu behandeln.« Es wird also im Wesentlichen um den Beitrag der Mutter zur Entwicklung der jeweiligen sexuellen Identität ihrer Tochter und ihres Sohnes gehen, um die Frage, ob die Mutter die Weiblichkeit ihrer Tochter ablehnt und ob sie sich ihrem Sohn gegenüber eine Macht herausnimmt, die sie sonst nicht hat (auch gesellschaftlich nicht), und ob sie das nicht umso eher kann, je weniger der Vater seine Funktion als der Triangulierende wahrnimmt.

Folgt man Stoller (1979 [1975]), der sexuelle Perversion (des Mannes) als Folge realer sexueller Gewalt in der Vergangenheit begriff, wird man sexuelle Perversion nicht als bloßes Triebschicksal unbekannter Genese verstehen, sondern spezifische Beziehungserfahrungen vermuten, die in einem frühen Alter sexuelle Identität und Präferenzen geprägt haben. Heute nehmen wir nicht mehr an, dass das Individuum sich aufgrund seiner Triebausstattung im beziehungslosen Raum entwickelt, vielmehr denken wir mit Jean Laplanche (1996 [1992], S. 111), dass »der Prozess ursprünglich vom Anderen aus[geht]«, der Erwachsene sendet primär Botschaften aus, die das Kind entschlüsseln muss, die es introjiziert, mit denen es sich schließlich identifiziert. Die Projektionen der Eltern bestimmen das Triebschicksal. »Die Sexualität gelangte vom Anderen zu ihm [dem Kind], wurde vom Anderen in ihn implantiert« (ebd.).

Negative, feindliche, auch sexualisierte Einstellungen zum eigenen Kind gibt es nun einmal ganz real. Sándor Ferenczi (1964 [1929]) hat in seiner brillanten Arbeit »Das unwillkommene Kind und sein Todestrieb« versucht, Trieb und Umwelteinflüsse (das heißt nicht genügend akzeptiert zu werden) in einer Art Ergänzungsreihe voneinander abhängig zu machen. Je weniger Liebe das Kind erfährt, desto größer ist sein Todestrieb und umgekehrt. In der belletristischen Literatur finden sich natürlich viele Beispiele von nicht so glücklichen Kinderschicksalen. Elena Ferrante hat in ihrem schönen Roman *Meine geniale Freundin* über das Aufwachsen zweier Mädchen geschrieben.

> »Zu Hause war ich das Lieblingskind meines Vaters. […] Das Problem war meine Mutter, mit ihr lief es nie so, wie es laufen sollte. Mir schien, dass sie schon damals, als ich kaum älter als sechs war, alles tat, um mir zu zeigen, dass ich in ihrem Leben überflüssig war. Sie konnte mich nicht leiden« (Ferrante, 2016 [2011], S. 48).

Schon das vorpubertäre Mädchen wird also von der Mutter nicht akzeptiert, die Mutter beeinflusst aber auch später die Entwicklung der sexuellen Identität der Heranwachsenden.

> »Eine Zeit des Unbehagens begann. [...] Ich wusste nicht mehr, wer ich war. Argwöhnte nun, ich könnte mich immer mehr verändern, bis meine Mutter, hinkend und mit einem schielenden Auge, aus mir hervorsprießen würde und kein Mensch mich mehr gern hätte« (ebd., S. 114).

> »Meine Mutter erklärte, mein nunmehr großer Busen sei anstößig, und ging mit mir einen BH kaufen. Sie war noch schroffer als sonst und schien sich dafür zu schämen, dass ich einen Busen hatte, dass ich die Regel bekommen hatte. Die barschen Anweisungen, die sie mir gab, waren rasch hingeworfen und dürftig. Bevor ich dazu kam, ihr Fragen zu stellen, hatte sie sich schon umgedreht und war davongehumpelt« (ebd., S. 121).

Wie kann man sich nun die Wege der Weitergabe über die Generationen vorstellen? Ein Begriff ist hier zentral: Identifikation, auch Identifikation mit dem Aggressor, wie es Ferenczi (1964 [1933]) verstand. Die Traumatisierung erzeugt ein traumatisches Introjekt, das auch das Verhalten den eigenen Kindern gegenüber steuert, sodass man von einem transgenerationalen Introjekt sprechen kann (Hirsch, 2004a). Die Identifikation mit den Vorstellungen und dem Verhalten der Eltern kann auch unbewusst geschehen und erklärt die geheimnisvollen Mechanismen der transgenerationalen Weitergabe.

Eine Tochter, die einem zurückweisenden Mutter-Einfluss ausgesetzt ist, wie wir es eben von Elena Ferrante gehört haben, wird es schwer haben, sich selbst *als Frau* genügend zu lieben und zu akzeptieren. Man würde wünschen, dass der Schaden, der ein solches »Mutter-Trauma« (Hirsch, 2004a, S. 71) bedeutet, kompensiert werden kann durch ein positives, liebendes Objekt, etwa den Vater. Gibt es jedoch kein triangulierendes Gegengewicht, muss das Kind, besonders in der Adoleszenz, zu massiven Abwehrmaßnahmen greifen, insbesondere auch dann, wenn auf das »Mutter-Trauma« ein »Vater-Trauma« folgt, nämlich der sexuelle Missbrauch durch den Vater, der sich unter den Töchtern natürlich die herausgreift, die am bedürftigsten ist und sich einen liebenden Vater erhofft, von dem sie im Falle des inzestuösen Missbrauchs umso bitterer enttäuscht wird. Trotzdem ist es nicht ein eindeutiges Ablehnen der Tochter oder ein kalter, beziehungsloser Missbrauch, das Kind liebt die Eltern natürlich *auch,* das Beziehungsangebot der Mutter lautete etwa:

»Natürlich bist du mein Kind, aber (leider) ein Mädchen«; das des Vaters: »Ich tue dir Gewalt an, *weil* ich dich liebe …« Derartige doublebind-artige Verstrickungen erschweren jede Ablösung und Individuation oder machen sie unmöglich.

Weibliche Perversion

Lange habe ich nicht verstanden, warum das Attackieren des eigenen Körpers in Form von Selbstbeschädigung und Essstörung durch die jugendliche, aber auch die ältere Patientin als sexuelle Perversion der Frau bezeichnet wird. Wo ist das Sexuelle? Die Antwort ist: Die Verbindung zur Sexualität liegt in der Missachtung des weiblichen *Geschlechts* durch die Mutter und seine sexuelle Ausbeutung durch den Inzestvater. Das Selbstbeschädigungsagieren der weiblichen Jugendlichen wird meist von der Seite der inzestuösen Traumatisierung, also vom Vater-Trauma her, gesehen. Man kann es aber auch vom ursprunglichen Mutter-Trauma aus zu verstehen versuchen. So geht Estela Welldon (2003 [1988]) vor, die diese Phänomene als *Weibliche Perversionen* versteht. Welldon unterscheidet die Perversion der Frau von der des Mannes:

> »Während das Verhalten des Mannes auf ein äußeres Partialobjekt abzielt, ist das perverse Verhalten einer Frau gewöhnlich gegen sie selbst gerichtet, entweder gegen ihren Körper oder gegen ein Objekt, das sie als von sich selbst erschaffen betrachtet: ihr Kind. Sowohl der Körper als auch das Kind werden wie Partialobjekte behandelt« (Welldon, 2003 [1988], S. 22).

Damit knüpft sie an Freud (1914c, S. 156) an, der in »Zur Einführung des Narzißmus« bemerkte: »In dem Kinde, das sie gebären, tritt ihnen ein Teil des eigenen Körpers wie ein fremdes Objekt gegenüber, dem sie nun vom Narzißmus aus die volle Objektliebe schenken können.« In Freuds Generationenfolge wirkt also eher die inzestuöse Gewalt, bei Welldon ist es eher der mütterliche Mangel.

In der Tat kann der *eigene Körper als Objekt* verwendet werden (Hirsch, 1998 [1989a]), er ist dabei aber gleichzeitig ein Teil des eigenen Selbst, genauso wie das Kind als eine Verlängerung dieses Körpers oder aber auch als eine phantasmatische Verschmelzung mit ihm verwendet werden kann. Man denke an das Phänomen des Münchhausen-by-proxy-Syndroms, also an die artifizielle Erzeugung einer Krankheit des Kindes (bis hin zum Tod) durch die Mutter, wahrlich eine »Perversion der Frau«, die auf der phantasmatischen, grenzenlosen Einheit zwischen Selbst, eigenem Körper und eigenem Kind bzw. seinem Körper beruht.

Das adoleszente Opfer sexuellen Missbrauchs in der Familie entwickelt eine Mischung aus extremer Verlassenheits- und Trennungsangst wegen der Auflösung jeder Beziehungssicherheit, letztlich eine Identitätsangst, die psychotische Ausmaße annehmen kann. Da beide Arten der Traumatisierung – die Mutter lehnt ihr *weibliches* Kind ab, der Vater missbraucht es, *weil* es ein Mädchen ist – mit dem Geschlecht zu tun haben, werden Angst und Identitätszweifel extrem anwachsen, wenn sich der – weibliche – Körper der Adoleszentin entwickelt. Die entsprechenden Abwehrmaßnahmen haben so auch mit dem weiblichen Geschlecht zu tun und richten sich gegen den sich entwickelnden Körper. Die Jugendliche verwendet den eigenen Körper zur Abwehr ihrer extremen Ängste, indem sie ihn zu einem Objekt macht, dem sie genauso ambivalent gegenübersteht wie ihren Eltern gegenüber, bzw. natürlich, wie beide Elternteile das Kind seit jeher ambivalent gesehen und behandelt haben. Der Körper tritt erst einmal an die Stelle des Kindes von damals, er wird in einer grandiosen Täter-Opfer-Umkehr zum Opfer destruktiver Gewalt, die Jugendliche verschafft sich so das Gefühl, eine gewisse Macht zu haben, etwas bewirken zu können. Aber wir haben gesehen, dass Liebe und Hass untrennbar miteinander verwoben sind, also wird der Körper in der unbewussten Fantasie auch positive Qualitäten haben. Der lädierte Körper, besonders seine äußere Grenze, die schmerzende und blutende Haut, führt zu einem Sich-Spüren, Sich-lebendig-Fühlen, als ob ein liebendes Mutterobjekt durch innigen Körperkontakt einen vor Spannung und Vernichtungsdrohung außer sich seienden Säugling beruhige (Hirsch, 1998 [1989a]). Das entspricht der Angst vor dem »Verrücktwerden« des Säuglings, wie Donald Winnicott (1979 [1971], S. 113) es nennt. Der auslösende Zustand wird auch als »Grauen« (Sachsse, 1998 [1989], S. 103) bezeichnet, Wilfred Bion (1967 [1962], S. 116) nennt ihn »namenloses Grauen«, und das »namenlos« bezeichnet die fehlende Symbolisierung; eine Patientin aus meiner Praxis nannte ihn »großes graues Tier«.

Aber »gut« und »böse oder schlecht« sind nicht sauber getrennt, wie die Mutter ist auch der Körper doppelt zu verstehen. Er steht für das misshandelte Kind, ist aber auch eine rettende Ersatzmutter. (Ausführlich wird von der Selbstbeschädigungssymptomatik und den Essstörungen in den entsprechenden Kapiteln die Rede sein.) Der Schmerz wird wie ein mütterlicher Begleiter erlebt, er gewährt ein Körpergefühl, er markiert die Körpergrenze, die die Ich-Grenze ersetzt. Ähnlich auch das Blut, das warm über die Haut rinnt und von den jugendlichen Patientinnen schon einmal mit einem »security blanket«, einem übergangsobjektartigen Schlaftuch, verglichen wurde (J. S. Kafka, 1969).

Auch bei den Essstörungen, die der Anorexie-Dynamik folgen, ist die Mutter-Ambivalenz auf bzw. gegen den Körper gerichtet; auch sie werden zu den weiblichen Perversionen gezählt. Der Körper hatte sich eigenmächtig darangemacht, dem Mädchen eine weibliche Identität aufzudrücken, und mit der Nahrungsverweigerung hat es ein Mittel gefunden, die Körperentwicklung aufzuhalten, und sich darüber hinaus eine Macht verschafft mit der Fantasie, sie hätte sowohl die übermächtige Mutter besiegt als auch das Leben schon gemeistert, wenn sie den Körper im Griff hat. Der normalgewichtige weibliche Körper wird zum »Inbegriff alles Bösen« (Willenberg, 1986), der magere Körper dagegen stellt ein idealisiertes »gutes« Mutterobjekt dar, eine »Anti-Mutter« oder »Nicht-Mutter« (Hirsch, 1998 [1989c]), die die Patientin nicht bedroht, andererseits aber auch nicht allein lässt. Im Grunde gibt es bei der Bulimie dieselbe Angst, der Körper könnte zu schwer werden, aber die Bulimikerin hat ein Mittel gefunden, das sie geradezu omnipotent im Umgang mit der ambivalent begehrten und gefürchteten Nahrung als phantasmatisches Mutter-Objekt macht, das sie aus eigener Macht aufnehmen und ausstoßen, erschaffen und vernichten kann! Häufig haben die Patientinnen am Anfang eines Fressanfalls noch das Gefühl, sich etwas Gutes (Mütterliches) anzutun, ist die Nahrung aber erst einmal verschlungen, bekommt sie ein Eigenleben; es droht durch die Verdauung eine Verschmelzung mit dem mütterlichen Bösen, das in den eigenen Körper eindringt, der auf diese Weise ununterscheidbar zur Mutter würde, was dieselbe Panik auslöst wie bei der Anorektikerin.

Bezüglich der Perversion des Mannes ist Stoller überzeugt, dass das perverse Agieren sowohl eine Wiederholung des ursprünglichen Traumas durch Reinszenierung als auch seine Bewältigung durch eine Täter-Opfer-Umkehr darstellt.

> »Das [...] erwähnte Kindheitstrauma hat sich tatsächlich ereignet, es wird in den Einzelheiten der Perversion abgebildet. [...] Perversion [ist] das erneute Durchleben eines gezielt gegen das eigene Geschlecht [...] oder die Geschlechtsidentität [...] gerichteten tatsächlich vorgekommenen Traumas [...], und die Vergangenheit [wird] in der perversen Handlung ungeschehen gemacht« (Stoller, 1979 [1975], S. 29).

Auf die Perversionen der Frau angewendet bedeutet dies, dass die Ablehnung des weiblichen Kindes durch die Mutter mit der Ablehnung des eigenen Körpers wiederholt, dabei aber gleichzeitig wie in einer grandiosen Karikatur der Sieg über diese Mutter inszeniert wird. Sowohl bei den Essstörungen als auch beim Selbstbeschädigungssyndrom erschafft das Mädchen sich in ihrem eigenen Körper die Mutter selbst, aus eigener Macht, es beherrscht sie.

Männliche Perversion

Wird eine solche Jugendliche einmal Mutter einer Tochter, wird sie den Hass auf die eigene Mutter an sie weitergeben aufgrund der Identifikation mit dem Aggressor; warum sollte es der Tochter besser gehen als ihr selbst. Wenn nichts (etwa positive Beziehungserfahrungen) dazwischenkommt, geht die transgenerationale Weitergabe theoretisch unbegrenzt weiter. Komplizierter sind die Verhältnisse, wenn ein solches Mädchen einmal Mutter eines Sohnes wird. Die in ihrer weiblichen Identität unsichere Mutter verwendet den Sohn als Selbstergänzung, indem sie seinen idolisierten Penis vereinnahmt und verwaltet (Hirsch, 1988, 2016). Wenn diese Dynamik auch auf den ersten Blick ödipal erscheint, sind es doch die Eltern, beim Jungen besonders die Mutter, von denen aus sich die erotisierten oder sexualisierten Impulse gegen das Kind richten, während »ödipal« natürlich die Fantasien des Kindes meint, die sich auf die Eltern richten. Deshalb auch der Begriff pseudoödipal. Selten berücksichtigt Freud das reale Einwirken der Erwachsenen auf das Kind, einmal schreibt er aber: »So nahm sie nach der Art aller unbefriedigten Mütter den kleinen Sohn anstelle ihres Mannes an und raubte ihm durch die allzu frühe Reifung seiner Erotik ein Stück seiner Männlichkeit« (Freud, 1910c, S. 187). Genau diese Form der Überschreitung der Grenzen legitimer Mutterliebe (Hirsch, 2016) durch »unbefriedigte Mütter« fällt unter den Begriff der weiblichen Perversion gemäß Welldon, da sich die sexualisierte Machtausübung gegen den Sohn zum Zweck der Erweiterung des körperlichen Selbst der Mutter richtet. Die Autorin bemerkt einmal in diesem Sinne:

> »Sie behandeln ihre Opfer genauso, wie sie sich selbst behandelt fühlten. wie Partialobjekte, die ausschließlich der Befriedigung von Launen und bizarren Erwartungen dienten. In einem derart offensichtlich sexuellen Agieren ist eine manische Abwehrhaltung gegen die entsetzliche Angst vor dem drohenden Verlust der Mutter sowie der eigenen Identität zu sehen« (Welldon, 2003 [1988], S. 22f.).

Da der Vater entweder real abwesend oder psychisch auch für die Mutter nicht präsent ist, entsteht eine innige, verführerische Partnerersatzbeziehung zwischen Mutter und Sohn, in der einerseits der Vater als triangulierender Retter ersehnt, andererseits als kastrierender Rächer gefürchtet wird (Hirsch, 2016). Eine gelingende Identifikation mit einem solchen Vater und damit die Entwicklung einer sicheren männlichen Identität werden so behindert. Weil das pseudoödipale Versprechen der Mutter nie erfüllt wird (außer in zweifelhafter Weise beim real agierten Mutter-Sohn-Inzest) und der Sohn ihm ja auch gar nicht entsprechen könnte, erfährt er eine massive Kränkung und ein traumatisierendes Verlassenwerden, verbunden mit verächtlicher Entwertung. Diesem Wechsel entspricht exakt das Schwanken zwischen Grandiosität und Minderwertigkeitsgefühl, das wir gerade bei schwerer gestörten männlichen Patienten so häufig antreffen. Tragischerweise trifft das inzestuöse Begehren des Erwachsenen und sein entsprechendes Verhalten, also sexuelle Übergriffe und sexueller Missbrauch, auf die vergleichsweise harmlosen ödipalen Bestrebungen des Kindes, sodass das Kind verwirrt (Ferenczi, 1964 [1933]) sein muss über den Ursprung des Geschehens: Kommt das Begehren von innen oder von außen, ist es der eigene Trieb oder die traumatisierende Umwelt? Ernst Abelin (1986) definiert den Pseudo-Ödipuskomplex durch das ödipal anmutende Verhalten der Eltern in einem viel zu frühen Alter des Jungen. Ein derart zu früh dem Kind übergestülptes pseudoödipales Verhalten hat er als einen Faktor bei der Entstehung von Psychosen (ebd., S. 48) beobachtet, und ich meine, dass auch der Borderline-Störung und insbesondere der Borderline-Perversion ein solches verwirrendes, eigentlich verrücktmachendes traumatisierendes Verhalten zugrunde liegt. Eine perverse Mutter im Sinne Welldons trägt zu einer sexuell perversen Entwicklung des Sohnes bei. Für die manifeste sexuelle Perversion des Mannes beschreibt Janine Chasseguet-Smirgel (1986) ein real verführerisches Verhalten der Mutter dem Sohn gegenüber:

> »Man hat oft in der Ätiologie der Perversionen die sehr häufig verführerische Haltung und die Komplizenschaft der Mutter dem Kind gegenüber hervorgehoben. Meine klinische Erfahrung kann diese Behauptung völlig bestätigen. Die Perversen können ohne weiteres sagen: ›Ich brauchte nicht den Platz meines Vaters einzunehmen, ich habe ihn ja immer gehabt‹, oder sie erzählen schon, dass die Mutter sie in ihr Bett nahm, während der Vater im Speisezimmer schlief, oder sie erinnern sich an Szenen, wo die Mutter sich vor ihnen entkleidete, sie auf den Mund küsste, ihnen ständig ihre Vergötterung zeigte durch Liebkosungen, zärtliche Worte, eine geistige Intimität verbunden mit einer ungewöhnlichen körperlichen Promiskuität. Dieser intensive Austausch zwischen Mutter und Sohn scheint sich in einem geschlossenen Kreis zu vollziehen, aus dem der Vater ausgeschlossen ist« (Chasseguet-Smirgel, 1986, S. 19f.).

So bleiben die Eltern-Imagines, sowohl die Bilder der Mutter als auch die des Vaters, die das Kind entwickelt, doppelt gespalten, beide sowohl negativ als auch positiv. Die Mutter ist sowohl ersehnt als auch gefürchtet; in der manischen Fusion garantiert sie ein Hochgefühl, wie sie andererseits jede Individualität und Freiheit des Knaben vernichtet. Der Vater ist als aus der Mutterfusion rettende Triangulierungsmacht sowohl ersehnt als auch gerade wegen der inzestuösen Mutterbeziehung als vernichtender Kastrator gefürchtet.

Psychodynamik der Mutter

Die Macht der Mutter über den Sohn entspringt also einem Mangel. Fühlt sich die Mutter *als Frau* unvollständig, in ihrer Geschlechtsidentität verunsichert, muss ein männliches Kind umso mehr geeignet sein, die narzisstische Lücke zu füllen, worauf in den 1980er Jahren mehrere französische Autoren hingewiesen haben. »In ihrem Sohn hat die Mutter nämlich die einzigartige Gelegenheit, sich *in männlicher Gestalt zu sehen*« (Olivier, 1987 [1980], S. 72 [Hervorheb. i. Orig.]). Das Kind vervollständigt die Mutter, es bildet mit ihr zusammen ein »allmächtiges Eins, verbunden mit der Phantasie der gegenseitigen Erschaffung« (Racamier, 1982 [1980], S. 99). Besonders die depressive Mutter wird zutiefst wünschen, »dass das Kind sie weiterhin vervollständigt« (ebd., S. 98). Und Christiane Olivier (1987 [1980], S. 74) weist auf die Abwesenheit des Vaters hin: »Die Frau hat unbewusst Schwierigkeiten, auf das einzige männliche Wesen zu verzichten, das sie je bei sich gehabt hat; denn der Vater war nicht für sie da, und ihr Mann ist meistens abwesend.« So wird hier eine enge Bindung zwischen Mutter und Sohn beschrieben, die ödipal anmutet, jedoch den Vater, den Dritten, gerade ausschließt.

Durch die Besetzung des Geschlechts des Sohnes und seine Verwendung als Selbstergänzung hat die Mutter die Aggression auf ihn noch längst nicht überwunden, ihr Begehren bleibt ambivalent. Die libidinöse Besetzung seines Geschlechts und die Ding-Objekt-Verwendung ist allein schon eine Aggression, die sich gegen das Kind und seine Entwicklung richtet. Wenn nun die Mutter (von der eigenen Mutter) wegen ihres Geschlechts abgelehnt worden war, bleibt der Sohn immer nur ein unvollkommener Ersatz für die damals fehlende mütterliche Anerkennung. Wenn es hier um die Perversion der Frau bzw. der Mutter eines Sohnes geht, *muss* eine Verbindung von Geschlecht, Liebe, sexuellem Begehren und Hass vorliegen. Dass der Sohn die Mutter nicht wirklich verändern kann, muss aggressiv machen; es ist eine Enttäuschungswut, die eigentlich der eigenen Mutter gilt und auf den Sohn verschoben oder übertragen wird. Die Anerkennung des Geschlechts des Kindes, des Sohnes und auch der Tochter, hängt von der Anerkennung des eigenen Geschlechts durch die eigenen Eltern damals ab (Welldon, 2003 [1988], S. 67); so einfach ist das.

Besonders deutlich wird die Aggression der Mutter, wenn der Sohn seine Männlichkeit, seinen Penis, den die Mutter doch als Partialobjekt besetzt hat, den sie »verwaltet«, für seine *eigenen* Bedürfnisse verwenden will. Wenn der Sohn sich anderen Frauen oder Mädchen zuwendet, ist es immer ein Verlassen der Mutter, das von ihr als extremer Verrat erlebt wird. Nicht nur das Interesse an »anderen Frauen«, sondern überhaupt die Entwicklung des Sohnes im eigenen Recht, seine Expansivität, sein Neugierverhalten, sein Bedürfnis, Beziehungen zu anderen Menschen zu knüpfen, wird von einer solchen Mutter aktiv bekämpft.

Psychodynamik des Sohnes

Schildert man die Psychodynamik des Opfers familiärer Gewalt, steht man vor dem Problem, dass das Innere des Opfers (des Patienten) einmal außen war, nämlich in der Realität der Täter (auch ihres Unbewussten) oder auch der Familiendynamik. Durch Introjektion ist die Gewalt hineingenommen worden, durch Identifikation perpetuiert das Opfer die Gewaltszene. Betrachtet man die Ambivalenz des Sohnes gegenüber der Mutter, sieht man automatisch auf die Ambivalenz der Mutter dem Sohn gegenüber. Diese Ambivalenz hat sehr viel mit Grenzen und Selbstbehauptung einerseits bzw. mit Grenzenlosigkeit und Vereinnahmung andererseits zu tun. Der Sohn möchte von der Mutter geliebt werden als individuelle Persönlichkeit im eigenen Recht, er möchte geliebt werden als getrenntes Gegenüber. Die Mutter liebt den Sohn aber, wenn sie mit ihm eins ist, er ein Teil von ihr ist, über den sie verfügen kann. Daher reicht der Begriff Ambivalenz gar nicht, ihre Pole zwischen Liebe und Hass sind so weit voneinander entfernt, dass die Spannung nicht auszuhalten wäre. Das Hilfsmittel heißt Spaltung zwischen nur guten und nur bösen Teilobjekten, entsprechend ist das Selbst gespalten.

Genauso, wie es »zwei Mütter« gibt, die eine, die den Sohn auf den Sockel stellt, und eine andere, die ihn aggressiv zurückweist, werden auch »zwei Söhne« entstehen, die genau den beiden Müttern entsprechen. Ist der Junge mit der Mutter verbunden, auch sexuell, zumindest innig-erotisch, fühlt er sich in der manischen Fusion mit der Mutter grandios und omnipotent, fühlt sich als »König der Welt«, als »Sohn Fortunas«

(Shengold, 1980), genau wie Ödipus, als »Glückspilz« oder »König vom Schulhof« im Vergleich zu den anderen Jungen (Marquardt, 2007). Aber es gibt auch die andere Seite, den Sturz in die absolute Kleinheit und Minderwertigkeit, die der Enttäuschungsaggression der Mutter entspricht. Er kann sie ja nicht wirklich ergänzen, der Penis ist *immer* zu klein.

Frank Dammasch (2008, S. 129 [Hervorheb. i. Orig.]) schreibt: »Der *Stolz und das Elend* dieser Jungen basieren zentral auf einer partnerschaftlichen Enge zur *unbefriedigten* alleinlebenden Mutter bei gleichzeitiger emotionaler oder konkreter Abwesenheit des Vaters.« Also gibt es auch zwei Väter: einen ersehnten Vorbildvater, der triangulieren soll, und einen gefürchteten Kastrator, der wie ein Blitz in die enge Mutterbeziehung fahren könnte. Oft genug werden die beiden »Männer« von der Mutter gegeneinander ausgespielt. Ist der Vater abwesend, erhöht und verführt die Mutter den Sohn als Partnerersatz, als ihren kleinen Mann, und entwertet den Vater, der das ganze Geld in der Kneipe versäuft und es im Bett auch nicht mehr bringt ... Kommt der Vater aber nach Hause, verschwindet die Mutter mit ihm doch im Schlafzimmer, während der Junge ausgeschlossen mit seiner narzisstischen Kränkung und dem Gefühl, massiv verraten worden zu sein, allein fertig werden muss. Das ist pseudoödipal.

Mervin Glasser (2010 [1979], S. 20f.) hat dieses Doppelte von Grandiosität und Vernichtungsangst als »Kernkomplex der sexuellen Perversion« eindrücklich beschrieben:

> »Eine wesentliche Komponente des Kernkomplexes ist ein tief verankertes und weitreichendes Verlangen nach einer intensiven und innigsten Verbundenheit mit einer anderen Person, das auf eine ›Verschmelzung‹, einen ›Zustand der Einheit‹, ein ›seliges Einssein‹ hinauswill. [...] Er glaubt, dass sich darin ein *dauerhafter* Verlust des eigenen Selbst ereignet, dass seine Existenz als getrenntes, unabhängiges Individuum im Objekt verschwindet, so als würde man von einem ›schwarzen Loch‹ eingesaugt. [...] So oder so erscheint das Endresultat jedoch als eine völlige Inbesitznahme durch das Objekt, in deren Folge sich der Perverse von vollkommener Vernichtung bedroht sieht.«

Es ist also ein Doppeltes von Sehnsucht und Symbioseangst gemeint.

»Die Mutter verwaltet den Penis des Sohnes«

Ist das eine Fantasie oder tut die Mutter es wirklich? Es ist eine Vorstellung im Sohn, eine Repräsentanz eines Teils der Mutter und der Beziehung zwischen Mutter und Sohn. Das Bild steht für die Herrschaft der Mutter über das Kind, auch über den Mann – einer Frau, die sich eine phallische Macht zulegt, gerade *weil* sie keinen Penis hat? Sich Macht aneignet, wo sie es kann, zu Hause, über das Kind, nicht zuletzt über den schwachen Mann? Im Sohn ist also ein Doppeltes von Sehnsucht nach Vereinigung (»König der Welt«) und Angst vor der Bemächtigung, Entindividualisierung, eine Symbioseangst. Aus Abwehr dieser Angst fantasiert der Knabe Freud (1927e) zufolge einen Penis der Frau oder ersetzt diesen im Falle der Perversion durch einen nicht Angst machenden, beherrschbaren Fetisch. Andersherum gesehen jedoch hat eine in der einen oder anderen Weise erotisch-sexuell übergriffig bemächtigende Mutter doch tatsächlich einen Phallus, wenn man dieses Bild verwendet für die Macht, die sie sich über das Kind herausnimmt. Insofern würde der Fetisch nicht den fehlenden Penis der Mutter ersetzen, er wäre vielmehr der symbolische Ersatz für die Macht der Mutter, mit der man gerade durch den Fetisch verbunden bleiben kann, ihn aber nun im Gegensatz zu früher aus eigener Macht beherrschen und kontrollieren kann. *Im Fetisch wird der »Penis der Mutter« verwaltet!*

Die Kastrationsangst, die Freud annahm, scheint mir so gesehen also die »Angst vor dem Weib« zu sein, eine Nähe- oder Symbioseangst (Stoller, 1979 [1975], S. 191), die in Schach gehalten werden muss. Olivier (1987 [1980]) schreibt:

> »Aber die Angst vor der Frau wird sich in ein aggressives Verhalten gegenüber Frauen umgewandelt haben, und man wird sie ›männlich‹ nennen. Sie werden vergessen haben, dass sie ihre Kindheit damit verbrachten, sich vehement gegen das Begehren ihrer Mutter zu schützen« (ebd., S. 136).

Um die Angst abzuwehren, muss der kleine Junge also als »starker Mann« denken, fühlen und handeln, um nicht unterzugehen. Während die Abwehrform des »starken Mannes« einer Täter-Identifikation entspricht, der Identifikation mit dem Aggressor, die den Täter imitiert, um nicht

Opfer zu bleiben, folgt eine andere Abwehr des Traumas der unterwerfenden Identifikation mit dem Aggressor, mit der das Opfer dem Täter sozusagen Recht gibt und weiter Opfer bleibt (Ferenczi, 1964 [1933]; Hirsch, 1996a). Die Unterwerfung bedeutet in unserem Zusammenhang, der Frau als Nachfolgerin der Mutter zu Willen zu sein, der Mann einer dominierenden Frau zu sein, für die er da ist und funktioniert, auch sexuell. Diese Männer sind abhängig in Beziehungen und in ihnen frustriert, enttäuscht in ihrer Hoffnung, endlich wirklich gemeint zu sein.

Es gibt für den Sohn auch noch eine andere Möglichkeit, nämlich der Mutter den Gefallen *nicht* zu tun. Könnte man nicht denken, dass der Wunsch mancher Männer, weiblich zu sein, ausgedrückt etwa durch Transvestitismus, Transsexualität oder gewisse Formen der Homosexualität, wenigstens zu einem Teil auf der Weigerung beruht, der Mutter den Penis zu überlassen? Dann wäre die rätselhafte Botschaft der Eltern an den Knaben nicht: »Du sollst eigentlich ein Mädchen sein«, sondern: »Sei ein kleiner Mann, aber dein Penis gehört mir!« Den will er aber nicht hergeben, und wenn er ihn verstecken muss.

Schlussbemerkung

Freud hatte gedacht, die damals missbrauchte Hysterica wird einen Sohn haben, der durch subtile sexualisierte Gewalt zum Inzesttäter wird und seine Tochter wiederum zur Hysterica macht. Welldon sieht eine Mutter, die ihre Tochter wegen ihres Geschlechts ablehnt, sodass die Täter-Identifikation mit dem Aggressor zu einem weiblich perversen Verhalten führt, das sich gegen den eigenen Körper oder seine Verlängerung, den Sohn und sein Geschlecht, richtet. Ein solcher Sohn nimmt eine Entwicklung zur manifesten Perversion, wozu ich auch den Inzest-Vater rechne, der seine Tochter missbraucht, über die er absolute Macht hat. Wie immer kann die transgenerationale Weitergabe der Traumatisierung durch neue Beziehungserfahrungen und durch sie ermöglichte Trauerarbeit durchbrochen werden, sei es in alternativen Objektbeziehungen oder in der therapeutischen Durcharbeitung.

Schuld

Zur Psychoanalyse von Schuld und Schuldgefühl[9]

Der genuine Gegenstand der Psychoanalyse ist das Intrapsychische, die Dynamik der inneren Instanzen; im Zusammenhang mit dem Schulderleben eines Menschen geht es der Psychoanalyse um die Einwirkungen des Über-Ich auf das Ich, die sich entweder als konstruktiv-regulierendes oder als irrationales, unrealistisches, dann pathologisches Schuldgefühl bemerkbar machen. Längst aber hat sich die Psychoanalyse fortbewegt von einer »Ein-Personen-Psychologie«, wie Michael Balint (1970 [1969]) es ausdrückte, zu einer »Zwei- und Mehr-Personen-Psychologie« – reale Erfahrungen in Beziehungen der Vergangenheit und Anlagen (im Sinne von Entwicklungspotenzial) und affektive Bedürfnisse und Impulse (Triebe) wirken zusammen. Wenn sich aber der Gegenstand der Psychoanalyse von den ausschließlich inneren Prozessen hin zu den Objektbeziehungen und besonders ihren intrapsychischen Niederschlägen verlagert hat, kann sie sich nicht auf die Beschäftigung mit aufgrund von innerpsychischen Konflikten entstandenen Schuldgefühlen beschränken, sondern muss sich auch der durch konkretes Handeln anderen oder sich selbst gegenüber entstandenen *realen Schuld* annehmen; auch schuldhafte reale Grenzverletzungen werden von unbewussten Motiven und Triebschicksalen mitbestimmt. Wenn sich auch Schuld im äußeren zwischenmenschlichen, Schuldgefühl im intrapsychischen Bereich ereignet, sind sie doch miteinander verwoben, wie André Haynal (1989, S. 326) es ausdrückt, allerdings auf das Doppel-

9 Erweiterte Fassung zweier Vorträge: 4. Psychotherapietage NRW, Bad Salzuflen, Sept. 1997, und DGPT-Tagung, Fulda, September 1997. Zuerst erschienen 2000 im *Jahrbuch Psychoanal.*, *42*, 204–230.

te von Trauma (entspricht Schuld) und Fantasie und innerem Konflikt (entspricht Schuldgefühl) bezogen: »Die Verbindung zwischen äußerer und innerer Wirklichkeit, dem Ereignis und seinem Einfluss auf die innere Welt des Menschen (ist) ein schwieriges und komplexes Problem.«

Schuldgefühl setzt Ambivalenz voraus; nur Liebe zum gleichzeitig gehassten Objekt lässt Reue und Wiedergutmachungswunsch entstehen. Der Urgrund des Schuldgefühls lässt sich deshalb in der Ambivalenz der Brust gegenüber, in der oral-kannibalistischen Phase, sehen; nicht zufällig nimmt die orale Thematik im Zusammenhang mit Schuld viel Raum ein, Beispiele aus Mythologie und Dichtung illustrieren die Grundambivalenz des Menschen von Abhängigkeits- und Autonomiebestrebung: Beides lässt Schuldgefühle entstehen, das Begehren und Vereinnahmen des Liebesobjekts ebenso wie das Zurücklassenwollen des Objekts aus einem Freiheitsbedürfnis heraus.

Lange hat die Psychoanalyse Schuldgefühle ausschließlich auf die ödipalen Regungen zurückgeführt (die Kleinianer auf den Todestrieb), bis Arnold Modell (1965, 1971) sozusagen in einem Quantensprung die Möglichkeit eines Schuldgefühlkonflikts aufgrund nicht triebbedingter Bestrebungen wie Erfolgsstreben, Autonomiebedürfnis, also ein »eigenes Leben« führen wollen, beschrieb. Modell konzipierte so ein Trennungsschuldgefühl sowie ein Schuldgefühl aufgrund vitaler Bedürfnisse. Einen weiteren Bereich beschrieb William Niederland (1961, 1981) mit dem Überlebendenschuldgefühl aufgrund seiner Erfahrungen mit Überlebenden des Nazi-Terrors.

Die moderne psychoanalytische Traumaforschung ist mit dem Schuldthema untrennbar verbunden, denn das Opfer verschiedenster familiärer und außerfamiliärer Gewalt entwickelt immer eine schwere Schuldgefühlsymptomatik.

Sándor Ferenczi (1964 [1933]) hat das Fundament für ein Verständnis der Internalisierungsvorgänge traumatischer Gewalt gelegt. Gewalt-, aber auch Verlusterfahrungen schlagen sich als Introjekt im Selbst nieder und wirken selbstzerstörerisch weiter. Hier ergibt sich nun ein direkter Zusammenhang zwischen Schuld und Schuldgefühl: *Die reale Schuld des Täters* (die jener nicht anerkennt) *wird zum Schuldgefühl des Opfers* (das unschuldig ist), weil das Introjekt wie ein feindlich verfolgendes Über-Ich Schuldgefühle macht. Über das Schuldgefühl des Opfers hinaus muss man noch einen Anteil realer Schuld im Sinne von Mit-Schuld oder Mitverantwortung auch des Opfers annehmen, da aufgrund von, wenn auch tragischen, Identifikationen im Sinne einer Unterwerfung unter das Gewaltsystem oder seiner Billigung die schuldhafte Tat begünstigt oder auch vom Opfer Schwächeren gegenüber wiederholt wird.

Es sind keineswegs nur massive Traumatisierungen, die eine oft lebenslange Schuldgefühlproblematik verursachen, sondern gerade auch subtile Beziehungstraumata innerhalb der Familie des sich entwickelnden Kindes. Es war Modell (1965, 1971) damals nicht möglich, die Beiträge der realen Familieninteraktion zur Schuldgefühlentwicklung mitheranzuziehen. Denn es sind nicht die vielleicht übermäßigen vitalen und Autonomiebedürfnisse, die mit einer durchschnittlichen Umwelt in Konflikt geraten, vielmehr trägt deren Reaktion entscheidend zur Schuldgefühl- und damit Pathologieentwicklung bei, wenn sie sie aus eigenen Bedürfnissen repressiv und nicht entwicklungsfördernd beantwortet. Insofern kann man sagen, dass aus einem konstruktiv regulierenden Schuldgefühl aufgrund eines inneren Konflikts erst dann ein pathologisches wird, wenn der Konflikt verschärft wird durch die Reaktion der Bezugspersonen, die darüber hinaus durch eigene Widersprüche und Ambivalenzen eine Lösung verhindern. Legt man dem Traumabegriff eine weite Definition zugrunde, kann man jedem Schuldgefühl ein Beziehungstrauma zuordnen.

Eine differenzierte, psychoanalytisch fundierte Systematisierung des Schuldgefühls gibt es bisher nicht. Lediglich Joseph Weiss, Harold Sampson und Kollegen (1986) hatten die erwähnten Arbeiten von Modell und Niederland ihrem Konzept eines Trennungs-(Autonomie-) und eines Überlebendenschuldgefühls (dessen Definition sie sehr weit fassten, auch im Sinne eines Übervorteilens eines Anderen) zugrunde gelegt. Die Ergebnisse dieser Autoren stammen aus dem Mount Zion Psychotherapy Research Project, an dem auch Michael Friedman (1985) sowie Lewis Engel und Tom Ferguson (1992 [1990]) mitarbeiteten. Ich möchte folgende Einteilung des Schuldgefühls vorschlagen (Hirsch, 2017 [1997]):

1. *Basisschuldgefühl*, das heißt eines aufgrund der bloßen Existenz des Kindes oder seines So-Seins, insbesondere seines Geschlechts. Das Nicht-willkommen-Sein stellt das Trauma dar.
2. *Schuldgefühl aus Vitalität*, das heißt expansive Bestrebungen, Begehren, Haben-Wollen, Erfolg-haben-Wollen, Andere-übertreffen-

Wollen, auch im ödipalen Sinn, werden dadurch schuldhaft erlebt, da sie von der familiären Umgebung nicht geschätzt, vielmehr unterdrückt werden, was traumatisch wirken kann.

3. *Trennungsschuldgefühl:* Hier sind die Autonomiebestrebungen des Kindes in jedem Alter mit Schuldgefühlen verbunden, da Trennung für die elterlichen Objekte eine Bedrohung darstellt; das ist das Beziehungstrauma.
4. *Traumatisches Schuldgefühl:* Schwere Gewalt- und Verlusterfahrungen hinterlassen einen Fremdkörper im Selbst, ein Introjekt, das Schuldgefühle verursacht. Hier ist das Trauma offensichtlich; es entstehen auch extreme Konflikte in der Beziehung zum Täter sowie zu Leidensgenossen.

Schuld und Psychoanalyse

Vor dem Aufgeben der »Verführungstheorie« ging es Sigmund Freud um die schuldhafte Tat an einem primär unschuldigen Kind, das *damit* intrapsychisch fertig werden musste, danach aber trat die Bedeutung des Traumas zurück zugunsten des Primats der triebbedingten Konflikte und Fantasien des Kindes (des Patienten), für die niemand anders als dieses selbst verantwortlich sein konnte. So entwickelte sich eine Haltung, die mit den Worten Anna Freuds (1976, S. 236) charakterisiert werden kann: »Das Ich kann nur ändern, was es selbst getan hat, nicht, was man ihm angetan hat.« Marion Oliner (1995) findet

> »unter Psychoanalytikern die Tendenz, Ereignisse der äußeren Realität ausschließlich als Problem der Soziologen zu betrachten. Dies hat sie gleichwohl nie an dem Versuch gehindert, in der Behandlung Erinnerungen an bestimmte Ereignisse aufzudecken, die für die pathologischen Abwehrreaktionen im Ich verantwortlich sind. Die Psychoanalyse misst der Reaktion des Ichs auf das, was ihm zustößt, zentrale Bedeutung bei« (ebd., S. 299).

Die Konzentration auf das Intrapsychische führte offenbar zu einer Vernachlässigung der Realität des Traumas: »Bis zum Beginn der achtziger

Jahre wurden Überlebende in den Vereinigten Staaten zumeist ohne jede Berücksichtigung des Holocaust analysiert« (Kestenberg, 1995, S. 9).

Es scheint in gewisser Weise nach dem Aufgeben der »Verführungstheorie« eine Abspaltung der traumatischen Realität gegeben zu haben, die zwar als Einwirkung auf das kindliche Ich weiterhin Bedeutung hatte, aber nur insofern, als die Reaktion des Ich der einzige Gegenstand des analytischen Interesses blieb. So bleibt in der Psychoanalyse lange ein Paradox unaufgelöst: Schuld ist zwar nicht ihr Gegenstand, aber dadurch, dass das Individuum (das Kind, der Patient) an seinen eigenen, letztlich triebbedingten Konflikten mit einer durchschnittlichen und deshalb »unschuldigen« sozialen Umwelt leidet, wird es selbst zum »schuldigen Menschen«, wie es Heinz Kohut (1979 [1977]) ausdrückt. James Grotstein (1994 [1990]) würdigt Donald Winnicotts Berücksichtigung der (mütterlichen) Umwelt, wodurch dieser aus der Begrenztheit der Freud'schen und Kleinianischen Psychoanalyse herausgetreten sei, die ein »Postulat des inhärenten Schuldgefühls, das der Mensch von Geburt an aufgrund jener unvermeidlichen und unerbittlichen Phantasien erwirbt« (Grotstein, 1994 [1990], S. 20), enthält und vom Patienten verlangt anzuerkennen, dass »in der Psychoanalyse einzig die eigenen *Reaktionen* auf Vernachlässigung oder Übergriffe von signifikanter Bedeutung sind, gleichgültig, wie schlecht er als Säugling oder Kind tatsächlich behandelt worden ist« (ebd., S. 21 [Hervorheb. i. Orig.]).

Die Modifikationen der Psychoanalyse, die Joseph Weiss und Kollegen (Weiss et al., 1986; vgl. Eagle, 1988 [1984], S. 126) vornahmen, scheinen Heinz Kohuts (1979 [1977], S. 120) Konzept des »schuldigen« und des »tragischen Menschen« (der an seiner Selbst-Verwirklichung scheitert) in gewisser Weise zu entsprechen. Sie stellen nämlich der Forderung der traditionellen Psychoanalyse (der Patient soll tun, was er nicht will, nämlich auf die infantile Triebbefriedigung im Symptom *verzichten*) eine andere Therapieauffassung gegenüber: Der Patient soll (zu tun) lernen, was er *will* und bisher nicht konnte, weil er von (unbewusster) Angst und Schuldgefühl daran gehindert wurde. Der Analytiker ist Weiss zufolge zwar auch Übertragungsfigur, aber in dem Sinne, dass er – mit eben den Gefühlen, die aus traumatischen Beziehungen damals stammen – getestet wird, ob er eine bessere Beziehungsumwelt, die die Realisierung der Ich-Ziele des Patienten ermöglicht, zur Verfügung stellen kann. Die Anerkennung traumatischer Realität und ihre Benennung sowie das Zurechtrücken der wahren Schuldverhältnisse bzw. Verantwortlichkeiten durch den Analytiker gehen meines Erachtens einher mit einer Haltung der Berücksichtigung auch der Realität des Analytikers in der therapeutischen Beziehung.

> »Die Betonung des Gewichts der traumatischen Momente in der Entstehung psychischer Störungen sowie der sogenannten realen Beziehung zwischen Analytiker und Analysand während der klinischen Arbeit – eine Fokussierung, die seinerzeit gänzlich unüblich war und die sich damals noch gegen den Vorwurf des Unanalytischen verteidigen zu müssen glaubte – ist unterdessen in der internationalen psychoanalytischen Diskussion zu etwas eher Vertrautem geworden« (Grubrich-Simitis, 1995, S. 358).

Während die frühe Psychoanalyse noch glaubte, eine »objektive Methode zu haben, die zur Klärung menschlicher Beziehungen eingesetzt werden könnte« (Falzeder & Haynal, 1989, S. 117), während Ferenczi anfangs meinte, jeder Analytiker würde *objektiv* dieselben Feststellungen und Maßnahmen in einem bestimmten Fall und in einer bestimmten Situation treffen, führte er spätestens 1932 in *Ohne Sympathie keine Heilung. Das klinische Tagebuch von 1932* (1988 [1985]) den subjektiven Faktor des Analytikers ein, indem er sowohl seine positiven Gefühle wie auch die aversiven Reaktionen bzw. ihre heuchlerische Beschönigung beschrieb (Ferenczi, 1964 [1933]).

Genau wie in den Beziehungen zwischen Erwachsenen und Kindern werden unvermeidlich Werte und Haltungen des Analytikers dem Analysanden vermittelt (Lichtenberg et al., 1996 [1992]), und zwar jenseits von Übertragung und Gegenübertragung (verstanden als Reaktion auf die Übertragung), für die ebenso wie die Erwachsenen der Analytiker die Verantwortung, und im Falle von kleineren oder größeren Traumata die Schuld anzuerkennen hat. Eine Bestätigung der Wahrnehmung des Analysanden, dass der Analytiker seinen Teil zur therapeutischen Beziehung beiträgt, wird den Fortschritt der Analyse nicht behindern, sondern fördern, da eine Identifikation mit jemandem möglich wird, der innen und außen unterscheiden kann und Verantwortung für das eigene Tun und

Sein übernimmt. Eine solche Haltung wird nicht nur die Bestätigung der Realität extremer Traumata und familiärer Gewalt einschließen, sondern auch kleinere, oft chronische Beziehungstraumata in der Entwicklung des Patienten (und dadurch eine Schuld der Täter anerkennen). So werden die Beziehungsanteile des Analytikers auch benannt werden können (»Schuld« des Analytikers), aber auch schließlich die realen destruktiven Taten eines (ehemaligen) Opfers, für die es selbst verantwortlich ist (Schuld des Opfers). So wie die Notwendigkeit der Realitätsbenennung für die Opfer von Extremtraumatisierung nur in einer Anfangsphase notwendig ist (Grubrich-Simitis, 1995, S. 375) und dann die Bearbeitung der Reaktionen und die Verbindung des Traumas mit der Fantasiewelt des Patienten möglich wird, kann auch nach einer Anfangsphase des schützenden Annehmens, der Vermeidung von Konfrontation und von Übertragungsdeutungen eine zunehmende Belastung durch Hinneinnehmen der eigenen Verantwortung des Patienten erfolgen (vgl. Amati, 1990; Hirsch, 1993b).

Psychoanalyse und Schuldgefühl

Bereits jenseits aller Pathologie hat in dem Konflikt zwischen der Triebnatur des Menschen und den Erfordernissen sozialen Zusammenlebens das Schuldgefühl eine zentrale Bedeutung; Freud (1930a, S. 493f.) lag daran, »das Schuldgefühl als das wichtigste Problem der Kulturentwicklung hinzustellen«. Die Regulation sozialen Verhaltens (»Kultur«) liegt in den Händen des Über-Ich (des Gewissens), dieses bedient sich des Schuldgefühls (zur Über-Ich-Entwicklung s. das Kapitel »Außen und innen – Die Bedeutung Sándor Ferenczis für Objektbeziehungstheorie und Psychotraumatologie«). Starke Schuldgefühle sind in jeder psychischen Störung enthalten, denn Aggression und Destruktion können sich nicht entfalten, da sie sich gegen ein Liebesobjekt richten und die resultierende Ambivalenz nicht gelöst werden konnte. Pathologische Schuldgefühle regulieren aber nicht das soziale Verhalten, sondern sie wirken destruktiv auf die Entfaltung der Lebensmöglichkeiten des Individuums, sie werden hervorgerufen durch Über-Ich-artige Introjekte, die negativen (traumatischen) Beziehungserfahrungen entsprechen.

Erste Schuldgefühlgruppe: Basisschuldgefühl

Entsprechend meiner Systematik möchte ich für die Form des Schuldgefühls, das die *bloße Existenz* der betreffenden Menschen als schuldhaft erleben lässt, den Begriff *Basisschuldgefühl* vorschlagen. Symptome wie Mutlosigkeit, Depression, Sich-nichts-Zutrauen, fehlendes Selbstwertgefühl bis hin zur Suizidalität wird man oft auf ein solches globales Schuldgefühl zurückführen können. Hinweise und Beschreibungen in der Literatur lassen sich finden, werden aber nicht in einen theoretischen Kontext eingeordnet. Ilany Kogan (1991 [1990], S. 76) zum Beispiel schreibt: »Seit Beginn ihres Lebens fühlte sich Josepha der Mutter gegenüber schuldig. Sie war schuldig durch ihre bloße Existenz, da ihre Geburt die Verschlechterung des labilen Gesundheitszustandes der Mutter verursacht hatte.« Eine Patientin aus meiner Praxis sprach von der »Grundschuld, überhaupt geboren worden zu sein, und von der Pflicht der Wiedergutmachung: pflegeleicht sein, sich anpassen« (Hirsch, 1994 [1987], S. 102). Eine andere Patientin sagte: »Wahrscheinlich bin ich schuld, weil ich überhaupt geboren wurde!«

Besser als die Schriftstellerin Helga Schubert kann man den dahinter liegenden Schuldvorwurf an das Kind nicht ausdrücken:

> »Du solltest dich schämen, so zu deiner Mutter zu sprechen, nach allem, was ich für dich getan habe, für dich entbehrt, gelitten, du kamst unerwünscht, die berufliche Karriere hast du mir unterbrochen, ja abgebrochen, die beschwerliche Schwangerschaft, die schwere Geburt, ohne dich wäre ich nicht bei deinem Vater geblieben, ohne dich hätte ich wieder heiraten können, aber eine Witwe mit Kind bei der Konkurrenz nach dem Krieg? Deinetwegen habe ich auf alles verzichten müssen, auf eine neue Familie, Reisen, unbeschwerten Reichtum, meine Begabungen konnte ich nicht entdecken, meine Interessen nicht befriedigen, viel Geld musste ich für dich ausgeben, weißt du überhaupt, wieviel materielle Opfer ein Kind fordert? Undankbar bist du [...], es wird dir noch einmal leid tun« (Schubert, 1990, S. 103).

In einer anderen Gruppe von Patienten, die an einem Basisschuldgefühl leiden, wird die Unerwünschtheit nicht so offen sichtbar, sondern manifestiert sich darin, dass die Bedürfnisse des Kindes nicht an der ersten

Stelle stehen, es vielmehr die Bedürfnisse der Eltern erfüllen muss und dementsprechend Schuldgefühle wegen des Bedürfnisses nach einer eigenen Existenz, nämlich von den Eltern auch getrennt zu sein, entwickelt. In solchen Fällen wird auch die Nähe zum Trennungsschuldgefühl (s. u.) deutlich, und sicher gibt es hier fließende Übergänge, die eine strenge Unterscheidung künstlich erscheinen lassen. Aber im Prinzip liegt der Unterschied darin, dass ein Trennungsschuldgefühl durch die Behinderung der Loslösung hervorgerufen wird, ein Basisschuldgefühl dagegen ist in der primären Unerwünschtheit begründet, die allerdings oft auch eine Instrumentalisierung des Kindes und, wie wir sehen werden, die Entstehung der Rollenumkehr zur Folge hat.

Wieder ist es Ferenczi, der kritisch auf die Verhältnisse in der Familie blickt, in die ein Kind hineingeboren wird. In seiner bemerkenswerten Arbeit »Das unwillkommene Kind und sein Todestrieb« (1964 [1929]) geht Ferenczi an die Wurzel der sozialen Existenz, lässt die Beziehung von Eltern und Kind mit der Geburt, sogar bereits mit der Konzeption beginnen. Die Arbeit ist für meine Begriffe eine brillante Auseinandersetzung mit der Frage *Trieb versus Umwelt*; Ferenczi scheint zuerst ganz mit Freuds Todestriebkonzept als Gegenstück zu einer Auffassung der Lebenskräfte übereinzustimmen: Er habe Auswirkungen des Todestriebs gesehen, mit starken selbstzerstörerischen Tendenzen, allerdings aufgrund von »unlustvolle[n] Erlebnisse[n] […], die dem Patienten das Leben kaum mehr lebenswert erscheinen ließen« (ebd., S. 251). Man spürt förmlich das Ringen Ferenczis mit dem Todestriebkonzept; er möchte Freuds Denken nicht aufgeben und scheint doch das Trauma bereits an die erste Stelle setzen zu wollen. Er bringt nun zwei Fälle von Glottiskrampf, die er als »Selbstmordversuch durch Selbsterdrosselung« (ebd., S. 252) deutet. Den zugrunde liegenden Einfluss der Umgebung formuliert Ferenczi so:

> »Beide Patienten kamen sozusagen als *unwillkommene Gäste der Familie* zur Welt. […] Alle Anzeichen sprechen dafür, daß diese Kinder die bewußten und unbewußten Merkmale der Abneigung oder Ungeduld der Mutter wohl bemerkt [haben] und durch sie in ihrem Lebenwollen geknickt wurden« (ebd., S. 252f. [Hervorheb. i. Orig.]).

In einem weiteren Fall von Suizidalität wurde die Patientin

> »als drittes Mädchen einer knabenlosen Familie höchst unliebsam empfangen. [...] Ihre Grübeleien über die Herkunft alles Lebendigen waren gleichsam nur die Fortsetzung der unbeantwortet gebliebenen Frage, warum man sie denn überhaupt zur Welt gebracht hat« (ebd., S. 253).

In einem für mich zentralen Satz nun stellt Ferenczi unser jüdisch-christliches Denken (»Du sollst Vater und Mutter ehren!«) und auch die Grundannahme der Psychoanalyse, dass das Kind aufgrund seiner ödipalen Triebkräfte primär schuldig auf die Welt kommt (vgl. Grotstein, 1994 [1990]), auf den Kopf: »Das Kind muss durch ungeheuren Aufwand von Liebe, Zärtlichkeit und Fürsorge dazu gebracht werden, es den Eltern zu verzeihen, daß sie es ohne seine Absicht zur Welt brachten, sonst regen sich alsbald die Zerstörungstriebe« (Ferenczi, 1964 [1929], S. 254).

Das bedeutet eine Umkehrung von Pflicht, Verantwortung und Schuldgefühl, auch der Forderung unserer jüdisch-christlichen Kultur (»Du sollst Vater und Mutter ehren ...«): Nicht das *Kind* hat dafür zu sorgen, dass es mit seiner Umgebung leben kann, indem es die Triebkräfte überwindet, sondern die *Umgebung* hat die primäre Pflicht, das Kind adäquat anzunehmen und zu halten; nicht die Eltern haben dem Kind zu verzeihen, sondern umgekehrt, das Kind den Eltern für den schuldhaften Akt der ungefragten Erzeugung seines Lebens! Und erst, wenn die Eltern dieser Pflicht der größtmöglichen Wiedergutmachung ungenügend nachkommen, »regen sich alsbald die Zerstörungstriebe«. Die »Lebenskraft« (ebd.) sei gar nicht so groß, sagt Ferenczi entsprechend, sie entwickelt sich nur, wenn »taktvolle Behandlung und Erziehung eine fortschreitende Immunisierung gegen physische und psychische Schäden allmählich herbeiführen« (ebd.). Das bedeutet nichts weniger als eine elegante Versöhnung der Trieb- und Umweltkonzepte in Form einer Ergänzungsreihe: Der Lebenstrieb muss durch die liebevolle Umgebung gestärkt werden, und der Todestrieb nimmt erst überhand, wenn die Umgebung versagt und ihrer Pflicht nicht nachkommt. Versagen die Eltern hier, machen sie sich schuldig an ihrem Kind – und im gewissen Maße kann niemand der Schuld an seinen Kindern entgehen –, sind sich im Allgemeinen aber keineswegs darüber im Klaren. Vielmehr introjiziert das Kind diese Schuld der Eltern, es entwickelt ein Schuldgefühl aufgrund seines bloßen Da-Seins.

Für den Ursprung des Basisschuldgefühls nehme ich zwei Formen des Nicht-Gewolltseins an: 1. Die Existenz des Kindes ist nicht gewollt; 2. Die Eltern wollten zwar ein Kind, aber es ist nicht das »richtige«, so wie es ist, wird es abgelehnt. Verschiedene Faktoren, die ein solches Schuldgefühl begründen, kennt man aus der Praxis: Die Eltern »mussten« heiraten wegen der Schwangerschaft, die Geburt machte die Mutter krank, unehelich und manchmal nach Vergewaltigung geboren werden ist eine Schande, das Kind sollte eigentlich abgetrieben werden oder es war so wenig wert, dass es später weggegeben wurde.

Ein Versuch, das Basisschuldgefühl zu mildern, ist die Rollenumkehr, auch Parentifizierung genannt; das Kind arbeitet seine »Schuld« ab, indem es für die Eltern sorgt. Aber die übernommene Mutterrolle wird vom Kind nie ausreichend, die Mutter zufriedenstellend ausgefüllt werden können. Das Kind fordert in der Identifizierung mit der Zuschreibung aber genau das von sich, kann es nicht erreichen und gibt sich die Schuld daran, sodass obendrein ein Schuldgefühl *aus der Rollenumkehr entsteht!*

Wenn die Existenz gewollt, aber das Kind nicht »richtig« ist, liegt das meist daran, dass es das »falsche« Geschlecht hat; noch immer soll es häufiger lieber ein Junge sein. Die italienische Schriftstellerin Giulia Caminito beschreibt das so:

> »Als sie auf die Welt kam, dachte ihr Vater, es sei ein Junge, doch kaum hatte er verstanden, dass da zwischen den Beinen etwas nicht da war, war er Türen schlagend hinausgelaufen, und bis zum nächsten Tag hatte ihn keiner gesehen« (Caminito, 2020 [2019], S. 148).

Sicher trägt eine solche Dynamik zu einem spezifisch weiblichen Schuldgefühl bei. Die Identität eines »Ersatzkindes«, das in den Augen der Eltern ein verstorbenes Geschwister ersetzen soll, ist mit dem Gefühl der Schuld verbunden, diese Aufgabe nie erfüllen zu können. Neben dem Schuldgefühl hat eine solche Funktionalisierung regelmäßig schwere Identitätsstörungen zur Folge (s. ausführlich dazu Hirsch, 2017 [1997], S. 156ff.). Das Phänomen des Ersatzkindes ist der überzeugende Beweis, dass im Kind psychische Gebilde entstehen können, an denen es selbst und seine Triebe nicht mitgewirkt haben können, da ein Trauma, das die

Eltern vor der Existenz des Kindes getroffen hatte, in dieses implantiert wurde und so ein Schuldgefühl erzeugendes Introjekt entstand. André Green (1993 [1983]) hat das Bild der »toten Mutter« geschaffen, die aus tiefer Depression aufgrund eines Verlusts, besonders den eines anderen Kindes, nicht genügend mütterliche Präsenz aufbringen kann, und das erlebt das Kind als eigenes basales Falsch-Sein.

Zweite Schuldgefühlgruppe: Schuldgefühl aus Vitalität

Außerhalb der Kleinianischen Psychoanalyse hat wohl als erster Modell (1971) Schuldgefühle aufgrund expansiver Bestrebungen unabhängig vom Ödipuskomplex beschrieben, Schuldgefühle aufgrund des Bewusstseins, dass man mehr hat als der andere, auch aufgrund des Neides auf andere, Schuldgefühl, mehr haben zu wollen, Formen präödipaler Schuldgefühle, bei denen es um die Durchsetzung vitaler Bedürfnisse gegen das Liebesobjekt geht. Weiss und Kollegen (1986) sprechen vom pathologischen Glauben *(belief)*, jemandem durch die eigenen Lebensbedürfnisse zu schaden, Michael Friedman (1985) führt ein solches Schuldgefühl auf die Einschätzung oder Wertung *(appraisal)* zurück, jemandem nicht gerecht geworden zu sein, für den man sich verantwortlich fühlt.

Natürlich sind auch ödipale Wünsche Ausdruck von Vitalität. Aber heute würde man meines Erachtens nach den tatsächlichen Beziehungen fragen, innerhalb derer das Kind sie erlebt und ausdrückt; wie ist die (sexuelle!) Beziehung der Eltern, wie wohlwollend oder feindlich stehen sie nicht nur den sexuellen, sondern allen Bestrebungen des Kindes, seiner Vitalität eben, gegenüber, wie werden *ihre* latenten oder gar offenen inzestuösen Wünsche an das Kind herangetragen? Im Zusammenhang mit Schuldgefühl würde dies bedeuten, dass die Abwehr der eigenen inzestuösen Wünsche der Eltern im Kind überhaupt erst ein »ödipales« Schuldgefühl erzeugt. Ebenso der Umgang mit dem Ausdruck der *kindlichen* inzestuösen Tendenzen: Man muss doch fragen, was bestimmte Eltern eigentlich bewegt, harmlose kindliche Sexualität und ödipales *Spiel* (denn das Verbrechen wird nie begangen) derart streng zu ahnden, Schuldgefühle machend.

Wenn man aber keine deutliche Repression der Sexualität des Kindes feststellen kann, ist die Frage nicht leicht zu beantworten, warum sexuelles Begehren und sexuelle Befriedigung eigentlich Schuldgefühle erzeugen können, wenn sie nicht in ihrem Wesen sogar mit Schuldgefühl verbunden sind. In das »Unbehagen in der Kultur« hat Freud (1930a) brillant den Gegensatz von »Kultur« und »Liebe« dargestellt, die ursprünglich immer eine »vollsinnliche« (ebd., S. 462) sei. Kurz gesagt, die libidinösen Triebe auszuleben widerstrebt den Interessen der »Kultur«, die darauf aus ist, immer größere Ansammlungen von Menschen zu schaffen, um das Überleben immer sicherer zu machen. Kultur ist vielleicht mit dem eintretenden Chaos, ließen die Menschen ihren Trieben freien Lauf, nicht zu vereinbaren. Die Angst würde zu groß, sodass die materiellen und gesellschaftlichen Bedingungen, die dem Individuum Sicherheit geben, zusammenbrechen könnten, gäbe man dem weiter nach, wozu man *Lust* hat. Und das regulierende Gefühl ist neben der Angst, in solches Chaos zu geraten, das Schuldgefühl.

Erfolg bedeutet Übertreffen: Arbeitsstörung und Prüfungsangst

Erfolgreich zu sein macht innerhalb bestehender Beziehungen Schuldgefühle, wenn man glaubt, dass das vitale Bedürfnis nach Erfolg einen Anderen zurücksetzt oder behindert. In diesem Bereich entsteht ein Teil der Arbeitsstörungen und Prüfungsängste aus dem Schuldgefühl, den Anderen zu übertreffen, während ein anderer Teil, ein, wie ich meine, bedeutenderer und auch, was die Häufigkeit betrifft, relevanterer Bereich, der des Trennungsschuldgefühls ist.

Das Irrationale leitet sich her aus der Verknüpfung der *Bedeutung* des Erfolgs mit anderen – verbotenen – Bereichen, zum Beispiel orale Gier, Aggression oder sexuelle Bedürfnisse; besser (erfolgreicher) leben bedeutet, *auf Kosten* anderer zu leben, von denen man abhängig ist und deren Liebe man sich erhalten möchte. Gemeint ist das Übertreffen oder Überholen des Liebesobjekts (Engel & Ferguson, 1992 [1990], S. 53). Der Ambivalenzkonflikt, der oft genug von den Eltern ausgeht, die einerseits wollen, dass die Kinder den Erfolg haben, den sie andererseits zu verhindern suchen, führt bei der Arbeitsstörung zu einem furchtbaren Kampf verschiedener gegensätzlicher Über-Ich-Anteile.

»Terrorismus des Leidens«

Als Terrorismus des Leidens hat Ferenczi (1964 [1933]) den Terror beschrieben, den ein chronisch kranker Elternteil auf ein Kind ausüben kann, auch in Form von hypochondrischen Ängsten oder ständigen Suiziddrohungen (vgl. auch Sachsse, 1987). Diese Dynamik ist so häufig, dass es erstaunt, wie selten sie in der Literatur geschildert wird. Vielleicht neigt man in einer komplementären Identifikation in der Gegenübertragung dazu, sie zu übersehen: Denn wer krank ist, genießt in unserer Gesellschaft einen besonderen Schutz, quasi automatische Fürsorge und eine Absolution von jeder Verantwortung. Das ist auch die Situation eines Kindes: Auf ein »Sei still, Vater geht es wieder nicht gut!« kann es nicht anders reagieren, als sich zu unterwerfen und seine Vitalität so zu unterdrücken, dass der Vater sich nicht aufregen muss, wodurch er noch kränker werden, womöglich sterben könnte. Die Wut, die als Reaktion auf eine solche Einschränkung nur zu verständlich wäre, auch in Form von Todeswünschen, kann sich aber gerade nicht äußern, weil durch sie eine Verschlimmerung eintreten könnte. Das Kind schafft sich zwei Methoden der Bewältigung seines Dilemmas: 1. Identifikation: Es wird ebenfalls krank oder hypochondrisch und 2. Anpassung: Es entwickelt sich nicht nur zur »lebenslänglichen Pflegerin« (Ferenczi, 1964 [1933], S. 523), sondern tut alles, um seinerseits »pflegeleicht« zu sein.

Überlebendenschuldgefühl

Das Überlebendenschuldgefühl ist eines aus Vitalitätsbestrebungen, wenn es aus nichtgewalttätigen, nicht direkt traumatisierenden Verhältnissen stammt. Man findet es häufig bei Patienten, deren Kindheit von der chronischen Erkrankung eines Geschwisters überschattet war; der Tod einer Schwester oder eines Bruders kann bereits traumatisierend wirken. Schwere Schuldgefühle entstehen durch den Selbstmord naher Angehöriger: Wie kann man weiterleben, da dieser doch gestorben ist. Im Falle von Suiziden denken die Zurückgebliebenen immer, nicht genug getan, geliebt oder etwas unterlassen zu haben, sodass es dazu kommen musste. Das Überlebendenschuldgefühl setzt sich dann zusammen aus einem Schuldgefühl der Vitalitätsbestrebungen und einem traumatischen Schuldgefühl, das durch Introjektion von Gewalt und traumatischem Verlust verursacht wird. Die Überlebenden von Katastrophen und politischem Terror klagen sich an für ihr »Versagen«, andere nicht gerettet zu haben, obwohl absolut keine Möglichkeit auch nur der geringsten Beeinflussung gegeben war. Es kommt vor, dass sich KZ-Opfer beschuldigen, Angehörige *verlassen* zu haben, obwohl alle gleichermaßen ohnmächtige Opfer der Selektion gewesen waren (Niederland, 1981, S. 420). Das Schuldgefühl verstärkt sich, wenn etwas gewünscht oder tatsächlich getan wurde, was dem Überlebenden real einen Vorteil verschafft hätte oder verschafft hat; auf die Schuldverstrickung des Verhungernden, der seinem Leidensgenossen ein Stück Brot stiehlt, kommen wir noch zurück.

Dritte Schuldgefühlgruppe: Trennungsschuldgefühl

Als Kern des Konzepts des Trennungsschuldgefühls kann man die Entdeckung Modells (1965) ansehen, dass auch Ich-Bestrebungen Schuldgefühle machen können, nämlich solche, die doch in der Regel positiv bewertet werden wie Selbstständigkeit und Erfolg. Dem Trennungsschuldgefühl liegt der Glaube zugrunde, kein Recht auf ein eigenes, selbstbestimmtes (getrenntes) Leben zu haben, da Trennung die Schädigung oder Zerstörung des »Liebesobjekts« bedeute. Heute wird man auch die Objekterfahrungen berücksichtigen, die zu Autonomie verbietenden Über-Ich-Introjekten führen. Autonomiebestrebungen rufen Schuldgefühle hervor, wenn die elterliche Autorität sie nicht genügend fördert, vielmehr dagegen arbeitet. Es geht um den Basiskonflikt, den Autonomie-Abhängigkeits-Konflikt, der eine allgemein menschliche Dimension wiedergibt. Eine Aufgabe wird es also besonders in der Separations- und Individuationsphase, auch wieder in der Adoleszenz, aber eigentlich überhaupt in allen Lebensphasen sein, die beiden Bestrebungen, Wachstum und Autonomie sowie Bindungsbedürfnisse, in Einklang zu bringen, und ein (mäßiges) Schuldgefühl wird dabei Regulationsdienste leisten können.

Modell (1965, S. 342) führt die Unfähigkeit, ein eigenes Leben zu führen, auf ein *Ausbleiben der Selbst-Objekt-Differenzierung* zurück, man habe kein Recht auf eine separate Existenz. »Trennung wird unbewusst wahrgenommen *[perceived]* als im Tod des Objekts endend.« Aber er gibt uns keinen Hinweis, wie es denn zu einer derartigen Fantasiebildung kommt, dass die Trennung von der Elternperson (oder von einem Partner) diese verletzen oder gar töten könnte. Es kann keineswegs ein irgendwie übersteigertes egoistisches Bemächtigungs- oder Beraubungsbestreben vonseiten des Kindes gesehen werden, die Wünsche, sich ein eigenes Leben einzurichten, erscheinen für den Betrachter durchschnittlich und legitim.

Das Zustandekommen der pathologisch übertriebenen Schuldgefühle legen nun Joseph Weiss (1986) und Kollegen (Weiss et al., 1986; auch Engel & Ferguson, 1992 [1990]) in die Interaktion zwischen Eltern und Kindern. Die Aufgabe der Eltern wäre, die Entwicklung der Kinder zu fördern und sie ihren jeweiligen Bedürfnissen entsprechend loszulassen, außerdem sich selbst jeweils neu zu definieren, um nicht ihrerseits abhängig zu sein, was eine Lösung behindern würde (vgl. die Vorstellung der »Entwöhnung der Mutter vom Kind« [Khan, 1977 (1969), S. 108]). Es wird von Weiss (1986) sehr deutlich gemacht, dass das Trennungsschuldgefühl auf einer Annahme beruht, die das Kind »aufgrund von *Erfahrungen* bildet, dass [es] den Elternteil verletzen wird, wenn [es] von ihm unabhängiger wird« (ebd., S. 50 [Hervorhebung und Übersetzung M.H.]). Denn Weiss fragt sich, warum Kinder, deren Mütter sichtbar mehr Druck auf sie ausüben und selbst an Depressionen leiden, weit häufiger Trennungsschuldgefühle entwickeln als die Kinder zufriedenerer Mütter. Gerade im Hinblick auf die Separations- und Individuationsphase muss es eine große Bedeutung haben, wie sehr das Kind durch die Eltern gefördert bzw. behindert wird (vgl. zur Borderline-Genese in dieser Phase Masterson & Rinsley, 1975). Die Fantasien und Ängste des Kindes im Zusammenhang mit seinen Loslösungsbestrebungen werden sich mit den realen Einwirkungen der Eltern mischen, und es kommt zu einer gegenseitigen Verstärkung, wenn sie gleichsinnig sind. Konflikte mit derartig übertriebenen Loyalitätsforderungen in Familien betreffen Kontakte des Kindes mit Menschen außerhalb der Familie (»Das ist kein guter Umgang für dich!«), Erfolg und berufliche Fortschritte (»Was brauchst du ein Studium …«), natürlich Sexualität, deren eine charakteristische Eigenschaft ist, dass ihre Objekte außerhalb der Familie liegen müssen (vgl. Hirsch, 1993c), räumliche Trennung (»Du hast doch hier alles!«), natürlich Heirat (»Ich wünsche dir alles Gute, aber so eine gute Ehe wie Vater und ich haben, wirst du nicht führen!«) und Schwangerschaft (»Du hast es zwar nicht leicht jetzt, mein Kind, aber das ist gar nichts gegen die Beschwerden, die ich hatte, als ich mit dir schwanger war!«).

In zwei Beispielen, die Weiss (1986, S. 57, S. 59) schildert, werden dem Kind doppelte Botschaften vermittelt, die sich widersprechen, weil mit ihnen gleichzeitig Abhängigkeit und Unabhängigkeit gefordert wird. Waren die Patienten erfolgreich, befürchteten sie, es würde als Trennung erlebt, die Mütter würden depressiv; versagten sie, waren sie in Sorge, die Mutter zu enttäuschen. Eine solche Doppelbotschaft ist für die Entstehung von Arbeitsstörungen und Prüfungsangst typisch. Die durchgehende Formel der Mütter lautete, ausgedrückt in den teils unbewussten Befürchtungen und Erwartungen, teils aber auch in ihren entsprechenden Interventionen der Mütter: »Ich lebe nur für dich, und du sollst auch nur für mich leben« (ebd., S. 60). An sich könnte man diese Formel auch wohlwollend verstehen im Sinne der *Mutualität* in der Beziehung von Mutter (und Vater bzw. anderen Autoritätspersonen) und Kind, die notwendig ist, ein Geben und Nehmen, in der ein gewisses Maß an Egoismus nicht nur des Kindes, sondern durchaus auch der Eltern enthalten sein kann. Aber es geht hier um ein pathologisches Maß an Schuldgefühl aufgrund der Unfähigkeit des Erwachsenen, die berechtigten Autonomiewünsche des Kindes anzuerkennen und zu tolerieren. Die Formel für Arbeitsstörung und Prüfungsangst wäre: »Ich möchte ja vorankommen (damit du stolz auf mich sein kannst), aber ich *kann* ja nicht – deshalb bleibe ich da (damit du nicht allein bist).«

Sexualität bedeutet Trennung

Es wurde schon erwähnt, dass Sexualität neben ihrer vitalen Qualität immer auch Trennung bedeutet, Trennung von den ersten Objekten, sei es bereits im masturbatorischen Akt, in dem sich schon das Kleinkind mit sich allein vollständig fühlt und auf die Eltern verzichtet, oder noch deutlicher durch die Wahl eines Partners, der ja wegen des Inzestverbots außerhalb der Familie gefunden werden muss. Das kann so weit gehen, dass »den Eltern zuliebe« eine *inzestuöse* Partnerwahl (manchmal wird gar ein Freund der Familie gewählt, dann gibt es keine Trennung, eher einen Zugewinn) erfolgt, die leichter möglich ist als eine, die eine größere Trennung von den Eltern, insbesondere von ihrem Lebensstil bedeuten würde.

Erfolg bedeutet Trennung

Erfolg durch befriedigende Arbeit und noch sinnfälliger durch bestandene Prüfung bedeutet Trennung vom vorherigen Zustand. Eine Prüfung befördert jemanden augenfällig von einem Identitätszustand in einen anderen, das Abitur macht in unserer Gesellschaft den Jugendlichen zum jungen Erwachsenen, trennt ihn für immer von der Kindheit, wie die Geburt eine Trennung vom Fetalzustand bedeutet. Die Geburt macht auch eine Nichtmutter zur Mutter, also haben umgekehrt die Eltern des Adoleszenten die Aufgabe, eine neue Identität als Eltern ohne Kind (jedenfalls keines, das ständig zu Hause ist) zu entwickeln. Jede Prüfung bedeutet auch, zum Beispiel jeder Studienabschluss, dass die durch sie erreichte Identität jede andere mögliche Identität ausschließt. Die Angst vor einer solchen empfundenen Festlegung kann dazu führen, dass man die Prüfung nicht macht, dass man durchfällt oder auch ein weiteres Studium anschließt. Der Schriftsteller Marco Balzano lässt es seine Protagonistin in einem Brief an ihre Tochter so ausdrücken:

> »Wenn ich mich einer Veränderung oder einem Ziel näherte, sei es der Abschlussprüfung oder der Hochzeit, bekam ich regelmäßig Lust, davonzulaufen und alles über den Haufen zu werfen. Warum bedeutet leben unbedingt vorwärtsgehen? Auch bei deiner Geburt dachte ich: ›Warum kann ich sie nicht noch ein bisschen drin behalten?‹« (Balzano, 2020 [2018], S. 26).

Aber auch eine Mutter und ein Vater, die sich gegen die Loslösung sträuben, wollen andererseits *auch* den Fortschritt ihrer Kinder. Das Doppelte findet sich auch in der Haltung eines Vaters, der, wenn das Kind freudig mit einer »Zwei plus« in der Mathematikarbeit nach Hause kommt, muffig ausruft: »Das hätte ja auch eine Eins werden können!« Indem der

Vater einerseits eine optimale Leistung wünscht, entwertet und negiert er andererseits die Leistung, die das Kind nun gerade erzielen konnte, sein So-Sein, das bedeutet auch sein So-Getrennt-Sein (von den Vorstellungen der Eltern). Wenn ein solches Kind eine Lern- und Arbeitsstörung entwickelt, kann man darin nur eine Anpassung an das Doppelte des Vaters erkennen: Das Kind gibt dem Vater recht, jetzt hat er Grund zu schimpfen, das Kind bleibt, was es ist, ein abhängiges, dem Vater unterlegenes Kind, und gleichzeitig protestiert es durch die Verweigerung gegen die Nicht-Anerkennung seiner Selbst, lebt eine Aggression im Symptom aus, die allerdings wieder auf es selbst zurückfällt. Wie die Eltern sind korrespondierend die Über-Ich-Anteile widersprüchlich, sie wollen sowohl den Erfolg als auch ihn zu sabotieren; aus einem solchen double-bind-artigen Widerspruch entsteht eine Arbeitsstörung.

Eine Möglichkeit der Erklärung für die widersprüchliche Haltung der Eltern den Fortschritten der Kinder gegenüber ist darin gegeben, dass ein Erfolg zwar erwünscht ist, aber unter der Bedingung, dass das Kind ihn nicht für sich, die eigene Identität und damit zur fortschreitenden Trennung verwendet, sondern dass *der Erfolg auf das Konto der Eltern gebucht wird*. Dem Kind gegenüber wird die Leistung entwertet, während sie Außenstehenden mit Stolz vorgeführt wird: »*Mein* Sohn, *meine* Tochter …!« Die Dynamik erinnert an Hänsel und Gretel: Die Hexe hat ihre eigenen Pläne, wenn sie Hänsel, indem sie ihm zu essen gibt, scheinbar etwas Gutes tut, tatsächlich mästet sie ihn für eigene Zwecke. Das Kind solcher Eltern steckt in einem Dilemma: *Was es auch tut, es ist der Verlierer*. Hat es keinen Erfolg, bleibt es bei der Mutter, hat es aber Erfolg, kann es ihn nicht genießen, da ihn die Eltern für sich beanspruchen.

Vierte Schuldgefühlgruppe: Traumatisches Schuldgefühl

Das Paradox, dass das primär unschuldige Opfer – ein Kind oder ein bloß wegen seiner politischen oder religiösen Einstellung oder ethnischen Herkunft Gefangener – unter schweren Schuldgefühlen leidet, während der Täter weder Schuldgefühle hat noch irgendeine Schuld anerkennt, kann eigentlich nur damit aufgelöst werden, dass das Opfer den Täter lebensnotwendig braucht – das Kind seine Eltern, auch wenn sie es misshandeln und missbrauchen, und sogar, in einer archaischen Regression (Eissler, 1968, S. 457), das politische Opfer den Folterer, die erwachsene Frau den Vergewaltiger. Auch hier finden wir die Abwehrform der unterwerfenden Identifikation mit dem Aggressor, wie sie Ferenczi (1964 [1933]) entworfen hat, und zwar aus der Notwendigkeit des Festhaltens an einem Bild der »guten Eltern«, der Täter nämlich, verbunden mit der Introjektion der Schuld, die der Täter real hat. Die Entwicklung eines traumatischen Schuldgefühls könnte aber auch konstruktive Anteile haben, so zerstörerisch es ist. Man kann für die Extremtraumatisierung annehmen, dass das Schuldgefühl, besonders ein Überlebendenschuldgefühl, ein Versuch ist, das Unbegreifliche, Unvorhersagbare, Unbegründbare in einen begreifbaren Zusammenhang zu bringen, denn wenn man schuld ist, hätte man vielleicht auch die Macht gehabt, Schuld zu *vermeiden* und sich anders zu verhalten, also überhaupt etwas zu bewirken oder zu verhindern.

Verluste

Auch Verluste von Liebesobjekten können Introjekte verursachen, die ein Schuldgefühl erzeugen; verlorene Geschwister, aber noch vielmehr Eltern, müssen betrauert werden, damit sie nicht als »untote« Introjekte, tot-lebendig bleiben müssen. Ob ein Verlust aber als Trauma fortwirkt, hängt wesentlich von der Reaktion der Umgebung ab. Erna Furman (1966 [1964]) hat Kriterien der optimalen Umweltreaktionen aufgestellt. Zu ihnen gehört besonders das »Miterleben von Schmerzreaktionen der Erwachsenen im Sinne einer Identifikationsmöglichkeit [...], Toleranz der Umwelt für Aggressionsäußerungen und das Ernstnehmen *aller* affektiven Äußerungen« (Schepker et al., 1995, S. 264) sowie eine Begrenzung der durch den Verlust hervorgerufenen Angst des Kindes. Der bemerkenswerteste Befund aus einer Untersuchung von Renate Schepker und Kollegen (1995) scheint mir zu sein, dass es die Kinder, die *vor dem Verlust* misshandelt oder missbraucht worden waren – sei es von dem verlorenen Elternteil oder von einer anderen Bezugsperson –, um ein Vielfaches schwerer hatten zu trauern: »Die Patienten, die [...] Todeswünsche gegenüber dem verstorbenen Elternteil erinnern konnten, waren alle als Kinder misshandelt worden« (ebd., S. 276). Die Trauerarbeit befreit Freud (1916–1917g

[1915]) zufolge den Trauernden durch schrittweises Überbesetzen und Wiedererinnern der Anteile des Objekts und der Beziehung zu ihm, verbunden mit dem affektiven Ausdruck der Trauer, von den Bindungen an das verlorene Objekt und macht das Ich frei für neue Objektbeziehungen. Ungenügende Trauer und Schuldgefühl entsprechen sich, denn das persistierende Verlust-Introjekt macht weiter Schuldgefühle.

Folter, Vergewaltigung und KZ-Haft

Schwere Traumatisierung bedeutet massive Grenzüberschreitung, ein Einreißen der Grenze zwischen Subjekt und Objekt, Täter und Opfer. Das Gewaltsystem dringt in das Opfer ein, nimmt von ihm Besitz; in einer elementaren Regression ist der Täter für das Opfer das einzig erreichbare narzisstisch stützende Objekt (Eissler, 1968). Für die erwachsenen Opfer massiver traumatischer Gewalt, intensiver Folter, Vergewaltigung oder KZ-Haft gibt es eine Fülle von Beschreibungen über das Zusammenspiel von äußerer und innerer Realität, das zur Zerstörung der Identität des Opfers führt (z.B. Amati, 1977, 1990; Amigorena & Vignar, 1979 [1977]; Bettelheim, 1980 [1979]; Ehlert & Lorke, 1988; Becker, 1992). Die Implantation des Bösen durch den Folterer – Silvia Amati (1990) nennt es »Durchtränkung« –, gefolgt von der Introjektion, dem Errichten einer entsprechenden inneren Instanz, beschreiben Horatio Amigorena und Marcel Vignar (1979 [1977], S. 610) folgendermaßen: »Das totalitäre Regime [...] dringt gewaltsam in die psychische Welt ein [...], etabliert sich als inneres System, [...] als Struktur des Subjekts.« So wird den Autoren zufolge die äußere Gewalt zur »tyrannischen Instanz« im Opfer selbst, das von dieser nun weiter entwertet und schuldig gesprochen wird – das Introjekt macht Schuldgefühle.

Das »Überlebenden-Syndrom« ist nicht nur Ausdruck einer vitalen Strebung, sondern auch das Ergebnis traumatischer Introjektion. William Niederland (1961) zufolge ist das »Überlebenden-Syndrom« bestimmt von 1. einer durchgehenden Tendenz zum Rückzug, von Apathie, Hilflosigkeit, Unsicherheit, Mangel an Initiative und Interesse; 2. einem gravierenden und anhaltenden Schuldkomplex; 3. Somatisierungen, psychosomatischen Krankheiten und hypochondrischen Symptomen; 4. Zuständen von Angst und Erregtheit, die Schlaflosigkeit, Albträume, motorische Unruhe und innere Spannung verursachen; 5. Persönlichkeitsveränderungen; 6. psychotischen oder psychoseähnlichen Störungen, insbesondere solche mit paranoiden Zügen. Für Niederland (1966, S. 469) liegt das Überlebendenschuldgefühl *(survivor guilt)* dem Überlebenden-Syndrom zugrunde.

Schuldgefühle, die durch den Druck eines Introjekts entstehen, werden durch die Identifizierung mit ihm gemildert. Eine solche Verminderung von Schuldgefühlen geht allerdings einher mit dem Anwachsen von Schuld, da die identifikatorische Billigung bzw. Nachahmung des Unrechts des Täters mitschuldig macht. Es sollte aber daran gedacht werden, dass die sekundäre Identifikation eine relativ »reife« Ich-Leistung darstellt, die das Ich stützt und die Ich-Grenzen festigt. Ein solcher Begriff scheint mir nicht zu den Vorgängen der »Durchtränkung« mit Gewalt (Amati, 1977) und des gewaltsamen Eindringens einer »tyrannischen Instanz« (Amigorena & Vignar, 1979 [1977]; Parin, 1990) zu passen. Denn in der Situation schwerer physisch-psychischer Traumatisierung erfolgen Verschmelzungsvorgänge, die die Grenzen zwischen Täter und Opfer verwischen. In einer archaischen Regression auf die Stufe frühen narzisstischen Angewiesenseins des Opfers entsteht eine illusionäre Hoffnung auf Rettung *durch den Täter* als einzigem narzisstische Gratifikation gewährenden Liebesobjekt (Eissler, 1968). Es handelt sich also eher um eine primäre oder globale Identifikation (Müller-Pozzi, 1988), die einer Aufhebung von Grenzen und damit einer Ich-Destabilisierung gleichkommt. Damit würden wir uns wieder Ferenczis Vorstellung der *Unterwerfung* durch Identifikation nähern. Ilse Grubrich-Simitis (1979, S. 999) sieht die »Identifizierung mit dem als omnipotent erlebten Angreifer« als »ein Gegenmittel gegen die […] ständig drohende ›narzisstische Entleerung‹«.

Schuld und Schuldgefühl

Tragische Verknüpfungen, die aus einem ursprünglich unschuldigen Opfer einen schuldigen Täter machen, beruhen auf komplizierten Internalisierungs- und Identifikationsprozessen von oft mehrfachen Traumatisierungen. Ich denke an eine Patientin, deren Existenz bereits unerwünscht war, denn sie sollte abgetrieben werden (Basis-Schuldgefühl), deren Vater sich suizidierte, als sie anderthalb Jahre alt war (Schuldgefühl aufgrund eines frühen, traumatischen Verlusts), die dann ein Partnerersatz für die Mutter sein musste (Rollenumkehr), selbstverständlich damit überfordert war und entsprechend Schuldgefühle entwickelte. Aufgrund von mangelndem Selbstwertgefühl und mit ungelebter Aggression verbundener Vater-Sehnsucht erfolgte eine Partnerwahl, aus der eine derart unerträgliche Ehe resultierte, dass die Patientin ihre Kinder ebenso abrupt – schuldhaft – verließ, wie sie von ihrem Vater – ohne Abschied – verlassen worden war. Eine solche Abfolge ist ebenso tragisch wie alltäglich; die Frage aber, wo ein irrationales Schuldgefühl aufhört und reale Schuld beginnt, ist hier bereits schwer zu beantworten. Natürlich gibt es keine Schuld des Embryos an seiner beabsichtigten Abtreibung oder eines Kleinkindes am Selbstmord eines Elternteils. Andererseits kann man in diesem Fall eine Verantwortung und damit Schuld sowohl für die Partnerwahl als auch für das Verlassen der Kinder nicht übersehen, auch wenn die Schuld deshalb tragisch zu nennen ist, weil sie unausweichlich aufgrund des introjektartigen Programms mehrfacher früher Traumatisierungen entstanden ist.

Es gibt also eine *Schuld des Opfers*, allerdings wird Schuld im allgemeinen leicht in die Nähe von Sünde und damit in einen Zusammenhang einer Unmenschliches fordernden Moral gestellt, während der Begriff doch lediglich meint, dass Schuld bereits zum bloßen menschlichen Sein gehört und Handeln immer auch ein Schuldig-Werden enthält. (Als Mensch, der das instinktgesteuerte Tierreich [Paradies] verlassen hat, ist er gezwungen, Kultur an die Stelle der Natur zu setzen und diese damit partiell zu zerstören.) Weniger bedeutungsbelastet ist der Begriff Verantwortung – Verantwortung für sein Tun und auch Wollen zu übernehmen, klingt sachlicher und weniger nach moralischer Forderung. Allerdings unterscheiden sich die Begriffe doch: Verantwortung hat man immer, haben zum Beispiel Eltern immer für ihre Kinder, aber hat auch jeder Erwachsene sich selbst gegenüber. Wenn man aber seiner Verantwortung nicht genügend nachkommt, entsteht Schuld. Auch kann man das Anteilmäßige durch den Begriff der Mit-Schuld oder Mit-Verantwortung ausdrücken, das Opfer trägt einen Teil der Schuld oder Verantwortung, wenn es aufgrund von Identifikation zu schädigenden Handlungen kommt.

Für das Opfer von familiärem sexuellem Missbrauch ist die Anerkennung, ja das *Denken* überhaupt des Mitgemacht-Habens, des Auchgewollt-Habens des doch schrecklichen Angriffs auf die körperlich-psychische Integrität, die Anerkennung der Kollusion und der eigenen Lust am Inzest-Geschehen das Schwerste in der Therapie zu Entdeckende und zu Bearbeitende, verbunden mit größten Schuld- und Schamgefühlen (Hirsch, 1994 [1987]). Ebenso bereitet es größte Schwierigkeiten, im Opfer entweder schwerer familiärer Gewalt oder oft unvorstellbarer Gewalteinwirkungen wie Folter oder KZ-Haft, Vergewaltigung und Kriegseinwirkung einen eigenen Anteil, eine Mitwirkung, also Mitschuld oder Mitverantwortung zu sehen. Grubrich-Simitis (1979, S. 1016) und auch Oliner (1995, S. 307) sprechen von »Kollaboration mit dem Täter«. Es ist wie ein letztes Tabu, man wagt buchstäblich nicht daran zu denken. Doch wir haben Mechanismen der Internalisierung von Gewalterfahrung kennengelernt, die zu massiven Identifikationen mit dem Täter und der Gewalt führen. Für die Opfer des Nazi-Terrors war oft die »Identifizierung mit der Nazi-Moral« (M. V. Bergmann, 1995, S. 333) die einzige Möglichkeit zu überleben. Die Identifikation mit der verinnerlichten Gewalt (mit dem Introjekt) äußert sich entweder darin, dass das Opfer eben dieselbe Gewaltform gegen sich selbst richtet, also oft lebenslang Opfer bleibt, oder dass in einer Opfer-Täter-Umkehr die erlittene Gewalt nach außen gegen Schwächere gerichtet wird. Meines Erachtens entsteht besonders im letzteren Fall Schuld, auch wenn das ursprüngliche Opfer keine Wahl hat. Überlebende von KZ-Haft externalisierten häufig in einer Art aggressiven Kontrollverlusts die internalisierte Gewalterfahrung, indem sie ihre Kinder – wegen deren selbstverständlicher Lebendigkeit – als Terroristen erlebten, sie nannten sie wütend »kleiner Hitler«, wie berichtet wird (M. V. Bergmann, 1995, S. 342). Es liegt sicher eine Grenzverwischung von Täter und Opfer zugrunde – indem die Opfer des Terrors in ihren Kindern die Täter wiedererleben, machen sie diese zu Opfern, werden selbst zu Tätern. Ich würde sogar auch dem Opfer eine *Schuld* zuschreiben, das ganz im Sinne des Täters, mit dem es sich identifiziert, das *eigene* Leben immer wieder zu zerstören sucht, eine Schuld aufgrund der Vernachlässigung der existenziellen Pflicht, auch das eigene Leben optimal und »lebenswert« zu gestalten.

Die Entscheidung, ob eine Tat schuldhaft begangen wurde, bedarf der Definition durch einen Dritten, durch eine äußere Instanz – der Moral, des Gesetzes, Gottes – oder einer inneren – des Gewissens oder Über-Ich.

Innere und äußere Instanzen brauchen keineswegs übereinzustimmen – wie im KZ kann die Ordnung der Menschen pervertiert sein –, die innere Instanz kann fehlen, wie bei Formen der Antisozialität, oder unerbittlich als feindliches Introjekt wirken. In der Therapie schwer Traumatisierter kann die Abstinenz nicht so weit gehen, dass sich einer Stellungnahme und Bewertung gänzlich enthalten wird, manchmal muss der Therapeut eine solche Instanz sein.

Die uneingestandene Schuld der Eltern bildet im Selbst des Kindes transgenerational ein Introjekt, von dem Schuldgefühle ausgehen – sie haben die Schuldgefühle und empfinden die Scham, die die Täter nicht haben können oder wollen. Die Nachgeborenen schämen sich, Deutsche zu sein, können mit Juden nicht unbefangen umgehen, fühlen sich verantwortlich für etwas, was vor ihrer Geburt geschah. Und zwar gerade dann, wenn die Eltern eben diese Gefühle nicht haben konnten, sich mit ihrer Schuld nicht auseinandergesetzt hatten, nie darüber gesprochen haben.

Das Muster der so weitergegebenen Schuld scheint allzu menschlich zu sein, denn es findet sich in Mythen wieder, dem Ödipus-Mythos zum Beispiel: Laios' Schuld, den Jüngling Chrysippos vergewaltigt zu haben, soll nach einigen Versionen der Sage Hera veranlasst haben, Laios' Sohn Ödipus ein furchtbares Schicksal aufzuerlegen (Devereux, 1953, S. 133). Und es ist natürlich auch die geheim gehaltene Schuld der Eltern, Ödipus ausgesetzt zu haben, die am Anfang der späteren Schuld Ödipus' steht. Darüber hinaus ließen Ödipus' Adoptiveltern ihn glauben, sie seien die leiblichen, sodass er sie, um Unheil zu vermeiden, verließ, als er vom Orakel hörte, nur aber um die leiblichen Eltern zu treffen, sodass das Orakel sich erfüllen musste. Ödipus hätte nicht derartig schuldig werden müssen, hätte er die Schuld der Eltern gekannt und hätten sie sie auch anerkennen und bereuen können.

Die Psychoanalyse Freuds hat den Ödipuskomplex konzipiert, als gäbe es diesen ersten Teil des Mythos nicht, als begänne »Schuld« (Schuldgefühl) bei den ödipalen Bestrebungen des Kindes. Georges Devereux (1953, S. 139) dagegen lässt den Ödipuskomplex in der Eltern-Generation beginnen: »Der Ödipus-Komplex scheint eine Konsequenz der Sensitivität des Kindes für die sexuellen und aggressiven Impulse seiner Eltern zu sein« (Übersetzung M. H.). Wenigstens der pathologische Ödipuskomplex wäre also pseudoödipal, das heißt von den inzestuösen Wünschen *der*

Eltern hervorgerufen (vgl. Hirsch, 1993c). Das Schwerste scheint zu sein, eine dialektische Doppelsicht sowohl des Traumas als auch der intrapsychischen Konflikte sowie ihrer jeweiligen Abwehr durchzuhalten und im Durcharbeiten ihrer gegenseitigen Bedingtheit ein realistischeres Bild der historischen und gegenwärtigen Realität eines Menschen zu gewinnen.

Scham und Schuld – Sein und Tun[10]

»Der Weg zum Tun ist zu sein.«

(Lao Tse, zit.n. Fromm, 1976)

»Die Menschen sollten nicht so sehr bedenken, was sie *tun* sollen, sondern was sie *sind.*«

(Meister Eckart, zit.n. Fromm, 1976)

»Es kommt nicht darauf an, was der Künstler tut, sondern was er ist.«

(Picasso, Über Kunst)

Die affektiven Erlebensweisen der Scham und des Schuldgefühls kann man mit zwei Modi menschlicher Existenz bzw. menschlichen Existenzgefühls – dem *Sein* oder der Identität und dem *Tun*, dem Handeln – in Beziehung setzen. Dabei sind keine einfachen und eindeutigen Entsprechungen zu erwarten, vielmehr durchdringen und überschneiden sich sowohl die Affekte von Scham und Schuld als auch die Dimensionen von Sein und Handeln. Scham und Schuldgefühl sind affektive Begleiter einer negativen Beurteilung des eigenen Selbst. Ein Schuldgefühl ist die – unrealistische – Annahme, jemanden geschädigt zu haben oder jemandem schaden zu wollen; reale Schuld dagegen ist sozusagen objektiv, sie entsteht durch eine Handlung, die einem Anderen Schaden zugefügt hat. Die deutsche Sprache differenziert dementsprechend genau: »Ich bin mir einer (oder keiner) Schuld bewusst …« – das wäre die Anerkennung realer Schuld. Oder sie sagt: »Ich fühle mich schuldig …«, und bezeichnet so ein *Gefühl*, das nicht unbedingt aus der Realität konkreten Handelns stammt, eher noch, wenn es nicht ganz irreal ist, zukünftiges mögliches Handeln beurteilt: Wenn ich das täte, würde ich mich schuldig machen; die Antizipation von Schuld wäre also eine sozial regulierende Funktion des Schuldgefühls. Die Scham dagegen verurteilt das Sein, das So-Sein oder So-gewesen-Sein, und auch sie übernimmt Regulationsfunktion

10 Überarbeitete und erweiterte Fassung eines Vortrags Lindauer Psychotherapiewochen 2007 und der Veröffentlichung in *Psychotherapeut, 53*, 177–184 (2008).

sozialer Beziehungen (vgl. Hilgers, 2006). Allerdings gibt es eine Verbindung von Tun und Sein: Oft erkennt man den Anderen, wie er *ist*, an seinem Handeln, an seinem *Tun*.

Gesetz, Über-Ich, Ideal-Ich

Das Erleben aller verschiedenen Dimensionen der Schuld, des Schuldgefühls und der Scham ist verbunden mit jeweils verschiedenen Instanzen, die die Qualitäten definieren bzw. hervorrufen; diese Instanzen können außerhalb des Individuums oder in ihm lokalisiert sein. Schuldig spricht das Gesetz oder der Richter; wird die Schuld nicht geleugnet oder sonst abgewehrt durch Rationalisierung oder Verkehrung ins Gegenteil (»blaming the victim«), folgt die Schuldanerkennung, verbunden mit dem Affekt der Reue; beides sind übrigens Bedingungen für die Resozialisierung des schuldigen Täters. Die Instanz, die ein Schuld*gefühl* hervorruft, befindet sich innen, im Selbst, es ist das Über-Ich, sein bewusster Anteil ist das Gewissen. Die Über-Ich-Entwicklung kann man als Bewegung von außen nach innen verstehen; die Wertvorstellungen und Verhaltensanweisungen, die seinen Inhalt bilden, waren nämlich einmal die der Eltern, die sie dem Kind mehr oder weniger freundlich vermittelten – Ferenczi (1964 [1938], S. 294) allerdings ist skeptisch und nennt Erziehung wenig freundlich »Superego-Intropression seitens der Erwachsenen«. Die Über-Ich-Bildung (Freud, 1930a) ist eines der wenigen Beispiele in Sigmund Freuds Denken für ein objektbeziehungstheoretisches Geschehen, nämlich die Internalisierung von Eigenschaften äußerer Objekte durch das Subjekt, Eigenschaften der Eltern durch das Kind. Das andere Beispiel ist die »narzisstische Identifikation« in Freuds bedeutender Arbeit »Trauer und Melancholie« (1916–1917g [1915]; s. das entsprechende Kapitel »Trauer und Melancholie – heute wieder gelesen«); Freud beschreibt dort die Internalisierung des verlorenen Objekts.

Über-Ich und Gewissen machen also Schuldgefühle, indem sie ausgeführte oder geplante Handlungen beurteilen; sie sind für das Tun zuständig. Auch für die Scham muss man eine entsprechende Instanz annehmen, die nun aber das Sein beurteilt; diese Instanz ist das Ich-Ideal (oder Ideal-Ich), das einen idealen Zustand des Ich oder des Selbst (vgl. Seidler,

1995) bezeichnet, an dem sich das reale Selbst messen lassen muss. Der Begriff Ich-Ideal hat sich für diese Instanz durchgesetzt, obwohl Freud ihn vor dem des Über-Ich für eine Gewissensinstanz verwendete (andererseits auch Ideal-Ich im selben Sinne; Freud, 1916–17a [1915–17], S. 444) und obwohl Joseph Sandler (Sandler et al., 1963) zwar von »ego ideal«, dann aber von »ideal self« spricht. (Zur Diskussion, dass der Begriff Selbst das alte psychoanalytische Ich weitgehend ersetzt hat, vgl. Seidler, 1995, S. 163f.) Fällt das Ergebnis negativ aus aufgrund der Diskrepanz von idealem und realem Selbst, entsteht der Affekt der Scham; genügt das Selbst den Anforderungen oder übertrifft es sie gar, entwickelt sich im Gegenteil Stolz.

Ob das Ich-Ideal nun als eine vom Über-Ich gesonderte Instanz gesehen werden soll, ist nicht entschieden. Leon Wurmser meint:

> »Das Ich-Ideal, besonders das Bild des idealen Selbst, ist nur eine der Komponenten des Über-Ich. Es steht außer Frage, dass es bei der Scham ein inneres ›Messen‹ dessen gibt, was ist [also die Realität des Selbst] gegenüber dem idealen ›Bild‹ des Selbst, das weitgehend im Über-Ich verankert und in beträchtlichem Ausmaß unbewusst ist« (Wurmser, 1990a, S. 133).

Wir haben ja von Wurmser (1987, 1990b) gelernt, dass das Über-Ich keine Einheit ist, sondern aus vielen Teilen bestehen kann, die jeweils ganz verschiedene Wertvorstellungen enthalten können, die miteinander im Konflikt stehen. Zum Beispiel: »Sei erfolgreich! Aber bleibe bescheiden!« Meines Erachtens sollte man aber doch beide Instanzen unterscheiden: Das Gewissen beurteilt eindeutig das Verhalten, das Tun, nicht das So-Sein des Selbst. Janine Chasseguet-Smirgel (1981 [1975]) führt das Ich-Ideal auf das Bestreben zurück, den angenommenen primärnarzisstischen Zustand von vollkommener Ganzheit wieder zu erlangen; der *Blick des Anderen* wäre die Projektion dieser Forderung auf das Objekt. Allerdings ist der Mensch von Anfang an mit der sozialen Umgebung in Kontakt, es gibt ihn nicht ohne den Anderen, wie Donald Winnicott (1974 [1960], S. 50) sagt: »There is no such thing as a baby«, es gibt das Baby nicht, nämlich nicht ohne die Mutter, natürlich auch umgekehrt, keine Mutter ohne das Kind. Die Identität – und das ist ein *Gefühl*, jemand zu sein, ein Identitätsgefühl – ist das ganze Leben über das Ergebnis der positiven und negativen Rückmeldungen der äußeren Objekte und deren Internalisierung. Einen Begriff von sich selbst und vom eigenen Wert, dem Selbstwert, wie die deutsche Sprache sagt, erhält das Kind durch die Spiegelung durch die Mutter, durch den »Glanz im Auge der Mutter« (Kohut, 1973 [1971]; Winnicott, 1979 [1967]).

> »Diese Beziehung vermittelt dem Säugling ein Gefühl des Seins bzw. der Identität. Das Gefühl der Identität beruht auf der Fähigkeit der Mutter [...], jemand zu sein, ›der *ist*‹, und nicht jemand, ›der *handelt*‹, bis das Kind bereit ist, das Handeln herbeizuführen« (Davis & Wallbridge, 1983 [1981], S. 162).

So erläutern Madeleine Davis und David Wallbridge Winnicotts Gedanken. Die Eltern des delinquenten Jugendlichen fragen ratlos: »Was haben wir denn falsch gemacht ...«; der Partner der enttäuschten Frau, die ihn verlassen will, fragt: »Was habe ich denn getan ...«, und sie sagt: »Du hast nichts getan, aber du bist nicht (mehr) so, dass ich dich liebe ...«

Diese Spiegelung hat visuellen Charakter, und auch die Scham ist immer mit dem *Blick des Anderen* (Seidler, 1995) verknüpft worden, auch der Begriff des Ideals geht auf das griechische Idein *(ιδειν)* zurück, wie Wurmser (1990a, S. 134) es mitteilt: »In seinen wesentlichen Schichten hat dieses ›ideale Bild‹ deutlich visuellen Charakter.« Der Scham erzeugende Blick enthält ein negatives, vernichtendes Urteil, das den Sich-Schämenden so, wie er ist, nicht akzeptiert, und dieser schlägt seinerseits die Augen nieder, da er dem Blick nicht standhält. Ein Aufbegehren gegen die Verurteilung ist nicht möglich, der Sich-Schämende ist auf die Beziehung angewiesen, identifiziert sich mit dem Urteil und *internalisiert den Blick des Anderen, der zur innerpsychischen Instanz des Ich-Ideals wird*, das genauso vernichtend urteilen kann wie das äußere Objekt. Schuld und Schuldgefühl dagegen ist mit dem Wort Vorwurf verbunden, etwas Falsches *getan* zu haben, und dieser wird verbal vorgetragen. Der Vorwurf trifft das Ohr. Der Vater *spricht* streng mit dem Kind: »Hast du nicht gehört!« (und das Kind *gehorcht*), der Richter *spricht* ein Urteil, und die entsprechende innere Instanz, das Über-Ich, spricht oft genug mit einer vorwurfsvollen inneren Stimme: »Wie konntest du nur ...«, das handelnde Selbst verurteilend.

Die Psychoanalyse hat sich lange eher mit dem *Handeln* aufgrund von Triebbedürfnissen und den damit verbundenen Konflikten auseinandergesetzt als mit dem Sein, der Identität, bzw. dem Identitätsgefühl. Später haben Joseph Sandler und Kollegen (Sandler et al., 1963) die Zusammensetzung des Ich-Ideals konzeptualisiert und es auf »das elterliche Ideal eines wünschenswerten und geliebten Kindes, wie es das Kind wahrnimmt« (zit. bei Wurmser 1990a, S. 132), zurückgeführt. Sandler (ebd.) zufolge setzt sich das Ich-Ideal und seine Entstehung aus folgenden Komponenten zusammen:

> »Das Ich-Ideal ist zusammengesetzt 1) aus Identifikation mit Aspekten von geliebten, bewunderten oder gefürchteten Personen; 2) aus dem Bild des ›braven‹ oder ›wünschenswerten‹ Kindes, wie es von den Anderen, v.a. den Eltern erwartet wird; und 3) aus den idealen Zuständen des Selbst aus früheren Zeiten« (zit.n. ebd., S. 133).

Besonders die Erwartungen der Mutter in Bezug auf die Kontrolle der Körperfunktionen spielen eine herausragende Rolle, und Scham trifft später besonders auf das So-Sein des Körpers. Die Erwartungen werden nicht einmal besonders dezidiert im Einzelnen vermittelt, sie sind vielmehr Projektionen eines globalen idealen, auch unbewussten Bildes auf das Kind. »Je unrealistischer die Erwartungen der Eltern sind und je mehr sie eine massive Verleugnung der emotionalen Realität voraussetzen, desto größer wird die Diskrepanz zwischen dem ›idealen Kind‹ und dem ›realen Kind‹« (ebd., S. 132). Wurmser betont den »Doppelcharakter von außen und innen, trotz des Prozesses der Internalisierung« (ebd.), und in der Tat, das innere Auge schielt auf die Beurteilung von außen. Das ganze Leben lang geschieht eine Abgleichung zwischen Innen und Außen. Besonders peinlich ist es, wenn beide im negativen Urteil übereinstimmen; das Schamgefühl verstärkt sich durch die Vorstellung, jemand habe das Peinliche gesehen und geächtet. Ein Ziel jeder Therapie wäre nicht nur die Modifikation eines unrealistisch strengen Über-Ich, sondern auch die Relativierung übermäßiger Idealvorstellungen vom eigenen Selbst.

Scham und Schuldgefühl

Zur Conditio humana gehören Scham und Schuld, die Genesis des Alten Testaments verbindet das Wissen um Gut und Böse mit der relativen Freiheit der Entscheidung und damit Schuldfähigkeit des Menschen (vgl. Hirsch, 2017 [1997]). Schuldig wird der Mensch letztlich durch die Notwendigkeit, Kultur gegen die Natur, aus deren selbstverständlicher paradiesischer Einbettung er vertrieben wurde, zu setzen und sie damit unvermeidlich zerstören zu müssen. Scham gab es im Paradies nicht; erst nach der Vertreibung schämten die Menschen sich ihrer Nacktheit, wenn sie sich so sahen, wie sie waren. Erich Fromm verbindet den Schamaffekt mit dem Erkennen der Getrenntheit, der Unterscheidung der Geschlechter und dem Erwerb des Reflexionsvermögens, Reflexion seiner selbst und der Anderen:

> »Sie empfinden die tiefste Scham, die es gibt; einem Mitmenschen ›nackt‹ gegenüberzutreten und sich dabei der gegenseitigen Entfremdung, der tiefen Kluft bewusst zu sein, die sie voneinander trennen. [...] Welcher Sünde haben sie sich schuldig gemacht? Einander als getrennte, isolierte, egoistische Menschen gegenüberzutreten, die ihre Trennung nicht durch den Akt liebender Vereinigung überwinden können. Diese Sünde ist in der menschlichen Existenz verwurzelt« (Fromm, 1976, S. 122f.).

Fromm verknüpft hier also Scham und Schuld (Sünde). Wenn man die Genesis als Metapher sowohl für die Phylogenese des Menschen als auch für die Ontogenese des Individuums (vgl. Hirsch, 2017 [1997]) versteht, ist es nur folgerichtig, den Beginn des Schamgefühls mit der Entwicklung der Fähigkeit zur Selbstreflexion, der Erkenntnis des eigenen Seins, im zweiten Lebensjahr anzusiedeln. Ebenso wird auch ein über die bloße Strafangst hinausgehendes Schuldgefühl von dem Bewusstsein, ein getrenntes, handelndes Individuum zu sein, abhängen.

Es ist nicht leicht, die Affekte von Scham und Schuldgefühl zu beschreiben und sie darüber hinaus voneinander zu differenzieren. Schuldgefühl kann mit leichter Verstimmung bis hin zur Verzweiflung verbunden sein, es enthält im Wesentlichen einen Vorwurf, und zwar den einer moralischen inneren Stimme, falsch gehandelt zu haben oder handeln zu wollen. Scham dagegen kann die ganze Existenz infrage stellen und vernichtend erlebt werden; Scham hat einen körpernahen Charakter, man möchte im Boden versinken, um nicht gesehen zu werden, man schlägt die Augen nieder, vor allem errötet man, wie um noch einen weiteren Grund zu liefern, beschämt zu werden oder sich beschämt zu fühlen. Oder man erblasst, bekommt »weiche Knie«; das Extrem wäre, vor Scham in Ohnmacht zu fallen (Wurmser, 1990a).

Allerdings hat Scham auch eine regulierende Funktion; in einer milderen Form hilft sie, Selbst-Objekt-Grenzen zu stärken, dem Begehren des Anderen Grenzen entgegenzusetzen, sich selbst über eigene Bedürfnisse und eigene Wünsche klarer zu werden. Ebenso mahnt ein freundliches Über-Ich, was man tun oder lassen sollte, und reguliert so soziales Verhalten. Scham und Schuldgefühl sind manchmal nicht eindeutig voneinander zu trennen. Oft zeigt sich das So-Sein durch das Handeln eines Menschen, wie es schon erwähnt wurde. Opfer jeder Gewaltform leiden unter schweren Schuldgefühlen (da sie dem Täter seine reale Schuld abnehmen, als ob sie etwas getan hätten), sie empfinden aber auch eine Scham, Opfer zu sein, auch wenn sie dazu gemacht worden sind; so verbindet sich ein Überlebendenschuldgefühl mit einer Überlebendenscham (s. weiter unten). Wenn die Schriftstellerin Helga Schubert (1990, S. 103) eine Mutter so ihre Tochter attackieren lässt, vermischt sie Scham und Schuld, ohne zu überlegen: »So sprichst du zu deiner Mutter, du solltest dich schämen, so zu einer Mutter zu sprechen, nach allem, was ich für dich getan habe, [...] du kamst unerwünscht, die berufliche Karriere hast du mir unterbrochen, ja abgebrochen.« Die Tochter soll sich schämen, etwas getan zu haben, und unerwünscht auf die Welt gekommen zu sein, ist in den Augen der Mutter ganz selbstverständlich auch ein schuldhaftes Tun der Tochter.

Ein Phänomen erscheint auf den ersten Blick nur der Scham vorbehalten und nicht für das Schuldgefühl zu gelten: Sich für einen Anderen, mit dem man verbunden und identifiziert ist, dessen So-Sein aber mit dem eigenen Ideal-Selbst nicht übereinstimmt, zu schämen (»Fremdschämen«). Das Kind schämt sich für die Schwäche der alkoholkranken Mutter und ihre fehlende Selbstkontrolle und schämt sich besonders, wenn diese Eigenschaft der Mutter öffentlich bekannt wird. Es könnte gleichgültig sein, wenn sich der Partner in der Öffentlichkeit zum Beispiel unkontrolliert aggressiv zeigt, aber wegen der identifikatorischen Verbundenheit schämt man sich für ihn, gleichzeitig auch für sich, denn einen solchen Partner hat man ja gewählt, und es ist, als ob man insgeheim wüsste, dass er auch einen eigenen verborgenen Anteil repräsentiert. Tragisch die Scham eines kleinen Kindes, das den Vater durch Tod verloren hat – Scham über die Schwäche, die fehlende Allmacht des Vaters, aber auch gleichzeitig über die negative Ausnahme-Identität, ein Kind ohne Vater zu sein, die es aus der Einheit mit den glücklicheren Kindern heraushebt und ihn so sichtbar macht.

Aber es gibt doch eine Parallele vom Fremdschämen zum Schuldgefühl, nämlich das paradoxe Phänomen, dass die reale Schuld des Täters vom Opfer introjiziert und durch eine unterwerfende Identifikation mit dem Aggressor (Ferenczi, 1964 [1933]; Hirsch, 1996a, 2017 [1997]; s. das Kapitel »Zwei Arten der Identifikation mit dem Aggressor – nach Ferenczi und Anna Freud«) zum Schuldgefühl wird, verbunden mit Selbstwerterniedrigung, während der Täter jede Schuld von sich weist und in völliger Übereinstimmung mit seinem Tun und mit sich selbst – also auch ohne Scham – lebt. Der Sinn dieses letztlich selbstschädigenden Mechanismus für das Opfer ist, dass es sich im Täter einen zum Überleben notwendigen Mächtigen erhält, der nicht schlecht und schuldig ist (ein Kind oft genug die Eltern, der Gefolterte den Folterer), den einzig Mächtigen, von dem paradoxerweise Rettung zu erwarten ist (vgl. Eissler, 1968). Übrigens schämt sich der nach dem Krieg geborene Deutsche nicht nur der Schandtaten, die die Elterngeneration zu verantworten hatte, sondern er leidet auch an einem (kollektiven) Schuldgefühl, als ob er etwas Übles getan hätte, trotz seiner späten Geburt.

Scham und Schuldgefühl als Dimensionen extremer Traumatisierung

Die Doppelgesichtigkeit der Scham, die Dialektik von äußerem Blick des Anderen und der Entwertung durch die innere Instanz, kann völlig irrelevant werden, wenn die Selbstwertvernichtung von außen mit übermäßiger Gewalt verbunden ist. Die Folter zerstört ein noch so realistisch-wohlwollendes Selbst-Ideal. Extremformen der Beschämung und Erniedrigung wirken auf den Körper ein, stundenlanges Strammstehen nackter Gefangener in der Kälte stellt man sich vor, Erzeugung größter Schmerzen, durch die der Wille und jedes Identitätsgefühl gebrochen werden. Neben dem Verlust des Urvertrauens in die Welt und die Mitmenschen (vgl. Améry, 1988 [1966]) entsteht eine tiefe Scham, derart zum Opfer *geworden* zu sein, unabhängig vom zuvor bestehenden Selbstwertgefühl; schwere Gewalt wie Folter verändert die Identität, also das Sein des Menschen. In der Identifikation mit dem Folterer, die tragischerweise die Fantasie enthält, dieser als der einzig Mächtige könnte den Gefolterten retten, denn das eigene Selbst ist eliminiert, kommt es aber zu einem Verschwinden der Scham, sodass in diesem Bereich Täter und Opfer identisch sind, wie es Silvia Amati (1990) beschrieben hat. Erst die Wiedergewinnung der Scham zeigt eine Trennung aus dieser Täter-Opfer-Einheit, eine Differenzierung und Grenze an.

Der Name William Niederland (1961, 1966, 1981) ist mit dem Begriff des Überlebendenschuldgefühls *(survivor guilt)* untrennbar verbunden, das er als Grundlage für das Überlebenden-Syndrom ansieht, eine Krankheitseinheit, die geprägt ist von Apathie, Depression, Selbstzweifeln und Selbstvorwürfen, Depersonalisationsgefühlen (das Gefühl, »eine andere Person [...], keine Person mehr« [Niederland, 1981, S. 417] zu sein) sowie vielfacher Somatisierung. Die Überlebenden klagen sich an für ihr »Versagen«, die Familie nicht gerettet zu haben, obwohl absolut keine Möglichkeit auch nur der geringsten Beeinflussung gegeben war. Sehr häufig tritt zum Überlebendenschuldgefühl ein Gefühl tiefer Scham hinzu, sodass beide sich kaum differenzieren lassen: Der 15-jährige Elie Wiesel hat im KZ wegen eines Fliegeralarms seinen schwerkranken Vater zurückgelassen. Als er wieder zu sich kommt, *denkt* er an seinen Vorteil:

> »›Wenn ich ihn nicht finde! Wenn ich dieses tote Gewicht los würde, damit ich mit allen Kräften für mein eigenes Überleben kämpfen könnte und mich nur noch um mich zu kümmern brauchte!‹ Und schon empfand ich Scham, Scham für das Leben, Scham um meinetwillen« (Wiesel, 1992 [1960], S. 142).

Zur Scham gesellt sich ein Schuldgefühl: »›Zu spät, deinen alten Vater zu retten, sagte ich mir. Stattdessen könntest du zwei Rationen Brot, zwei Teller Suppe haben ...‹ Ich dachte es nur den Bruchteil einer Sekunde, und doch fühlte ich mich schuldig« (ebd., S. 148). Auch Amati (1990, S. 737) vermutet aufgrund der in der Gegenübertragung bei der Therapie von Extremtraumatisierten auftretenden Scham, »dass sich zu einem guten Teil der Scham zurechnen lässt, was man gemeinhin das Schuldgefühl der Überlebenden nennt«. Die Scham unterscheidet aber Täter und Opfer: »So ist die Welt: Die Scham plagt nicht die Henker, sondern die Opfer« (Wiesel, 1992 [1960], S. 303). Die Täter kannten diese Scham nicht, wie auch Jean Améry (1988 [1966]) bemerkt. Primo Levi (1990 [1986]) hat das Überlebendenschuldgefühl in die Nähe einer Scham gerückt, an der Stelle eines Anderen, vielleicht Besseren, zu leben, einer Scham auch, ein Mensch und als solcher prinzipiell fähig zu sein zu dem undenkbar Grausamen, dessen Opfer die KZ-Gefangenen waren. Die Scham verbindet so Opfer und Täter, aber sie trennt sie auch voneinander: Der Täter ist unfähig zur Scham.

Basisschuldgefühl, Basisscham

Wie beim Überlebendenschuldgefühl, das ja nicht einer realen *Tat*, sondern dem *Sein*, und zwar einem Opfer-Sein, entspringt, gibt es ein häufig anzutreffendes Schuldgefühl, das die *bloße Existenz*, das *Sein* der betreffenden Menschen als schuldhaft erleben lässt (s. das entsprechende Kapitel »Zur Psychoanalyse von Schuld und Schuldgefühl«). Wieder scheint sich dieses Phänomen in die Vorstellung, dass das Sein Scham hervorruft, wenn es negativ bewertet wird, Schuldgefühl aber verurteiltem Handeln entspricht, nicht einzufügen. Es ist aber nicht Scham, sondern eindeutig Schuldgefühl, *als ob* der Betreffende durch schuldhaftes Handeln erstens seine eigene Existenz bewirkt hätte, und zweitens, als hätte er die ihm Nahestehenden durch sein Da-Sein in große Schwierigkeiten gebracht, die er nun zu verantworten habe. Für diese Schuldgefühlform habe ich den Begriff *Basisschuldgefühl* (Hirsch, 2017 [1997]) vorgeschlagen. Man kann sagen, Scham bezieht sich auf das *So*-Sein, das Basisschuldgefühl auf das *Da*-Sein, man schämt sich seines Selbst, das als negativ empfunden wird, während man sich schuldig fühlt, weil man überhaupt existiert – als ob man diese Existenz schuldhaft selbst hervorgerufen hätte.

Einmal darauf aufmerksam geworden, wird man Symptome wie Mutlosigkeit, Depression, Sich-nichts-Zutrauen, fehlendes Selbstwertgefühl bis hin zur latenten oder offenen Suizidalität oft auf ein solches globales Schuldgefühl zurückführen können, für das es keine eigentliche Begründung gibt. Johann Jaroslaw Marcinowski macht eine Bemerkung, die auf ein Basisschuldgefühl hinweist:

> »Ist es nicht auffallend, daß wir uns schuldhaft verantwortlich fühlen oft auch für etwas, für das wir gar nichts können, und was gänzlich unserer Einfluß-Sphäre entrückt ist, z. B. für Eigenschaften, für körperliche Mängel und Unschönheiten und dergleichen mehr, kurz dafür, daß man *so ist*?« (Marcinowski, 1924, S. 19 [Hervorheb. i. Orig.]).

Familiäres Trauma, Schuldgefühl und Scham

Die schwerste Form traumatisierender Gewalt in der Familie ist der sexuelle Missbrauch gerade wegen der verwirrenden Vermengung kindlicher Liebe zu den Eltern und deren gewaltsamer Umdefinition in eine dem Kind unbekannte Sexualität der Erwachsenen. Neben der Schuldübernahme durch die unterwerfende, dem Täter Recht gebende Identifikation mit dem Aggressor findet sich häufig der Gedanke, das Opfer haben den Täter vielleicht durch eigenes Verhalten verführt, habe also etwas schuldhaft *getan*, auch wenn es damals ein kleines Kind gewesen war. Schwere Schuldgefühle treten auf, besonders wenn das im Allgemeinen emotional bedürftige Opfer es *auch gewollt* hatte, auch wegen der erweckten eigenen Lust dabei. Ein Kind kann sich natürlich nicht wehren, wenn aber eine Jugendliche aus Schwäche, aus Abhängigkeit, sich gegen den fortwährenden Missbrauch nicht abgrenzt, muss man dann nicht einen Anteil an *realer* Schuld feststellen, wenn sie auch tragisch zu nennen ist, wenn das Opfer zur Gegenwehr gar nicht in der Lage ist. Schuld entsteht aber sicher, wenn die Jugendliche zur Form der sekundären Identifikation mit dem Aggressor greift und den Täter imitiert, ihm nacheifert. Hier findet sich stets eine Komponente massiver Scham, nämlich so gewesen zu sein wie der Täter, nicht in der Lage gewesen zu sein zu verzichten, eine Abhängigkeitsscham (Wurmser, 1990a).

Entsetzliche Scham kann auch entstehen, wenn Missbrauchsopfer aufgrund des traumatischen Introjekts und der Identifikation mit ihm wiederum Schwächere sexuell missbrauchen.

Eine Patientin, die in der Frühadoleszenz Opfer des inzestuösen Agierens des Vaters gewesen war, erinnerte sich mit sehr peinlichen Gefühlen daran, dass sie den vor ihrer verschlossenen Tür bettelnden Vater stets schließlich doch eingelassen hatte, wohlwissend, dass genau das geschehen würde, was sie auf keinen Fall geschehen lassen wollte. Zwei Jahre nach Therapiebeginn »gestand« sie, dass sie einmal wie in Trance ihren sechs Jahre jüngeren Neffen, der zu Besuch gekommen war, im Schlaf masturbiert hatte und, als er aufwachte und fragte, was sie da mache, genau die Worte wählte, die der Vater damals ihr gegenüber aussprach: »Da ist gar nichts, schlaf weiter.« Neben den heftigen Schuldgefühlen empfand sie eine entsetzliche Scham, wie der Täter gewesen zu sein, die in der Sitzung von heftigen Körpersymptomen begleitet war (Niemann, 1994, S. 184f.; vgl. Hirsch, 2017 [1997], S. 282).

Es ist offenbar leichter, ein Schuldgefühl zu ertragen, als derartig tiefgehende Beschämung, denn Schuld bedeutet, selbst gehandelt zu haben, wenn man auch etwas falsch gemacht hat, selbst aktiv gewesen zu sein, sodass die ohnmächtige Passivität der Beschämung oft durch das Gefühl eigener Schuld abgewehrt wird. Ein alltägliches Beispiel: Ein Patient mittleren Alters litt an Darmbluten, er geriet an einen sadistischen Oberarzt einer Universitätsklinik, der ad hoc eine Rektoskopie durchführte, dabei aber übersah, dass nur ungenügend abgeführt worden war. Während der Untersuchung trat der Darminhalt aus, und der Patient wiederholte verzweifelt: »Entschuldigung, Entschuldigung« (es wäre an dem Arzt gewesen, sich zu entschuldigen), aber eigentlich empfand er eine doppelt determinierte Scham, dass er nämlich erstens die Sphinkterkontrolle verloren hatte, wie ursprünglich bei der sogenannten Reinlichkeitserziehung, und dass er zweitens Opfer des Sadismus des Oberarztes geworden war.

So wie in diesen Beispielen Schuldgefühl, Schuld und Scham gleichzeitig und ineinander verwoben auftreten, kann man Sein und Tun kaum noch unterscheiden, denn *das Sein zeigt sich häufig im Tun*. Das Handeln macht Schuldgefühl, oder wenn ein Schaden am Anderen oder an sich selbst eintritt, schuldig. Das Sein, und zwar so wie der Täter zu sein, erzeugt die Scham, auch wenn es die Tat war, die das Sein entlarvt hat.

Häufig sagt oder denkt man dann: »Es ist mir passiert …«, oder: »Es kam aus mir heraus …, ich *war* (Sein!) wie fremdgesteuert …, ich habe die Kontrolle verloren«, anstatt zu denken: Ich habe es *getan*. Und tatsächlich ist es weniger ein Tun als ein So-Sein, dass es dazu kommen konnte.

Der Körper und die Scham

Wie die Beschämung sich häufig gegen den Körper richtet, wird der eigene Körper in Zeiten der Identitätskrise, besonders der Adoleszenz, als Projektionsfläche verwendet, in der der Identitätsmangel, die Selbsterniedrigung und -entwertung gesehen wird, um eine eher diffuse Identitätsangst zu lokalisieren und konkreter zu machen. Die mehr oder weniger ausgeprägte Überzeugung, der Körper oder Teile von ihm seien missgebildet, wird als Dysmorphophobie bezeichnet (s. das Kapitel »Hypochondrie und Dysmorphophobie«); sie ist *die* Schamkrankheit der Adoleszenz, die zum Verstecken des Körpers und zu sozialem Rückzug führt. Die Missbildungsängste richten sich besonders gegen die sichtbaren primären und sekundären Geschlechtsmerkmale, nämlich missgebildete, zu große oder zu kleine Sexualorgane zu haben, womit die Angst vor der Entwicklung einer sexuellen Identität des Jugendlichen körpersymbolisch ausgedrückt wird. Und die Sexualität ist schließlich *der* Schauplatz der Identitätskämpfe des Jugendlichen, wie sie auch der kräftigste Motor ist, ihn exogamisch aus der Familie hinauszutreiben. Die Aufgabe der individuellen Entwicklung wäre, sich in seinem Selbstbewusstsein derart neu zu ordnen und zu finden, dass man (überwiegend) wieder einverstanden sein kann mit seinem So-Sein, auch ohne die ursprüngliche Sicherheit der umgebenden Familie.

Es scheint so zu sein, dass der Körper so oft als Ursache der Scham bzw. als Objekt der Beschämung herhalten muss, weil er so *ist*; man kann ihn erst einmal durch ein Tun nicht verändern (es sei denn, man greift zu invasiv-chirurgischen Mitteln oder hört auf zu essen). Andererseits ist der Versuch, Identitätsunsicherheit und damit Scham aufgrund des So-Seins zu bekämpfen, indem man den eigenen Körper mehr oder weniger destruktiv verändert, geradezu eine Erscheinung unserer Zeit (Hirsch, 2004b). Unfähig, das Leben und das Sein zu verändern, wählt man den Körper als Schauplatz der Veränderung, als wäre nun das Selbst gut, wenn der Körper ideal gestaltet wäre. Das Spektrum der »Körperinszenierungen« (Hirsch, 2004b; s. das Kapitel »Zur Funktion der Körpermanipulation – über Parallelen in Psychopathologie, heutigen Gruppennormen und in der Ethnologie«) reicht von der harmlosen Verwendung von Kosmetika über das häufige Piercen und Tätowieren der Jugendlichen bis hin zu Selbstverletzungen und bleibenden Verstümmelungen. Scham und Schuldgefühl finden sich dabei erst einmal nicht, vielmehr häufig ein Stolz, ein Mittel gefunden zu haben, etwas zu tun: »Das ist *mein* Körper, und ich kann mit ihm machen, was *ich* will!« Erst das Gefühl von Abhängigkeit und Wirkungslosigkeit dieses Mittels lassen Schuldgefühl und Scham entstehen.

Liebesbeziehungen

Je näher man sich kommt, desto weniger kann man das Sein verbergen; man wird so geliebt, wie man ist, und wenn die Liebe abnimmt, versucht man vergeblich, etwas zu tun oder wenigstens zu erfahren, was man falsch gemacht hat. Die Frage »Was habe ich *getan*, dass du mich nicht mehr liebst?«, die ich schon erwähnt habe, enthält die Hoffnung, dass wenigstens etwas hätte bewirkt werden können oder vielleicht auch noch in Zukunft getan werden könnte. Die Antwort »Du hast gar nichts getan …« wirft den anderen auf sich selbst zurück, da sie bedeutet: »Du *bist* nicht so, dass ich dich lieben kann …« Viele Dichter und Schriftsteller haben erkannt, dass das Tun das Sein nicht ersetzen oder verändern kann. Franz Kafka schreibt in seinem *Brief an den Vater:*

> »Heiraten, eine Familie gründen, alle Kinder, welche kommen wollen, hinnehmen, in dieser unsichern Welt erhalten und gar noch ein wenig führen ist meiner Überzeugung nach das Äußerste, das einem Menschen überhaupt gelingen kann. Dass es scheinbar so vielen leicht gelingt, ist kein Gegenbeweis, denn erstens gelingt es tatsächlich nicht vielen und zweitens ›tun‹ es diese Nichtvielen meistens nicht, sondern es geschieht bloß mit ihnen; das ist zwar nicht jenes Äußerste, aber doch noch sehr groß und sehr ehrenvoll (besonders da sich ›tun‹ und ›geschehen‹ nicht rein voneinander scheiden lassen)« (F. Kafka, 1952, S. 168).

Auch Freud (1914d, S. 50) wusste davon, denn er spricht von der »Übertragung, die sich [...] einstellt, obwohl sie von keinem [...] herbeigeführt wird«. Übertragung ist auch eine Art Liebesbeziehung. Und die Philosophie erkennt längst die Grenzen der Freiheit zu handeln; Karl Jaspers (1976 [1957], S. 44) schreibt über Augustin: »In der Freiheit unseres Handelns ist die Grunderfahrung: Ich will, aber ich kann nicht mein Wollen wollen. [...] Ich liebe, aber wenn ich nicht liebe, kann ich keine Liebe in mir schaffen.« Eine Patientin sagte: »Ich kann meinen Freund nicht ändern, er *ist* nun mal so. Aber ich kann mich wehren, wenn er mir was *tut*!«

Therapeutische Aspekte

Eine Patientin, Frau A., klagt, sie wisse nicht, was sie *tun* solle am Wochenende. Ich denke, eigentlich fragt sie, warum sie so *ist*, dass sie es nicht weiß. Wäre sie eine Jugendliche, hätte sie auch fragen können, ich weiß nicht, was ich werden will, oder: wie ich mich verlieben soll. Frau A. klagt über Langeweile, sie habe zu nichts Lust. Ich stelle sie mir als Adoleszente vor und sage: »Dahinter steckt die Angst, dass herauskommt, wer Sie sind, oder schlimmer, dass Sie *niemand* sind. Warum kann ein Kind nicht spielen; eigentlich kann jedes Kind spielen«, sage ich. Frau A. beginnt zu weinen, sie weint und weint ... Frau A. glaubt, dass es schon möglich wäre, etwas zu tun, sie wisse nur nicht, was; als sie sehen kann, dass es um sie selbst geht und nicht darum, was sie tun soll, kann sie sich in dem Kind wiederfinden, das wegen seiner endlosen Trauer nicht spielen kann.

Joseph Lichtenberg berichtet von einer 15-jährige Patientin, Clara, die an Bulimie litt:

> »Am Ende einer Sitzung wandte sie sich mir zu und fragte verzweifelt: ›Was soll ich bloß tun?‹ Ohne zu überlegen, antwortete ich: ›Fühlen!‹ [...] Anschließend berichtete sie, dass sie mit ihren Eltern eine Auseinandersetzung geführt habe [...] und erklärte stolz: ›Und ich habe mich weder vollgefressen noch erbrochen‹« (Lichtenberg, 1998, S. 64).

Ich denke, das spontan gefundene Wort »fühlen« bedeutete wohl etwa: Nichts tun, einfach sein, wie dir zumute ist, und von da aus gegebenenfalls handeln! Also konnte die Patientin sich mit ihren Eltern auseinandersetzen (handeln) und konnte auf ihr Symptomhandeln verzichten.

Viele Patienten kommen in die psychotherapeutische Sprechstunde und sagen: »Ich weiß nicht, was ich hier tun soll, wie ich die Therapie machen soll.« Hinter diesen Fragen steckt die Angst vor dem *Sein,* auf das es doch in der analytischen Therapie ankommt. Winnicott (1991 [1971], S. 81, S. 130) hat besonders zwischen Sein und Tun *(being and doing)* unterschieden. James Grotstein formuliert Winnicotts Vorstellungen in Bezug auf die Mutter-Kind-Beziehung so:

> »Es geht um die Dyade des passiven ›seienden‹ Säuglings (des normalen Prototyps des ›wahren Selbst‹), der auf intuitives (und stilles) ›Halten‹ angewiesen ist, und des ›aktiven‹, ›tätigen‹ Säuglings (des normalen Prototyps des ›falsches Selbst‹), der nach der Brust suchen und sie verwenden muss« (Grotstein, 1994 [1990], S. 16).

Winnicotts Technik beruht eher auf dem Sein als auf dem Tun, in diesem Sinne schildert Peter Rudnytsky (1988, S. 427) eine Situation, in der Winnicott lange stumm blieb: »Ich habe nichts zu sagen, aber wenn ich nichts sage, könnten Sie denken, ich bin nicht anwesend.« Manchmal wehren sich die Patienten gegen die Ebene des Seins, des Winnicott'schen *being.* Eine Patientin ist am Anfang der siebenjährigen Analyse in einer völlig abhängigen Beziehung zu einem älteren Mann, der ihr jede eigenständige Aktivität autoritär verbietet. An einer Stelle sage ich: »Sie möchten nicht, dass so ein Verhältnis hier auch entsteht.« Die Patientin antwortet ungehalten: »Nein, natürlich nicht, warum sollten Sie mich so *behandeln*!« Zu einem späteren Zeitpunkt sage ich zu ihr, einen Über-Ich-Aspekt bezeichnend: »Ich bin für Sie jemand, der Ihnen auf die Schliche kommen will, Ihnen etwas nachweisen will.« Sie antwortet, zustimmend: »Ja, warum *tun* Sie das?« Dieselbe Patientin sagte gleich in der ersten Stunde: »Ich werde mich auf keinen Fall in Sie verlieben!« Sie hat es nicht getan, aber vielleicht ist es doch passiert?

Shmuel Erlich (1991, 2003) wendet Winnicotts Unterscheidung auf die Therapie an, dabei legt er Wert darauf, dass er, anders als Winnicott, beide Modi, *being* und *doing,* gleichberechtigt von Anfang des Lebens an wirksam findet. Holding und Containing seien die Parameter des Being-

Modus, während »Themen des ›Being‹ ihrer Natur nach keiner Deutung zugänglich sind und sich ihr nicht fügen, da die Deutung das Beispiel der ›Doing‹-Modalität schlechthin ist« (Erlich, 1991, S. 322). Ich möchte ergänzen, dass zum *being* in der Therapie auch das Spiel, und zwar eines ohne besonders Ziel, gehört, Spiel also im Gegensatz zur Deutung (vgl. Hirsch, 2004a, S. 159f.), wie Winnicott (1991 [1971], S. 38 [Übersetzung M. H.]) es auch gesagt hat: »Psychotherapie findet in der Überschneidung zweier Bereiche des Spielens statt, dem des Patienten und dem des Therapeuten. Psychotherapie hat mit dem Spielen zweier Menschen zu tun.« Thomas Auchter (2004, S. 55) schreibt in einer Arbeit über Winnicott: »Im Möglichkeitsraum geht es um *Sein* und nicht *Haben*, um *Sein* und nicht *Machen*.«

Das Beharren auf einem Modus, dem des Tuns oder dem des Seins, ist eine massive Abwehr, den jeweils anderen zuzulassen, wie in folgendem Beispiel, in dem das sexuelle *Handeln* des Therapeuten das *Sein* der Patientin ersetzen sollte (vgl. Hirsch, 2001):

Eine Patientin, Frau K., die ihren Vater im Säuglingsalter verloren hatte, entwickelte eine heftige sexualisierte, aggressive Übertragungsbeziehung mit einem konkretistischen sexuellen Begehren. Sie ist extrem wütend, auf mich und auch auf sich selbst. Sie sei bescheuert, sich in ihrem Alter noch – in mich – zu verlieben. Sie bekomme ja doch nicht, was sie wolle! Frau K. steigert sich in ihre Frustrationswut, duzt mich, kommt mir körperlich nahe. Wütend schreit sie: »Du hast genau gewusst, wo ich hinkommen werde, genau geplant, dass ich mich verlieben werde! Du machst Frauen an wie mich, um sie dann fallenzulassen!« Ich frage zaghaft, was ich überhaupt hätte *tun* oder lassen können, das bewirkt hätte, dass sie sich verliebt hätte? – »Hör auf, das ist auch wieder so'n Trick! Du wusstest genau, dass es dazu kommt!« Ich sage, es sei paradox, ich tue etwas, indem ich nichts tue. Aber ich sei wenigstens da … – »Sie sind überhaupt nicht da, Sie lassen mich hängen!« Nach mehrfachem Insistieren, ob das Miteinanderschlafen und ein Orgasmus, den ich ihr machen soll, wirklich das ist, was sie wolle – vielleicht habe ich ihr etwas anderes versprochen und nicht gehalten –, weint sie heftig: »Ich habe es satt, Knochen zu sammeln, ich will nicht mehr.« Knochen sammeln bedeutet, auf die Suche nach dem Vater zu gehen. Ich sage ihr, dass ihr Vater versprochen hat, ein Vater zu sein, allein, indem er sie gezeugt hat. Das Versprechen hat er nicht gehalten. Deshalb die große Wut, sie weiß nicht wohin damit. Zum Schluss der Sitzung sagt sie noch versöhnlicher: »Jedenfalls haben Sie es ausgehalten.« Rückblickend kann ich sehen, dass ich ihrer Forderung, etwas zu *tun*, nur mein allerdings ziemlich hilfloses *Sein* entgegensetzen konnte. Ich rettete mich in der Situation mit dem Konzept Winnicotts (1969), dass die Mutter die mörderische Aggression des Kindes überleben müsse, um ihm ein Gegenüber zu sein, von dem abgegrenzt es sich entwickeln kann, weil es dann nicht seinen eigenen überflutenden Aggressionen ausgeliefert bleibt.

Schlussbemerkung

In einer Zeit wie der unseren, in der Effektivität und Machbarkeit in hohem Kurs stehen, auch im Sinne von Selbstverwirklichung durch stimulierende Aktivitäten und »Events«, verdeckt das Tun die Frage nach dem Sein, der Identität, gar nach dem »wahren Selbst«. Dem gesellschaftlichen Trend entspricht das Bewusstsein der meisten Patienten, eine effektive Psychotherapie in möglichst kurzer Zeit durch den Fachmann, der etwas *tun* soll, zu erhalten, geradezu als Dienstleistung. Analytische Psychotherapie als Domäne der Reflexion des Seins gerade unter Vermeidung eines intentionalen, zielgerichteten Handelns gerät da leicht ins Hintertreffen. Heutzutage tritt an die Stelle der Reflexion des *Seins* häufig das Bedürfnis, möglichst effektiv zu *handeln*, die Defizite der Identität zu überspielen und so Scham zu vermeiden; ich kann aber auch nicht sehen, dass im Zeitalter der Machbarkeit nun allgemein die Neigung zum Schuldgefühl größer wird, im Gegenteil, es ist, als ob man immer alles richtig machte, und hinter dem Machen verbirgt man gern das (wahre) Sein.

Körper

Zur Objektverwendung des eigenen Körpers

Selbstbeschädigung, Autoerotismus und Anorexie[11]

Aus einer anfänglichen Differenzierung von Selbst, Körper-Selbst und äußeren Objekten entsteht in einer wünschenswerten Entwicklung eine integrierte Selbst-Körperselbst-Repräsentanz. Diese Integration kann durch frühe Mangel- und Überstimulierungstraumata und/oder spätere Traumata gestört werden. Das Körper-Selbst kann dann später zu Abwehrzwecken abgespalten und der Körper wie ein äußeres Objekt verwendet werden, er repräsentiert dann sowohl das misshandelte Kind als auch das misshandelnde Elternobjekt. Neben einer solchen Funktion der Objektverwendung erhält der Körper auch eine Funktion der Abgrenzung gegen zu bedrohliche äußere Objekte. Die Psychodynamik der Formen des Körperagierens sind verschiedenen: Bei der Selbstbeschädigung wird eine artifizielle Körpergrenze hergestellt, die die zu schwache Ich-Grenze ersetzen soll. Masturbation präödipalen Charakters erzeugt einen Körperzustand, in dem der Körper als Surrogat für ein fehlendes Mutterobjekt dient. Bei der Anorexie soll der magere Körper eine Alternative zum gefürchteten Mutterobjekt darstellen, eine »Anti-Mutter«, »Nicht-Mutter«, sowie eine Barriere gegen die sich entwickelnde weibliche Geschlechtsidentität. Bei der Bulimie repräsentiert eher die Nahrung das Mutterobjekt, das in der Fantasie wie ein Übergangsobjekt beherrscht, aus eigener Macht inkorporiert, aber auch eliminiert werden kann. Alle Formen des pathologischen Körperagierens sollen Schlimmeres vermei-

---

11 Dieses Kapitel geht zurück auf Vorträge auf der Tagung der VAKJP Potsdam am 01.05.1998 und der Schwarzenberger Herbstgespräche 2000 und ist eine Erweiterung der Veröffentlichung in *Analyt. Kinder- Jugendlichen Psychother., 29*, 387–403.

den, nämlich eine Desintegration des ganzen Selbst, indem Teile des Selbst geopfert werden.

Adoleszenzkrise

Der sich entwickelnde geschlechtliche Körper zwingt die Adoleszentin, das kindliche, meist stabile Selbst-Bewusstsein der Latenzzeit aufzugeben und den Blick nach vorn in Richtung einer sich noch längst nicht abzeichnenden Erwachsenenidentität zu richten. Kein Wunder, dass so auch der eigene Körper gerade in der Adoleszenz Ausgangspunkt großer Verunsicherung und Angst – Identitätsangst – ist, so wie er auch Ziel und Objekt zum Teil extremer zerstörerischer Wut werden kann. Denn in seiner Not greift der oder die Jugendliche zu einer Schuldzuweisung: Moses Laufer (1980 [1976]) hat die häufige Fantasie formuliert, dass *die Mutter* schuldhaft den schlechten, mangelhaften, sündigen Körper geschaffen habe, sodass die Wut gegen diesen Körper mit der gegen eine solche Mutter zusammenfällt. Die Illusion vieler meist weiblicher Jugendlicher besteht nun darin, durch die Beherrschung, die Manipulation des Körpers die Identitätsangst beherrschen zu können, sozusagen das Leben schon zu meistern, und manche schaffen sich so eine trügerische Sicherheit, eine Pseudo-Identität. Man kann auch sagen, dass die Unmöglichkeit zu *sein* von der Illusion, etwas *tun* zu können, ersetzt wird. Das Gefühl des Ohnmächtig-ausgeliefert-Seins soll durch die Vorstellung der Machbarkeit überwunden werden.

Übermäßige Schwierigkeiten, die Adoleszenzkrise zu meistern, gehen auf eine pathogene Vorgeschichte zurück. Dissoziativen Störungen gehen regelmäßig reale Traumata voraus (Sachsse, 1995; Hirsch, 2004a). Misshandlungen und Missbrauch, auch frühe Vernachlässigung, die sich ja immer auch gegen den Körper richten, führen sowohl im aktuellen Trauma als auch in späteren regressiven und Belastungssituationen zu einer Dissoziation von Körper-Selbst vom Gesamtselbst, welches so umso eher bewahrt werden kann, als die Destruktion gegen den Körper gerichtet wird oder in ihm gebunden bleibt. Durch eine solche Dissoziation lässt sich der Körper wie ein Objekt verwenden, er bekommt die Funktion, ein fehlendes oder ungenügendes äußeres Objekt zu ersetzen, er richtet aber auch gleichzeitig eine sonst nicht mögliche Grenze, eine Barriere gegen ein zu bedrohlich intrusives Objekt auf. Der Körper verhilft dem Patienten so zu einer Pseudo-Autonomie, die wir in den Selbstbeschädigungssyndromen, den Essstörungen und besonderen Formen der Masturbation finden. Wenn diese Krankheitsbilder auch Leiden bedeuten, scheinen sie noch immer das kleinere Übel im Vergleich zu einer drohenden Desintegration des Gesamt-Selbst, also einer psychotischen Reaktion, zu sein, die der Körper in seiner Doppelfunktion als Objektersatz und durch das Aufrichten von Grenzen verhindert.

Entwicklung des Körper-Selbst

Sigmund Freud (1923b, S. 253) hat einen Grundgedanken der psychoanalytischen Körperpsychologie angerissen und ihn – wie so oft – nicht fortgeführt: »Das Ich ist vor allem ein körperliches.« Freud beschreibt eine erste Selbstwahrnehmung als die des eigenen Körpers, dessen Berührung eine doppelte Tastempfindung an den berührenden und berührten Körperteilen hervorruft, die eines anderen Objekts aber nur die eine der tastenden Hand. Bereits 1919 hatte Viktor Tausk mit der Vorstellung des »Beeinflussungsapparats« erstmals die regressive Spaltung von Selbst- und Körperselbst beschrieben, indem er den vom Psychotiker als äußere maschinelle Macht erlebten Apparat als Projektion des eigenen Genitales und des eigenen Körpers verstand. »Die Projektion des eigenen Körpers wäre also auf ein Entwicklungsstadium zurückzuführen, in dem der eigene Körper Gegenstand der Objektfindung war« (Tausk, 1983 [1919], S. 267). Didier Anzieu hebt hervor, dass er dies bereits damals jenseits der Triebtheorie konzipierte, dass es hier nicht um genitale und prägenitale Sexualität gehe, sondern um »die Dissoziation des Körper-Bildes beim Subjekt« (Anzieu, 1978 [1974], S. 134).

Ich möchte die wünschenswerte Körper-Selbst-Entwicklung innerhalb des Mahler'schen entwicklungspsychologischen Konzepts und dann deren Störbarkeit durch frühe, meist subtile Traumatisierung darstellen. Paul Schilder betonte schon 1935, dass die Entstehung des Körper-Selbst-Gefühls an die Interaktion des Säuglings mit der mütterlichen Umgebung unabdingbar gebunden ist. Vor dieser Unterscheidung von Selbst, Körper-Selbst und äußeren Objekten ist ein »hypothetisch undifferenzierter Zustand« (E. Kafka, 1971, S. 233) anzunehmen, in dem Affekt und Körpersensation völlig ungetrennt sind (Ramzy & Wallerstein, 1958). Margaret Mahler (Mahler et al., 1978 [1975]; Mahler & McDevitt, 1982) und Kollegen haben immer wieder die Bedeutung eines Wechselspiels von der anfänglichen Propriozeption innerer Körperreize zur Wahrnehmung auch äußerer Eindrücke betont. Sie sehen hier den Anfang der Selbstgrenzenbildung in der »nonverbalen« Zeit von der sechsten Lebenswoche an, gleichzeitig mit einer ersten Unterscheidung des Körper-Selbst von der äußeren Umgebung (Mahler & McDevitt, 1982, S. 830; auch Kestenberg, 1971). Hier wird die Bedeutung der Grenzbildung durch genügend gute Grenzerfahrung angesprochen, die von einer »genügend guten« (Winnicott) mütterlichen Umgebung abhängig ist. Anzieu (1991 [1985]) spricht von einer gemeinsamen Haut, einer Doppelmembran, die einerseits das Kind nach innen begrenzt, andererseits einen Reizschutz nach außen bildet, Grenze und Kontaktstelle gleichzeitig ist.

Es ist das intuitive Entgegenkommen der mütterlichen Pflegeperson erforderlich, die den Bedürfnissen und Körperzuständen von außen adäquat begegnet. So wird die Bewältigung allfälliger Spannungszustände viszeraler, entero- und propriozeptiver Art unterstützt, wenn die Maßnahmen des Säuglings allein nicht ausreichen. Ernest Kafka formuliert in weitgehender Übereinstimmung mit den Forschungen Mahlers:

> »Es entsteht allmählich ein Bewusstwerden des Körpers, er ist getrennt von einer diffusen psychischen Erfahrung. Es folgt ein Bewusstwerden von differenzierteren Gedanken und Gefühlen, die von einer konkreten körperlichen Erfahrung abgesondert sind. Schließlich erscheinen Gedanken und die Fähigkeit, zwischen verschiedenen Typen psychischer Erfahrung zu unterscheiden, losgelöst von körperlicher Erfahrung« (E. Kafka, 1971, S. 233).

Die Anwesenheit des mütterlichen Objekts kann also durch die Fantasietätigkeit des Kindes ersetzt werden, und zwar zunehmend symbolisiert: protosymbolisch (z. B. durch das Daumenlutschen), übergangsobjektartig und schließlich als reifes sprachlich-gedankliches Symbol (vgl. Deri, 1978).

Das bedeutet aber auch – und das ist ein für das spätere Körper-Agieren sehr wichtiger Punkt –, dass nicht nur die mehr oder weniger reife symbolhafte Fantasie ein entbehrtes oder traumatisches mütterliches Objekt ersetzen bzw. korrigieren kann, sondern dass in einer *anfänglichen* Symboltätigkeit Körperempfindungen wenigstens vorübergehend eine Art mütterliche Versorgung repräsentieren. »Kinästhetische, viszerale, visuelle und akustische Reize vermögen in einer ›halluzinatorischen‹ Wunscherfüllung die globale Erinnerung an eine mütterliche Befriedigung erwecken und eine kurzzeitige Abwesenheit der Mutter überbrücken helfen«, wie Hans-Peter Kapfhammer (1985, S. 204) formuliert, der sich auf Susan Isaacs (1948) bezieht. Körpersensationen helfen also eine fantasierte Anwesenheit der Mutter herzustellen. Auch das Schreien des Säuglings dürfte neben der Kommunikationsfunktion auch die der Herstellung einer Körperpräsenz haben; der Säugling ist sozusagen nicht mehr allein, wenn er seinen schreienden Körper spüren kann. Für mich ist es ein Grundgedanke für das Verständnis von destruktivem Körperagieren, dass der geschädigte, schmerzende, juckende oder blutende, auch sexuell erregte Körper Empfindungen liefert, die die Illusion der Anwesenheit eines Mutterobjekts herstellen sollen.

Ist in der frühen Entwicklung die regulierende Funktion der mütterlichen Umgebung gestört, so gelingt die Unterscheidung zwischen Selbst, Körper und äußerem Objekt nicht oder unvollkommen. Während in einer wünschenswerten Entwicklung die Differenzierung von Selbst und Körperselbst nicht etwa eine bleibende Spaltung bedeutet, sondern von einer Integration in eine Gesamtvorstellung von »Selbst« abgelöst wird, in der Körperselbst und psychisches Selbst getrennt und doch verbunden sind, gelingt in einer gestörten Entwicklung eine solche Integration nicht. Die Folge ist eine Art Sollbruchstelle, eine Bereitschaft zur Dissoziation von Selbst und Körperselbst, die in Belastungssituationen immer wieder auftaucht bzw. auf die regressiv zu Abwehrzwecken zurückgegriffen werden kann. Sind der Körper oder Teile von ihm derart abgespalten, kann er wie ein äußeres Objekt erlebt und auch verwendet werden. Der Körper stellt nun ein zwar böses, zerstörerisches Mutterobjekt dar, das aber immerhin anwesend ist, das vor allem auch aus eigener Aktivität hergestellt werden kann. Ebenso kann man den autoaggressiv attackierten Körper als Stellvertreter des damals misshandelten Kindes verstehen (Plassmann,

1998 [1989]), aber es dürfte aufs Gleiche hinauslaufen, ob misshandelndes Objekt oder misshandeltes Subjekt reinszeniert werden, es kommt auf die Präsenz eines Objektsurrogats an, Eltern- und Selbst- (bzw. Kind-)Repräsentanzen fallen im Körper-Agieren zusammen.

Gleichzeitig aber kann man immer wieder sehen, dass der geschädigte Körper, sei er durch Selbstdestruktion, psychogenen Schmerz oder auch eine psychosomatische Reaktion verändert, auch eine Abwehr gegen ein zu bedrohliches intrusives Mutterobjekt darstellt, eine übermäßige, pathologisch deformierte und ja auch schmerzende Grenze. Es liegt mir viel daran, dieses »Doppelte« von Objektersatz und Grenzziehungsfunktion hervorzuheben, da es genau dem doppelten, widersprüchlichen Verhalten der realen Mutter, das oft zu rekonstruieren ist, entspricht. Solche Mütter behandeln die Kinder abgespalten von affektiven Regungen, als wären sie Objekte, ähnlich wie die Patienten später ihre eigenen Körper behandeln. Es ist die Mischung aus fehlender Empathie für die Bedürfnisse des Kindes und rücksichtslosem Durchsetzen der eigenen Vorstellungen bzw. Bedürfnisse, teilweise auch Körperbedürfnisse der mütterlichen Pflegeperson. Es handelt sich also um das Doppelte von Alleinlassen und übermäßiger Kontrolle besonders der Körperfunktionen, Mangel an körperlicher Zärtlichkeit und Überstimulierung. Ich habe den Eindruck, dass besonders das Körpersymptom einen kaum erfolgreichen Ausweg, eine Lösung bieten soll aus der arretierten Verstrickung in das widersprüchliche Verhalten des Mutterobjekts bzw. seiner introjektiven Entsprechung, dem arretierten Konflikt zwischen Abhängigkeit und Loslösungsbestreben, nicht nur, aber vor allem in der Adoleszenz.

Selbstbeschädigung

Es folgt ein Ausschnitt aus einem Brief einer Patientin, den sie mir geschrieben hatte, nachdem die Einzeltherapie nach zwei Jahren zu Ende ging, also in einer Trennungssituation, und die Patientin in eine therapeutische Gruppe unter meiner Leitung gegangen war.

> Bis zum Wochenende hatte ich ständig das Bedürfnis, mich zu verletzen. Ich habe mir viele kleine Kratzer mit einem Plastikrasierer

gemacht, den Manfred [der Freund der Patientin] hier seit Kurzem deponiert hat. Ich hatte die Idee, dass ich ein Teil von Manfred zum Verletzen benutze, weil ich mich von ihm abnabeln will. Ich habe im Moment große Unsicherheit wegen meiner Gefühle. Ich finde mich jetzt so schlecht, fühle mich so leer, dass ich Angst habe, alleine zu bleiben. Wenn ich mich verletze, ist das für mich eine Möglichkeit, diese Angst und den Schmerz darzustellen, ich mache den Schmerz sichtbar, und dadurch ist er nicht mehr so bedrohlich. Zwischendurch hatte ich sogar das Gefühl, etwas Produktives zu tun. Ich hatte dabei ein ziemlich kitschiges Bild vor Augen: Meine Persönlichkeit ist eine Blume, die durch die Therapie hervorgebracht worden ist, aber der Regen, der diese Blume zum Wachsen bringt, ist mein Blut, meine Tränen und mein Schweiß (Angstschweiß). Die Lust, mich zu verletzen, entsteht auch aus dem Wunsch, mich mehr mit mir und meinem Körper zu beschäftigen. Als ich mir den Arm aufgekratzt hatte, dachte ich: Mein Körper gehört mir, und ich kann damit machen, was ich will! Ich hatte extrem das Gefühl, etwas Eigenes, Selbstbestimmtes zu machen, glaube aber, dass ich etwas Negatives tun musste, weil ich im Moment noch nicht richtig in der Lage bin, etwas positives Eigenes zu machen.«

In diesem Bericht einer Jugendlichen, die sich mit 16 Jahren einer Brustoperation unterzogen hatte, weil sie die (objektiv übermäßige) Größe ihrer Brüste nicht ertragen konnte, und die danach eine bulimische Symptomatik entwickelte, die sie jedoch später in der Lage war, durch eine sublimierte Körperaktivität, nämlich ein Gesangsstudium, zu ersetzen, finden wir einige für die Selbstbeschädigung charakteristische Züge versammelt. Der Auslöser besteht in einer Trennungssituation, wie es so oft gerade auch für therapeutische Beziehungen beschrieben worden ist (Hirsch, 1985; Sachsse, 1998 [1989]; Plassmann, 1998 [1989]; Podvoll, 1969; Pao, 1969). Die Patientin fühlt sich leer, sich selbst kann sie nicht anders als schlecht empfinden, sie ist unfähig, allein zu sein. Solche Zustände, zu denen auch in der Regel eine ungeheure körperlich-psychische Spannung gehört, können eine extreme, psychosenahe Angst vor Desintegration enthalten. Das entspricht der Angst vor dem »Verrücktwerden« des Säuglings, wie Donald Winnicott (1979 [1971], S. 113) es nennt, auch dem »namenlosen

Grauen« Bions (1967 [1962]), und bedeutet für den Säugling, mit den Körpersensationen allein nicht mehr fertig zu werden und so von der Auflösung bedroht zu sein. Die Gegenmaßnahmen meiner Patientin bestehen in einer Vergewisserung ihrer Körpergrenzen durch die Selbstdestruktion, die sie lebendig machen, sich wirklich fühlen lassen soll. Die Patientin ist vom Therapeuten verlassen, den sie aber verschont durch eine Verschiebung der Trennung vom Therapeuten auf den Freund, der nicht sie, sondern den sie selbst verlassen will. Nichtsdestoweniger benutzt sie aber sein Werkzeug und schafft so wieder eine Verbindung zu ihm (Brückenobjekt). Damit stellt die Patientin einen protosymbolischen Kontakt mit dem Mutterobjekt her, der sich auch im Symptom selbst findet, wodurch es auch gleich Erleichterung bringt. Meine Patientin macht den diffusen seelischen Zustand als körperlichen Schmerz »sichtbar«, wie sie sagt, also besser handhabbar, er macht ihr keine Angst. Der Schmerz beim Selbstbeschädigungsverhalten, der typischerweise nach einer schmerzfreien Anfangsphase verzögert auftritt, und das Blut, das warm über die Haut rinnt, beenden einen typischen tranceartigen Zustand, in dem das Agieren stattfindet (»Blut tut gut«, Sachsse, 1998 [1989]). Wie auch bei meiner Patientin folgt das Gefühl von Befreiung und Erleichterung. Darüber hinaus stellt sich eine Art Hochgefühl, »etwas Produktives« geschaffen zu haben, ein. Hier scheint ein konstruktives Moment enthalten zu sein: das unabhängig vom sonst allspendenden Mutterobjekt selbst Geschaffene. Die Erschaffung eines Mutterobjekts aus eigener Kraft (hier im Körper) bedeutet Autonomie, Freiheit vom zu negativ Erlebten.

Die Jugendliche zeichnet – mit dem Gefühl, etwas Eigenes geschaffen zu haben – ein Bild von Trennung und Verlust; die Blume, ihre Persönlichkeit, wurde durch die Therapie hervorgebracht, das heißt das Kind von der Mutter geboren, wurde dann aber offenbar viel zu früh verlassen und ist auf sich selbst gestellt: Teile des eigenen Körpers, nämlich Blut, Tränen und Schweiß, müssen sie zum Wachsen bringen. Dann aber auch der Stolz: »Mein Körper gehört mir, und damit kann ich machen, was *ich* will!« (vgl. Hirsch, 2010b). Das kann das Kind mit der Mutter nicht, und es kann sich auch nicht wehren, wenn die Mutter mit dem Kind macht, was *sie* will!

Dieses Moment des Selbsterschaffens und -beherrschens lässt an das Übergangsobjekt (Winnicott, 1953) denken, und von mehreren Autoren ist der so abgespaltene, gehandhabte Körper, gerade auch im Zusammenhang mit Selbstbeschädigung, durchaus in diesem Sinne verstanden worden (Pao, 1969; Podvoll, 1969; J. S. Kafka, 1969; Sachsse, 1998 [1989]; vgl. Hirsch, 1998 [1989b]); Anzieu (1991 [1985], S. 141) bezeichnet die Haut als eine »Übergangswirklichkeit«, Joyce McDougall zitiert und kommentiert ihre mit einer Hauterkrankung reagierende Patientin:

> »›Wenn ich von Ihnen weg bin, weiß ich wenigstens noch, dass ich meine Haut habe. Sie spricht zu mir und gibt mir die Sicherheit, dass ich in ihr lebe.‹ […] In anderen Worten, ihr leidender Körper übte die Funktion eines fremdartigen Übergangsobjekts aus« (McDougall, 1989, S. 152).

An dieser Stelle kann die psychoanalytische Diskussion über die frühe Körperaktivität deprivierter Kinder, wie Kopfschlagen und Jaktationen, angeführt werden, ebenfalls autoaggressive Symptome, die auch die eingangs von mir erwähnte Patientin zeigte. Mahler spricht von »Selbsttröstung« und »Selbstbemutterung« (Mahler et al., 1978 [1975], S. 71), Anna Freud (1954) verweist das Körperschaukeln auf seine intrauterinen Wurzeln, hält das Kopfschlagen für den Ausdruck des Bedürfnisses, sich eine Körperrealität zu schaffen. In jedem Fall von selbstdestruktivem Agieren mit dem eigenen Körper, auch in den Bereichen Essstörung und Autoerotismus, ist die Intention enthalten, durch die Vergewisserung der Körper-Selbst-Grenzen die gefährdete Ich-Grenze zu sichern.

Perionychomanie

Ein typisches Beispiel für die Selbstbeschädigung der Haut ist das häufig anzutreffende Aufkratzen, »Knibbeln«, des Nagelfalzes und der Haut um die Fingernägel herum (altgr. *peri*), oft verbunden mit dem Abbeißen und Verschlucken der Hautstücke. Imre Hermann (1936) hat dieses Symptomverhalten »habituelles Nagelbettreißen« genannt, während ich (Hirsch, 1991a) es »Perionychomanie« und »Perionychophagie« genannt habe, da man das Nägelkauen »Onychophagie« nennt. Das »Nagelbettreißen« steht in einer Reihe mit zahlreichen ähnlichen regressiven Körpergewohnheiten wie Haareausreißen und Verschlucken (Trichotillomanie und Trichotillophagie), Körperschaukeln, Riechen an der eigenen Haut, bestimmte Körperstellungen, etwa ein kreisendes Reiben beider Füße umeinander oder das Einklemmen einer Hand zwischen den Oberschenkeln, Zähneknirschen, verschiedene Formen der Hautbeschädigung oder des Beißens auf Gegenstände (Bleistift), auch das Kauen auf den Lippen und der Wangenschleimhaut, die Beschäftigung mit Körperöffnungen wie Nase, Gehörgang und Anus. Verwandte Phänomene sind auch dranghaftes Aufkratzen abheilender Hautwunden, teilweise verbunden mit Verschlucken des Schorfs, neurotische Exkoriation der Haut, also eine Form der Selbstbeschädigung, auch das Kratzen von ekzematösen Hautstellen und im Extrem das, was die Dermatologen Akne excoriée nennen, also eine Hautmanipulation, die sich die Aknepusteln als Ausgang nimmt. Diese Formen der Selbstbeschädigung der Haut wird oft durch zufällige kleine Verletzungen oder Risse gebahnt, von denen eine magische Anziehungskraft auszugehen scheint, als wären sie ein Vorsprung, der Halt geben soll, oder ein Haken an einer glatten Felswand. Oder man hat den Eindruck, der Drang, diese Hautunregelmäßigkeiten anzugreifen, solle der Beseitigung von etwas Bösem, einem bedrohlichen Körper-Teil-Objekt dienen, das beseitigt werden muss, ähnlich wie beim Schorf einer heilenden Wunde (der natürlich objektiv »gut« ist und gerade der Heilung dient). All dieses mehr oder weniger destruktive Körperagieren beobachtet man immer wieder als ein Mittel, sonst unerträgliche Spannung und Angst vor Leere zu überwinden, denn es repräsentiert, wie ich denke, die Anwesenheit eines imaginierten Mutterobjekts im eigenen Körper.

Das eigentliche Agieren bei der Perionychomanie besteht in einem dranghaften Schaben, Reißen und Aufbohren der Haut um den Nagel, sowie ein Zurückschieben und Abreißen des Nagelhäutchens, dabei entstehen auch blutende Wunden und Entzündungen, es resultiert eine Verschiebung der Umgebung des Nagels, auch tiefe Querrillen des Nagels durch Irritation seines Wachstums. Die Aktivität des Nagels des einen Fingers gegen die Haut des anderen ist oft verbunden mit dem Beißen der vernarbten und hervorstehenden Hautstellen, dem Abbeißen, Kauen und Verschlucken von Hautstücken. Manchmal werden Instrumente wie Nagelfeilen oder Scheren verwendet. Die klinische Beobachtung lässt auf eine innere Verbindung von Daumenlutschen, Nägelkauen und Perionychophagie schließen. John Kafka (1969, S. 209) berichtet von einer Patientin, der das Daumenlutschen in der Kindheit brutal aberzogen worden war. Die Patientin hatte autokannibalistische Fantasien und aß »manchmal tatsächlich kleine [...] Stücke von Fleisch und Haut ihrer eigenen Finger«. Ein Patient aus meiner Praxis berichtete, dass es ihm, als er acht Jahre alt war, entsetzlich peinlich war, als die Mutter sein Nägelkauen vorwurfsvoll ansprach, als Besuch gekommen war (eine Art Aversionstherapie, die sich die Beschämung zunutze machen wollte); er hörte sofort auf damit, ersetzte es aber durch Aufbohren und Beißen der Haut um den Nagel bis weit in das Erwachsenenalter hinein. Diese unbezwingbare Angewohnheit verschwand von selbst, als der Patient Vater wurde. – Als eine junge Patientin extrem magersüchtig war, biss sie sich die Haut um fast alle Fingernägel ab, bis es blutete. Als das Körpergewicht wieder anstieg, musste sie nicht mehr so sehr an den Fingern kauen. Als sie wieder ihr »Normalgewicht« erreicht hatte, das heißt das Gewicht, dass sie vor dem Abgleiten in die Magersucht hatte, hörte das Problem mit den Fingern auf.

Bei der Perionychomanie stehen sich sozusagen zwei feindliche Partner gegenüber: Die Haut und der Fingernagel. Die Perionychophagie ist die Erweiterung: Die Zähne übernehmen den feindlichen Part, das Verschlucken bedeutet die Inkorporation eines Körperteils, der eigentlich als »gut« empfunden werden müsste, denn wozu sonst seine Hinzufügung zum Selbst durch Inkorporation? Letztlich haben alle beruhigenden Körperaktivitäten vom ersten quasi reflektorischen Daumenlutschen bis hin zum Gebrauch des typischen Übergangsobjekts, aber auch entsprechende pathologische Aktivitäten im Erwachsenenalter, den Sinn, auf mehr oder weniger symbolische Weise die Trennung aus der ursprünglichen Mutter-Kind-Dyade zu bewältigen. Wie bei der Trichotillomanie das Haar, kann man hier die Hautstücke als Brückenobjekte verstehen; »autoerotische« Aktivitäten, zu den ja auch das hier beschriebene Symptomverhalten gehört, beschreibt Susan Deri (1978, S. 54) als »reduziertes Übergangsobjekt«. Es gibt viele Beispiele, durch die die mehr oder weniger symbolische Ersetzung der Mutter-Kind-Beziehung durch Daumenlutschen, Nägelkauen und Perionychomanie belegt wird. Hermann (1936, S. 70) berichtet von einem drei Jahre alten Mädchen, das das Scheitern aller Bemühungen, das Daumenlutschen aufzugeben, damit begründet, dass sie nicht »allein schlafen kann«. Die achtjährige Tochter einer Patientin aus meiner Praxis quittierte den Wunsch der Mutter, sie möge weniger Fernsehen (Fernsehen als oral-regressives Phänomen) mit dem Satz: »Na gut, dann kau' ich eben Nägel!«

Hermann (ebd.) führt den von ihm postulierten Anklammerungstrieb direkt auf das Anklammerungsverhalten des Primatensäuglings zurück, der sich mit den Fingern an das Fell der Mutter klammert. Während es bei Freuds Verständnis des Triebs um eine sich auf einen Höhepunkt hin bewegende Triebspannung und ihre Entladung geht, ist es bei Hermann ein kontinuierliches (»non-climatic«) Anklammerungsbedürfnis, ein nicht sexueller oder aggressiver »Trieb«, ein Prototyp gelingender Beziehung (Deri, 1978). Von dieser Idee Hermanns ausgehend, der Hand und Finger und andererseits Haut und Fell als Mittel der Verbindung verwendet, erscheint mir für das Verständnis der Perionychomanie der folgende Aspekt wichtig: Der Nagel des einen Fingers und die Haut des anderen, die in einem durch den Schmerz spürbaren Kontakt treten, stellen die beiden Seiten einer Mutter-Kind-Beziehung dar und repräsentieren eine entbehrte oder mangelhafte Objektbeziehung, deren defizitärer Charakter in der Destruktivität des Symptoms enthalten ist. Schmerz und Hautläsion sind Zeichen der Aggression, und mit dem Beißen und Verschlucken wird die im Symptom enthaltene Aggression in oral-kannibalistischer Weise noch erweitert (Perionychophagie). Besonders für das Nägelkauen ist die Bedeutung der Aggression immer wieder hervorgehoben worden: Mund und Nagel kämpfen wie zwei feindliche Objekte gegeneinander (Schmideberg, 1935). Beim Nagelbeißen ist es übrigens auch der Nagel, die Kralle, die zerbissen wird. Ist schon das Beißen eine Aggression, die gegen den eigenen Körper gerichtet wird, so zerstört es darüber hinaus noch ein anderes potenziell aggressives Organ, die Kralle, als würden sich zwei Raubtiere gegenseitig zerfleischen. Der Nagelbeißer »beißt die Nägel, die krallen und zerreißen wollen« (Solomon, 1955, S. 393).

Autoerotismus

In einem ödipaleren Verständnis der Masturbation wird immer die Fantasie, mit einem äußeren Objekt sexuell verbunden zu sein, enthalten sein. Gleichzeitig bedeutet aber jede Form der Masturbation auch immer einen Rückzug auf den eigenen Körper. Die präödipale Masturbation entspricht den Surrogataktivitäten wie Kopfschlagen oder Selbstbeschädigung, es wird kein bestimmtes Objekt mehr fantasiert, das Spüren des erregten Körpers hat eher Ersatzfunktion (Hirsch, 1998 [1989d]). Aber auch die Surrogat-Masturbation scheint immer eine rudimentäre Mutterrepräsentanz zu enthalten, zum Beispiel formuliert McDougall (1985 [1978], S. 155): »Der Säugling, der am Daumen lutscht oder mit seinem Genitale spielt, beginnt bereits, in seinem Inneren eine erste vage Repräsentation einer ›guten Mutter‹ zu schaffen.« René Spitz und Katherine Wolf (1949) fanden, dass die Fähigkeit zum genitalen Spiel bei Kleinkindern von einem gewissen Maß an mütterlicher Versorgung abhängig ist; fehlte die Mutterbeziehung, kam es in keinem Fall zu autoerotischen Aktivitäten. In einer späteren Arbeit erweiterte Spitz (1962) den Befund: Die *Fähigkeit* zur Masturbation auch im späteren Kindesalter und in der Adoleszenz war von genügend guten mütterlichen Erfahrungen abhängig.

Im pathologischen Fall kann Masturbation exzessive Ausmaße annehmen. In der Regel wird dabei ein beträchtliches Maß an Aggressivität, also Autoaggression, enthalten sein, die aus Verlust oder Versagung stammt, oft auch aus realen Traumata (Stoller, 1979), etwa frühzeitiger genitaler Überstimulierung (Greenacre, 1960). Anna Freud und Sophie Dann (1951) haben an einem interessanten Fall gezeigt, wie therapeutische Bemühungen das Kind in die Lage versetzen, die Masturbation mit anderen Objekten als dem eigenen Körper zu verbinden: Paul, ein Junge, der in einer Gruppe von Kindern lebte, die ihre Eltern durch Krieg und Nazi-Terror verloren hatten, und der exzessiv onanierte, begann schließlich ein Masturbationsspiel mit seiner Übergangsobjekt-Puppe und bat schließlich auch Pflegepersonen, Kontakt zu seinem Penis aufzunehmen.

Masturbation ist McDougall (1985 [1978]) zufolge eine der wenigen kreativen Möglichkeiten, die Illusion einer bisexuellen Vollkommenheit herzustellen. Darauf weist auch Judith Kestenberg (in Marcus & Isay, 1980, S. 648) hin, die die positive Funktion derartiger Fantasien darin sieht, dass sie helfen, aus Narzissmus und später aus der Ambivalenz des Ödipuskomplexes herauszufinden, um schließlich einen Weg zu heterosexuellen Objekten zu finden. Wie auch immer diese Hinwendung zu den Liebesobjekten gelingt, zumindest regressiv bleibt die Möglichkeit des Rückgriffs auf den eigenen Körper. Dabei können in einer Art Dissoziation die Genitalorgane vom Körper selbst gesondert werden; Viktor Tausk

(1983 [1912], S. 55) bemerkte bereits 1912: »Manche Onanisten führen Zwiegespräche mit ihrem Genitale, nennen es den lieben Kleinen [...] oder den lieben Freund, danken ihm für seine Treue und Freigiebigkeit usf.« Autofellatio, die Fantasie oder sogar der Versuch, mit sich selbst Fellatio auszuüben, scheint einen Wunsch nach narzisstischer Vollkommenheit auszudrücken. Eine weibliche Form dieser Fantasie beschreibt Sabina Spielrein in den Diskussionen von Freuds Mittwochs-Gesellschaft als eine »besondere Form der weiblichen Onanie: Das Saugen an den eigenen Brüsten, wobei sie [die Patientin] sich als Mutter und Kind vorstellt« (Nunberg & Federn, 2008 [1975], S. 23). John Kafka (1992) schildert in einer Arbeit über Körperfantasien die Entwicklung eines männlichen Patienten, der anfangs seinen Körper als geschlossenen Kreis darstellte, dadurch geschlossen, dass sich der Penis in seinem Mund befand. In diesen Kreis einzudringen hatte kein Objekt irgendeine Chance. In einer zweiten Stufe fantasierte der Patient einen »unabhängigen Penis«, der selbst den Weg zum Mund findet. Und schließlich stellte er sich einen autonomen, potenten Penis vor, der ohne weiteres Kontakt zu Liebesobjekten aufnehmen konnte.

Während in diesem Beispiel die Masturbationsfantasie eine autistische Fusion mit dem noch als positiv erlebten eigenen Körper enthielt, kann der sexuelle Körper auch das Objekt von Horror, Panik und destruktivem Hass sein. Schließlich haben dysmorphophobische Fantasien (Befürchtungen also, Teile des Körpers seien missgebildet) in aller Regel primäre oder sekundäre Geschlechtsmerkmale zum Ziel: Körperformen, Schambehaarung, Stimmbruch, Bartwuchs, Menstruation und Sexualfunktionen werden ängstlich beobachtet und wahnhaft gestört gefunden. Die Brüste sind zu groß oder zu klein, der Penis – immer – zu klein (s. das Kapitel »Hypochondrie und Dysmorphophobie«).

Ein spätadoleszenter Patient, der neben seiner Neurodermitis ein ganzes Arsenal von Hilfsobjekten oder Übergangsobjekten zur Verfügung hatte, mit denen er ein relatives Ich-Gleichgewicht aufrechterhalten konnte, masturbierte zwanghaft, bis zu zwanzigmal am Tag. Dabei kam es ihm nicht auf die orgastische Entladung an, sondern vielmehr wie beim Kleinkind auf das Aufrechterhalten einer bestimmten Erregungsspannung; er bekam Panik, wenn sie nachließ. Die Ejakulation vermied er sorgfältig, weil dann eine große Leere entstehen würde und es ihm sehr schlecht ginge. (Er verglich die Ejakulation mit dem Erbrechen der Bulimikerin!) Es wurde deutlich, dass diese Leere dem *Verlust des im erregten Körper erlebten Objekts* entsprach. Dieser Patient besetzte seine Männlichkeit im Übrigen äußerst destruktiv, er hasste seinen Penis, empfand ihn als nicht zu ihm gehörig. Seine Masturbationspraktiken waren zum Teil mit Strangulation der Hoden und der Fantasie der Selbstkastration verbunden. Dementsprechend bedeutete es einen Fortschritt der Therapie, als er sich schließlich einen gewissen Stolz auf sein männliches Glied gestatten und durch die Masturbation lustvolle Orgasmen verschaffen konnte.

Essstörungen

Die Essstörungen möchte ich hier unter dem Aspekt der Objektverwendung des eigenen Körpers (Hirsch, 1998 [1989c]), der durch den Umgang mit der Nahrung zu etwas Besonderem gemacht wird, behandeln. Die Identitätsängste der Adoleszenz werden mit durch die Beschäftigung mit Nahrung, Diäten und dem Körpergewicht in Schach gehalten. Besonders im Falle der Anorexie sind diese Ängste nun auf eine oft magische Körpergewichtsgrenze gerichtet, der sich zu nähern Panik macht und deren Überschreitung (von unten) als unausdenkbare Katastrophe befürchtet wird. Im Grunde gibt es bei der Bulimie dieselbe Angst, der Körper könnte zu schwer, unförmig, zu weiblich werden. (Diese Ängste sind eigentlich auch dymorphophobische.) Die Bulimikerin hat aber ein Mittel gefunden, das sie geradezu omnipotent im Umgang mit der ambivalent begehrten und gefürchteten Nahrung macht: Wie herrlich, alles essen zu können und doch nicht zunehmen zu müssen, das Mutter-Objekt beherrschen, aus eigener Macht aufnehmen und ausstoßen zu können!

Bei beiden Krankheitsformen wurde von mehreren Autoren ein Trauma durch Behinderung und Bestrafung erster Autonomiebestrebungen im zweiten Lebenshalbjahr durch dominierende, überfürsorgliche und kontrollierende Mütter gesehen (Sours, 1974; Masterson, 1977; Bruch, 1880 [1978]; Sugarman & Kurash, 1981). Anscheinend ist es diesen Kindern aber lange möglich, sich unauffällig an eine derartige Übermacht anzupassen, weil sie sich einerseits den Wünschen der Mutter fügen, sich ihr andererseits aber entziehen, da sie sich durch ihre Unauffälligkeit die Mutter vom Leibe halten. John Sours (1974) zeigt auch weitere Anzeichen von fehlender Autonomieentwicklung auf: Keine sichtbare Aggression in der Wiederannäherungsphase und unauffällige Anpassung im Vorschulalter und in der Latenzzeit. Dabei handelt es sich bei der unauffälligen Entwicklung um eine Scheinautonomie, mit der das Kind latent bereits die Anorexiedynamik, die sich später als Ess- und Körperstörung manifestiert, vorwegnimmt. Es stellt nämlich einen Zwischenzustand her zwischen Nicht-Getrenntsein, weil es sich den Wünschen der Mutter anpasst, und Getrenntsein, denn andererseits hält es sich gerade durch seine Unauffälligkeit die Mutter vom Leibe, die keinen Anlass sieht, das Kind für ihre Zwecke zurückzuhalten oder zu verändern. Bei der Anorexie ist in einem solchen Gleichgewicht des Latenzalters häufig auch der Vater von Bedeutung, der mit der vorpubertären Tochter, die noch keine weiblichen Körperformen entwickelt hat, ein geheimes Bündnis gegen die übermächtige Mutter schließt (Willenberg, 1986). Der weibliche Körper bedeutet für das Mädchen hier eine doppelte Bedrohung: Wie die dominierende Mutter zu werden und das Bündnis mit dem Vater zu verlieren.

Magersucht

Die anorektische Jugendliche erlebt die Ausbildung der weiblichen Körperformen gerade wegen der ungenügenden Selbst-Objekt-Differenzierung als unerträgliche symbolische Verschmelzung mit dem »bösen«, Autonomie behindernden Mutterobjekt. Der Adoleszenzkonflikt – nämlich die Angst vor der Loslösung gegenüber der Unmöglichkeit, weiter in Abhängigkeit von einem übermächtigen Objekt zu bleiben – wird scheinbar mit dem Körperagieren gelöst: Der weibliche Körper wird zum bösen mütterlichen Objekt, und die Mittel, ihn in Schach zu halten, bewirken die Illusion der Autonomie. Der weibliche Körper wird zum »Inbegriff alles Bösen« (Willenberg, 1986), der bei der Anorexie durch die Gewichtskontrolle autoaggressiv beherrscht wird. Das ist besonders deutlich sichtbar, wenn zu der Gewichtsproblematik direkte Selbstbeschädigungshandlungen kommen (z.B. das langjährige Abbinden der sich entwickelnden Brüste mit nachfolgender Rippendeformation bei einer Patientin in meiner Praxis) bzw. auch plastische Operationen wie bei der oben beschriebenen Selbstbeschädigungspatientin. Der magere Körper dagegen stellt ein idealisiertes »gutes« Mutterobjekt dar, eine »Anti-Mutter« oder »Nicht-Mutter«, das die Patientin nicht bedroht, andererseits aber auch nicht allein lässt. Wenn das Körpergewicht steigt, droht die Fusion mit der bösen Mutter; ein manisches Hochgefühl dagegen entsteht, wenn die Jugendliche sich mit dem »Nicht-Mutter-Objekt« verbunden fühlt. In der Literatur wird von Gefühlen der »Unsterblichkeit« (ebd.) gesprochen, von »kosmischem Gefühl von Sicherheit und Schutz« (Masterson, 1977).

Bulimie

Im Gegensatz zur Anorexie, die demonstrativ das Symptom der Umgebung präsentiert und oft mit einer trotzigen Protesthaltung den Erwachsenen gegenüber verbunden ist, geschieht das bulimische Agieren heimlich, verborgen hinter einer im Übrigen oft gut funktionierenden sozialen Fassade. Die Fressanfälle werden durch Spannungszustände, Alleinsein, Sich-bedrängt-Fühlen, aber auch durch Fortschritte der Identitätsentwicklung wie bestandene Prüfungen ausgelöst. Im Gegensatz zur Anorexie spielt bei der Bulimie das Körpergewicht eine geringere Rolle, das Gewicht kann normal sein oder nach oben bzw. nach unten abweichen.

Typischerweise wird die Nahrung am Anfang des bulimischen Anfallsgeschehens noch als etwas Gutes erlebt (Willenberg, 1986), eine Patientin aus meiner Praxis berichtet: »Ich schaffte einen großen Nusskuchen restlos – und das Schlimme: Mir war nicht schlecht, ich fühlte mich wohl damit.« Eine andere Patientin freute sich auf das Essen, das ihr in der Erwartung wohlschmeckend erschien, sie meinte auch jedes Mal, die Kontrolle über das Essen behalten zu können. Es scheint anfangs die Illusion zu bestehen, dass die »mütterliche Substanz« beherrschbar bleibt und (deshalb) dem guten Teilobjekt entspricht. Das Essen selbst kann noch lustvoll erlebt werden, wenn es sich nicht bereits verselbstständigt hat und die entstehende große Gier nicht mehr zu begrenzen ist. Ist die Nahrung aber erst einmal verschlungen, inkorporiert, bekommt sie ein Eigenleben, »ein fremdes Objekt im Selbst« (Boris, 1984, S. 320). Es droht die Verschmelzung mit dem mütterlichen Bösen. Noch *enthält* der Körper nur das Böse, er *ist* es noch nicht, wie es Mara Selvini-Palazzoli (1982 [1978], S. 108) betont. Eine Patientin Hans Willenbergs (1986, S. 33) bemerkte, wenn sie am Erbrechen gehindert würde, dann »drehe ich durch, werde wahnsinnig; tue mir etwas an.« Deshalb muss es unter allen Umständen aus dem Körper wieder entfernt, unschädlich gemacht werden, um das eigene Selbst zu retten. Zwei Patientinnen in meiner Praxis gerieten in extreme Panik, weil sie nach einem Fressanfall nicht erbrechen konnten; die eine rief die Mutter an, um Hilfe zu bekommen, die andere den Notarzt – der sollte offenbar die Funktion eines Triangulierungsvaters übernehmen. Das böse Objekt muss ausgetrieben werden, bevor der Körper selbst zum Bösen wird.

Die dabei erlebte Aggression entspricht dem Trauma durch das als identitätsverhindernd, als übermächtig erlebte Mutterobjekt. Bei der Bulimie ist das Verschlingen der Nahrung bereits mit kannibalistischer Wut verbunden, und mit dem Erbrechen ist die Fantasie des Mordes an einem bösen Objekt enthalten, als ob es sich um eine Art Notwehr handelte. Eine bulimische Jugendliche berichtete, die Mutter hätte die Vermutung geäußert, dass die Tochter heimlich erbrechen würde, sodass sie es zu Hause nicht mehr tun konnte. »Das war so, als hätte ich einen Mord geplant und dürfte mich nicht verdächtig machen«, sagte die Patientin.

Schlussbemerkung

Die eigene Aktivität, das Selbst-Tun-Können, um das im Körper (bzw. in der Nahrung) erlebte überwältigend böse Objekt beherrschen zu können, spielt wie bei der Selbstbeschädigung auch bei den Ess-Störungen eine große Rolle. Das fragile Identitätsgefühl, das *Sein* also, soll durch das *Tun*, das Agieren mit dem Körper ersetzt bzw. geschützt werden. Im Körper soll symbolisch ein gutes Mutterobjekt hergestellt werden, was aber nicht gelingen kann, da die Symptomatik stets beträchtliche Aggression enthält. Die Aggression entspricht dem Trauma durch das als identitätsverhindernd, als übermächtig erlebte Mutterobjekt, sie entspricht auch einer »Trennungswut« (Ermann, 1986), die Loslösungsbestrebungen mit Mordabsichten gleichsetzt. Sowohl die Anorexie als auch die Bulimie sind als scheiternde oder illusionäre Versuche zu verstehen, einen Ausweg aus dem Dilemma zu finden, das darin besteht, dass die symbiotische Nähe gefährlich ist, eine Loslösung aber ebenso gefürchtet wird. Als ob stellvertretend durch die scheinbare Beherrschung des Körpers bzw. der Nahrung die Anforderungen der Adoleszenz, sich in eine sexuelle und soziale Identität hineinzuentwickeln, bewältigt werden könnte.

Der dicke Körper als Objekt

Zur Psychodynamik der Fettsucht[12]

Die Essgestörte macht etwas mit ihrem Körper, aber je nach Essstörung in unterschiedlicher Weise: Die Anorektikerin ist die Herrscherin über ihn, sie beherrscht das Körpergewicht absolut, und solange sie das unter Kontrolle hat, fühlt sie sich autark und mächtig. Die Bulimikerin tut nichts direkt mit dem Körper, aber sie hat ihn und sein Gewicht ständig im Blickfeld, wenn sie sich der Nahrung zuwendet, mit der sie sich allerdings äußerst manipulativ ein Objekt geschaffen hat, das sie absolut beherrschen kann, jedenfalls solange es nicht im Körper ein Eigenleben entwickelt. Die Fettsüchtige dagegen sieht im Vergleich zu so viel Macht und Beherrschung der Magersüchtigen schlecht aus, sie hat anscheinend gar keine Kontrolle über Nahrung und Körpergewicht, alle Diäten sind typischerweise über kurz oder lang wirkungslos. Aber doch tut sie etwas, sie isst, und das ist eben ihr Mittel, Selbstzweifel, Identitätsangst und Depressivität in Schach zu halten oder gar nicht erst ins Bewusstsein dringen zu lassen.

Bei der Anorexie ist es klar: Der Körper der Magersüchtigen erzeugt beim Betrachter (einem Arzt zum Beispiel) sofort den Gedanken: Das ist unnormal, krank, man muss etwas tun – Nahrung zuführen, auch wenn die Patientin nicht leidet, vielleicht sogar stolz auf ihren Körper ist. Bei der Fettsucht ist die Grenze zum Pathologischen nicht so leicht zu ziehen: Ist es ein Leiden, ist es vielleicht kulturell erwünscht, einen korpulen-

12 Vorträge bei der European-Latinamerican-Psychosomatic Society (EULAPS), Moskau, Juni 2021, und bei Entresol, dem Netzwerk für Wissenschaften der Psyche, Zürich, September 2021. Unveröffentlicht.

ten Körper zu haben, hat nicht in der westlichen Gesellschaft in Zeiten des Wohlstands ein hoher Prozentsatz der Frauen und gerade auch der Männer ein medizinisch definiertes Übergewicht? Was Fettsucht genannt wird, ist natürlich relativ zu dem bestehenden gesellschaftlichen Körper-Ideal – in islamischen Ländern ist unter Umständen hochgeachtet, was bei uns Stirnrunzeln oder Kopfschütteln hervorruft. Unser Schlankheitsideal hat sich erst seit den 1960er Jahren entwickelt, als »Twiggy« als eine Idealfigur den Wirtschaftswunderkonsum konterkarierte. Warum soll sich eine fröhliche, selbstbewusste, wenn auch übergewichtige Frau nicht gut finden, ein gutgelaunter, kontaktfreudiger korpulenter Mann seinen Körper ablehnen? Warum sollte man sich nicht in eine Frau verlieben, die ihr Übergewicht mit einer erotischen Ausstrahlung verbindet? Gemessen am herrschenden Körper-Ideal hat der Adipöse allerdings schlechte Karten; wenn auch häufig hinter der Symptomatik neben der oralen Gier, mit der er ganz andere, emotionale Defizite vergeblich aufzufüllen sucht, das Motiv verborgen ist, einen Schutzwall in Beziehungen zu errichten, muss er wegen seiner Körperfülle doch oft extreme Scham im Kontakt mit Menschen aushalten.

Einerseits wird die Grenze zum Pathologischen bestimmt durch das Leiden, das die Fettsucht verursacht, oder das Leiden, das die Patientin selbst schon *hinter* der Körpersymptomatik vermutet. Andererseits denke ich sofort, mit einem deutlich übergewichtigen Menschen konfrontiert, an ein junges Kind, das so viel isst, wie es möchte, und sich so viel bewegt, wie es gerade Lust hat, und doch wie selbstverständlich einen Körper von schlanker, »normaler« Gestalt hat.

Ich möchte schon an dieser Stelle auf eine Unterscheidung hinweisen: Zum einen geht es um die symbolische Bedeutung der *Nahrung* als mütterliche Substanz, dieser Aspekt entspricht dem Suchtcharakter der Fett*sucht*, zum anderen bekommt der übergewichtige *Körper* die Funktion eines begleitenden, schützenden Mutter-Objekts. Geht es um die Bedeutung der Nahrung, nenne ich sie Muttersurrogat, wenn der Körper an die Stelle der Mutter tritt, spreche ich von Mutter-Objekt. Die Psychodynamik der Fettsucht speist sich aus verschiedenen Quellen, die sich natürlich auch vermischen können:

1. Ihr liegt die Fantasie zugrunde, sich mit dem dicken Körper eine »*Mutter*« selbst erschaffen zu haben, einen ständigen Begleiter,

von dem man nie verlassen wird und über den man eine fantasierte Kontrolle behält. Gleichzeitig ist dieses Mutter-Objekt Ziel der Aggression; Die Patientin wendet die damals erlittene traumatisierende Gewalt gegen den eigenen Körper. Liegt dabei ein masochistischer Triumph zugrunde (»Ich mache mir meine alternative Mutter selber!« wie bei der Anorexie), findet sich keine Scham, der Körper wird offen präsentiert. Muss der Übergewichtige feststellen, doch keine Kontrolle zu haben, finden sich Scham und Depression.

2. Die übermäßig konsumierte Nahrung soll eine große psychische Leere auffüllen, die entweder dem Mangel an mütterlicher Zuwendung (besonders in der frühen Kindheit) entspricht oder dem, was Sándor Ferenczi (1988 [1985], S. 124) das »Aussaugen des Guten« oder Lebendigen durch die Erwachsenen nennt oder Christopher Bollas (1987, S. 157–169) »extraktive Introjektion« genannt hat. Die Fettsucht folgt dabei einer Suchtdynamik mit der Fantasie, zusammen mit dem mütterlichen Substrat allmächtig zu sein.
3. Der übergewichtige Körper wird oft als Schutz vor übergriffiger Nähe erlebt, er ist so unattraktiv, dass sich ihm niemand nähert, er bekommt dadurch die Funktion des Schutzes vor bedrohlichen Objekten, zieht eine Grenze ihnen gegenüber.

Die Psychodynamik folgt damit den verschiedenen Formen der Objektverwendung des eigenen Körpers, wie ich es für Selbstbeschädigung, Magersucht und Hypochondrie beschrieben habe (Hirsch, 1998 [1989a], 2010b).

Es gibt vom äußeren Aspekt gesehen zwei Typen von Fettsüchtigen: Für die einen scheint das Übergewicht gar kein Problem zu sein, es ist Ich-synton, Stimmung und Selbstbewusstsein bleiben beneidenswert positiv, und eine Veränderung des Körperbildes, also der psychischen Repräsentanz des eigenen Körpers, die sich sozusagen an das Übergewicht angepasst hat, lässt die Betroffene gar nicht realisieren, welche Grenzen das Körpergewicht bereits überschritten hat. Solche anscheinend selbstbewussten Menschen finden überhaupt nichts dabei, ihren ausufernden Körper in enge, auffallend gefärbte Pullover und ebenso enge Hosen zu zwängen, sie haben gar nicht das Gefühl, irgendwie besonders aufzufallen. Die brasilianische Schriftstellerin Clarice Lispector (2019 [2016], S. 327) beschreibt ihre Heldin so: »Sie hieß Almira und hatte stark zugenommen. […] In Almiras Gesicht lag eine Gier, die zu verbergen ihr nie in den Sinn gekommen war: dieselbe Gier, die sie beim Essen an den Tag legte, ihrem unmittelbaren Kontakt zur Welt.« Irvin Yalom (2009 [1989]), der eine wunderbare Falldarstellung über die Psychotherapie einer extrem fettsüchtigen Patientin geschrieben hat, empfindet diese Art der Übergewichtigen als »Zumutung« (ebd., S. 125), er findet sie oberflächlich, pseudofröhlich und langweilig. Diese Patientinnen empfinden keinerlei Scham über ihr Aussehen, in diesen Fällen reicht das Mittel, übermäßig zu essen und übergewichtig zu sein, aus, um Identitätszweifel, Angst und Depression zu unterdrücken.

Bei den anderen Patientinnen, bei denen das Körpergewicht Ich-dyston ist, die mit ihm hadern und verzweifelt sind, wird die Adipositas zwar als Mittel der Depressionsbekämpfung angewendet, aber das Ausmaß der bedrohlichen Zustände und Emotionen ist so groß, dass es nicht ausreichend wirkt. Sie verbergen ihren Körper, tragen lange, weite Gewänder, die den Körper wie mit einem Vorhang umhüllen, sie wollen abnehmen und schlagen sich ständig mit Diäten herum. Ihnen reicht der mächtige Körper nicht, sie leiden an Minderwertigkeitsgefühlen, auch unter Scham und Selbstzweifeln – aber sie haben nun die Möglichkeit, für all diese beeinträchtigenden Gefühle die Fettsucht selbst verantwortlich zu machen, Ursache und Wirkung vertauschend. Natürlich suchen nicht die Zufriedenen, sondern eher die Unglücklichen einen Therapeuten auf, der in der Gegenübertragung erst einmal eher positive, empathische Gefühle entwickelt.

Fettsucht und Objektbeziehung: Der Körper als Mutter-Objekt

Frau F. klagt über ihr stark schwankendes Körpergewicht. Früher war sie zehn Kilogramm schwerer, da hatte sie unter den Brüsten eine dicke Speckfalte, dann kam erst der Bauch. Sie hatte die Fantasie, in der Falte säße ihre Mutter, sie hat sich geekelt – vor der Mutter, vor sich selbst. Zwischendurch hatte sie zehn Kilogramm abgenommen, jetzt hat sie zwar wieder dasselbe, viel zu hohe Gewicht, aber seltsamerweise keine Falte mehr, und sie ekelt sich auch nicht mehr. Wer weiß, wo nun das Fett geblieben ist, ob nicht doch die Falte (eigentlich ein Wulst) wiedergekommen ist, jedenfalls dürfte Frau F. in ihrer Therapie das Mutterproblem genügend durchgearbeitet haben, sodass sie sie nicht mehr in einem Teil ihres Körpers sehen muss, den sie stellvertretend für die Mutter durch den Ekel in Schach halten musste. Die »Mutter«, also ein Mutterobjekt, eine Mutter-Imago, hatte sich im Körper der Patientin befunden, es war keine gute Mutter, aber inzwischen ist ihre Macht kleiner geworden.

Die Adipöse erzeugt mit ihrem so veränderten Körper ein Mutter-Objekt, eine selbst erschaffene »Mutter«, die sie nicht überwältigt und auch nicht verlässt und über die die Patientin meint, die absolute Kontrolle zu haben, auch wenn geradezu das Gegenteil der Fall ist – die Fettsucht hat sich längst verselbstständigt. Aber das hat sie mit allen Süchten gemeinsam, nicht das Subjekt beherrscht die Sucht, es ist natürlich umgekehrt. Bei der Fettsucht wie wohl bei allen Suchterkrankungen ist das Suchtverhalten ein nicht gelingender Bewältigungsversuch eines Autonomie-Abhängigkeitskonflikts. Eine Trennung von der »Mutter« und was sie bedeutet, Schutz und Identitätsdefinition, eine Trennung also aus dem Elternhaus oder der Kindheit wird durch Angst und Schuldgefühl behindert. Bei den Eltern zu bleiben ist auch unmöglich, gar nicht einmal real, sozusagen körperlich, sondern eher psychisch, denn die Erfahrungen mit den Eltern und die entsprechenden Eltern- und Selbst-Imagines sind weitgehend negativ. Die Körpersymptomatik ist ein fauler Kompromiss: Man verlässt die »Mutter«, indem man sich im Körper eine eigene schafft, man bleibt aber bei der »Mutter«, weil man sie immer bei sich trägt.

Wie die Behinderung von Autonomiebestrebungen des Kindes mit einem übermäßigen Körpergewicht zusammenhängen können, zeigen zwei kleine Beispiele: Eine Mutter sagte zu ihrem ältesten Sohn: »Du bist so intelligent«, zum zweiten sagte sie: »Du bist so hübsch«, aber der dritte, der jüngste, bekam zu hören: »Ach, du bist unser (!) kleines Pummelchen!« Die positiven Eigenschaften, die den beiden älteren Brüdern zugeschrieben wurden, dürfen sie offenbar für ihr eigenes, von der Mutter getrenntes Leben verwenden. Der Jüngste aber soll bei der Mutter bleiben, die ihn füttert und umsorgt, er wird keinen anderen Menschen brauchen. (Wäre es ein Märchen, würde der Jüngste, der Dummling, schließlich die Prinzessin bekommen und die beiden Brüder würden kläglich scheitern.)

Diesen Fall kenne ich aus der Supervision; ist es aber nicht frappierend, wie sich die Dinge manchmal gleichen, ich habe nämlich schon früher (Hirsch, 2006b) von einer ganz ähnlichen Situation berichtet: Eine alleinerziehende Mutter sagt zu ihrem ältesten Sohn: Du hast so einen Gerechtigkeitssinn, du wirst einmal Rechtsanwalt. Zum zweiten sagt sie: Du bist manuell so geschickt, du wirst mal Architekt und baust uns (!) ein Haus. Und zum dritten: Du bist unser kleiner Schnucki, du brauchst gar nichts zu werden! – Und der Kleine war bis weit in die Adoleszenz hinein so stark fettsüchtig, dass man sogar (in den 1950er Jahren) eine Hormonkur für notwendig hielt.

Auch die Anorexie beruht auf der Fantasie, im eigenen Körper ein Mutter-Objekt erschaffen zu haben, dort aber eine zur Mutter von damals alternative Mutter, geradezu eine Anti-Mutter (Hirsch, 1998 [1989c]). Wenn die Anorektikerin verächtlich vom fetten Körper und den fetten Brüsten der Mutter spricht (Hirsch, 2010b, S. 202) und voller Stolz einen alternativen, mageren Körper präsentiert, so identifiziert sich die Adipöse mit dem weiblichen Körper der Mutter, erhält so eine symbolische Verbindung zu ihr aufrecht, attackiert den Körper aber auch und macht ihn krank. Es ist eben keine gute Mutter in der Fantasie der Patientin. Oder der dicke Körper ist eine Karikatur der Mutter, in einem masochistischen Triumph bedeutet er: »Seht her, das hat mir meine böse Mutter vorgelebt, so sollte ich (als Frau) sein, das hat sie nun davon!« Man kann sich vorstellen, dass ein Kind, das gewaltsam zum Essen gezwungen wird, nun ebenfalls gewaltsam isst, sozusagen den Körper zwingt, zuzunehmen, und dabei sowohl mit der Mutter verbunden bleibt als auch ihr aggressives Verhalten anprangert.

Die Identifikation mit dem Körper der Mutter stellt eine starke Verbindung zu ihr her, man kann auch sagen, in der Identifikation verschmelzen Mutter-Körper und der Körper der Tochter; der eigene Körper wird zum Mutter-Körper, zur Mutter. Oder zum Vater: Yaloms (2009 [1989], S. 160) sehr adipöse Patientin hatte einen extrem übergewichtigen Vater, der, nachdem er an Krebs erkrankt war, regelrecht abmagerte – die Adipositas der Patientin hatte auch den Sinn, den Vater im eigenen Körper am Leben zu erhalten.

Irgendwann hatte ich die Idee, eine andere Patientin, Frau S., zu bitten, mir das Erleben ihres Übergewichts in seinen positiven und negativen Aspekten aufzuschreiben, was sie auch gern getan hat (vgl. Hirsch, 2010b, S. 188f.):

Vorteile

- Ich meide berufliche Kontakte, die nicht gut für mich sind.
- Ich kann gegen Regeln verstoßen, mir Trotzgefühle gestatten.
- Essen ist ein Trost gegen das Gefühl, nicht geliebt zu werden.
- Ich kann etwas nur für mich tun, das mir allein gehört [das Essen!].
- Es gibt kein Konkurrenzdenken gegenüber attraktiven Frauen.
- Ich kann mich unbefangener in der Öffentlichkeit verhalten, besonders Männern gegenüber.
- Ich bin weniger nervös, eine Leere wird gefüllt, ich habe weniger das Gefühl, etwas tun zu müssen (weniger Unzufriedenheit mit meiner Situation).
- Ich empfinde mehr Ruhe, mehr Ausgeglichenheit, kann gut allein sein.
- Ich habe kein Interesse an Männern, empfinde also keine Enttäuschungen und keinen Stress.
- Ich habe eine angenehme Erinnerung an meine Kindheit (allein essen, allein zu Hause, meine Ruhe haben).

Nachteile

- wenig Selbstbewusstsein/Selbstwertgefühl
- Schwäche, keine Kontrolle
- Interesselosigkeit, Gefühllosigkeit, Lustlosigkeit, Gleichgültigkeit
- Passivität (kein Sport, wenig Kontakte, Vernachlässigung meiner Wohnung)
- körperliches Unwohlsein (alles fällt mir schwer)
- hässlich, keine Kleidung passt
- depressiv, traurig

Ich finde es schon bemerkenswert, wie es die Patientin mithilfe massiver Verleugnung fertigbringt, so viel positive Aspekte an ihrer Fettsucht zu sehen, die von anderen eher negativ beurteilt würden: Berufliche Kontakte muss man nicht unbedingt vermeiden, man kann sie auch konstruktiv beeinflussen; Unvernunft und Trotz sind ja auch nicht unbedingt förderlich (für soziale Beziehungen zum Beispiel); gäbe es nicht auch andere Dinge, was man für sich tun könnte; warum sollte man nicht mit Frauen konkurrieren und sich für Männer interessieren, auch wenn Enttäuschungen nie ganz auszuschließen sind. Man könnte sein Essen doch auch in fröhlicher Runde genießen und sich trotzdem zurückziehen, wenn man einmal Ruhe braucht. Und die Nachteile: Natürlich zählt Frau S. alle negativen Aspekte auf, die sie mit dem Übergewicht verbindet, danach ist sie ja auch gefragt worden, aber die meisten wirklich beeinträchtigenden Symptome dürften doch nicht durch die Fettsucht hervorgerufen worden sein, sondern auch schon ohne sie mehr oder weniger latent oder offen existiert haben.

Während für Frau F. der Fettwulst, in dem die Mutter saß, wahrlich ein Inkubus, ein böser Geist in ihrem Körper, eindeutig negativ konnotiert war, ist der übergewichtige Körper für Frau S. sowohl negativ als auch positiv besetzt. Der Körper spendet Ruhe, schützt vor angstmachenden sexuellen Kontakten, vermindert Stress, vor allem füllt er eine Leere. Andererseits wird er für Passivität, Hässlichkeit und mangelndes Selbstwertgefühl verantwortlich gemacht.

Schwangerschaft und Übergewicht

In der Fantasie der Eltern kann das ungeborene Kind in einer Art Rollenumkehr Mutterfunktion für sie bekommen (Hirsch, 2010b, S. 293f.), das Kind und der Körper der Schwangeren würden somit in einer phantasmatischen Verdichtung zu einer Mutter-Repräsentanz. Und ähnlich kann der dicke Körper an die Stelle einer ersehnten Schwangerschaft treten.

Ich hörte von zwei Schwestern, Zwillingen, Erika und Leonie. Als Erika schwanger wurde, nahm Leonie in kurzer Zeit extrem an Körpergewicht zu. Dann wurde auch Leonie schwanger, und in vier Monaten nahm sie zehn Kilogramm ab – der Körper hatte seine Schuldigkeit getan.

Frau Sabine A. möchte ihre langjährige analytische Psychotherapie beenden. Die Therapie war insofern erfolgreich, als sie sich in ihrem Beruf zufriedenstellend etablieren und endlich eine Beziehung durchhalten konnte. Sie heiratete und wurde schwanger. Leider hatte sie eine Fehlgeburt, das verlorene Kind wurde sehr betrauert, aber die Zuversicht war groß, dass sie bald erneut schwanger werden könne. Ein gutes Jahr später meldete sie sich wieder, voller Kummer, dass eine neue Schwangerschaft nicht eingetreten sei. Im zweiten Vorgespräch sagte sie, sie habe es sich überlegt, sie werde auch allein damit fertig werden; sie redete aber ungebremst, als hätte sie vergessen, dass sie doch gar nicht mit der Therapie beginnen wollte: In ihrem Kummer, nicht schwanger zu werden, habe sie fünf Kilogramm zugenommen, weil das irgendwie zur Schwangerschaft gehöre: »Wenn man schwanger ist, ist man dick, also – obwohl es ja verrückt ist! – denke ich irgendwie, wenn ich dick bin, wäre ich schwanger.« Sie mache keinen Sport mehr, gehe nicht joggen, weil sie denke, sie könnte ja schwanger sein und das Kind dadurch verlieren.

Natürlich fällt auf, dass es in meinen Überlegungen und Beispielen bisher nur um Frauen ging und übergewichtige Männer nicht vorkamen, obwohl, jedenfalls in Deutschland, häufiger Männer fettleibig sind als Frauen. Ich habe den Eindruck, dass Männer ihr Übergewicht eher als selbstverständlich hinnehmen, jedenfalls nicht darüber klagen und schon gar nicht öffentlich darüber reden. Also suchen sie wegen ihrer Körpersymptomatik selten einen Therapeuten auf. Wenn es aber eine phantasmatische Verbindung zwischen Schwangerschaft und Adipositas gibt, liegt es dann nicht nahe, hinter der oft extremen Fettsucht der Männer – und die Fettverteilung betont ja die Hüften und vergrößert die Brüste, vor allem aber wölbt sich das Bauchfett überdeutlich hervor – eine im Körper materialisierte Schwangerschaftsfantasie zu vermuten? Man würde dann einen unbewussten Gebärneid annehmen, überhaupt einen Neid auf die Frau und ihren Körper, auf ihre Fähigkeit zu gebären und zu stillen, zu nähren, einen »Weiblichkeitskomplex« (Böhm, 1930).

Grenzziehung

Wie schon erwähnt, kann der übergewichtige Körper die Funktion der Grenzziehung bekommen, genau wie bei der Selbstbeschädigung und beim psychogenen Schmerz (Hirsch, 1998 [1989f]). Der dicke Körper bildet einen Schutz vor Menschen, die einem zu nahekommen könnten oder von denen man Übergriffe befürchtet. Frau S. antwortete auf meine Frage nach den Vor- und Nachteilen ihres Übergewichts: »Ich kann gut berufliche Kontakte vermeiden, die nicht gut für mich sind. Ich verhalte mich unbefangener in der Öffentlichkeit, besonders Männern gegenüber. Ich habe kein Interesse an Männern, es gibt also keine Enttäuschungen und keinen Stress.« Die Blicke der Männer scheinen allerdings manchmal als sehr bedrohlich erlebt zu werden. Eine andere sehr übergewichtige Patientin sagte einmal: »Wieviel muss ich denn noch zunehmen, damit mich keiner mehr anguckt?!«

Das Körpergewicht von Frau S. schwankte in langen Zeitabständen immer um ungefähr 15 Kilogramm hinauf und wieder herunter. Ging es ihr schlecht, war sie froh, sich zurückziehen und »sich die Männer vom Leibe halten« zu können. Ging es ihr besser, nahm sie wieder ab, und einmal konnte sie sogar eine Liebesbeziehung zu einem Mann anfangen und nahm noch mehr ab. Als sich dann aber ein von beiden eigentlich ersehnter Urlaubstermin näherte, bekam sie wieder ihre Nierenbeckenentzündung, sie fuhren zwar noch los, Frau S. musste aber den Urlaub mit Fieber im Hotelbett verbringen, und an Sex mit dem Freund war nicht zu denken. Da das Übergewicht also nicht als Abgrenzungsmöglichkeit zur Verfügung stand, musste die körperliche Erkrankung einspringen.

In einer Sitzung einer übergewichtigen Patientin, die ich in einer Supervision kennengelernt habe, ging es um Kontrolle, um das Bedürfnis, Grenzen zu setzen, und um die Problematik, sich nicht von einer autoritären Chefin und sowie der eigenen Mutter abgrenzen zu können. Die alternde Mutter verlangt von der Tochter, dass sie für sie da ist, für sie sorgt und ihr Essen besorgt. Die Patientin kann nicht nein sagen, stattdessen muss sie essen. Dann wird der Körper dick, und das ist wie ein Protest, eine Abgrenzung gegen die Übergriffe der Mutter. Die Patientin denkt, sie entscheide sich selbst für das Essen, die Mutter bestimmt nicht darüber, sie isst für sich, nicht für die Mutter, und sie kann es beherrschen! Andererseits kann sie aber das Gewicht nicht kontrollieren, also versucht sie es mit Diäten. Durch diese aber entsteht eine Angst, dass der Körper krank wird, dass Mangelerscheinungen auftreten, dass der Körper sich verselbstständigt und außer Kontrolle gerät: Der Mutter-Körper übernimmt wieder die Macht! Diäten sind also der Versuch, das verkörperte Mutter-Objekt zu beherrschen, in Schach zu halten. An dieser Stelle entsteht dieselbe Angst, die die Anorektikerin zwingt, nichts oder nur wenig, ganz genau berechnete kalorienarme Nahrung (auch eine Diät) zu sich zu nehmen. Und wie bei der Anorektikerin muss auch das Gewicht zwanghaft kontrolliert werden. Der Unterschied ist nur: Die Anorektikerin ist erfolgreich, sie erringt erst einmal einen Sieg über das Mutter-Objekt, während die arme Fettsüchtige immer wieder Rückfälle erleidet.

Yaloms (2009 [1989], S. 150) Patientin Betty hat während der Therapie massiv abgenommen. Es ist, als ob der fette Körper den wahren, weiblichen, erotischen Körper der Patientin verborgen hätte:

> »Zu diesem Zeitpunkt kam noch eine andere Verwandlung zum Vorschein. Als ich [...] einen Blick auf Betty warf, bemerkte ich zum ersten Mal, dass sie einen Schoß hatte. Ich sah noch einmal hin. Hatte ich ihn früher übersehen? [...] Nein: Die Konturen ihres Körpers, vom Kinn bis zu den Zehen, waren immer die einer Kugel gewesen. Einige Wochen später sah ich eindeutige Anzeichen für eine Brust, zwei Brüste. Eine Woche später traten Backenknochen hervor, dann ein Kinn, ein Ellbogen. Es war offensichtlich alles da – unter den Fleischbergen war immer ein Mensch, eine hübsche Frau, verborgen gewesen. Auch andere, vor allem Männer, hatten die Veränderung bemerkt. Wenn sie jetzt mit ihnen sprach, scheuten sie vor körperlichen Kontakten nicht mehr zurück.«

Fettsucht ist eine Sucht

Bisher ging es mir um die Verwendung des Körpers als mütterliches Objekt bei der Adipositas. Versteht man Fettsucht als Suchtgeschehen, liegt der Schwerpunkt bei der Nahrung, Nahrung als Suchtmittel, als Mutter-Substrat, das wie jedes Suchtmittel Heilung und Selbstergänzung bringen soll, aber die Gefahr von Abhängigkeit und Zerstörung enthält. Dieselbe Bedeutungsverschiebung vom Körper zur Nahrung findet man bei Anorexie und Bulimie; bei der Anorexie geht es vorwiegend um Körpergestalt und Körpergewicht, bei der Bulimie ist die Nahrung Gegenstand der Mutter-Fantasie: Wie kommt sie in den Körper, wie kommt sie wieder hinaus?

Fast alle übergewichtigen Patientinnen schildern das Gefühl von innerer Leere, wenn sie von dem Drang zu essen sprechen. »Der Begriff ›innere Leere‹ spielt bei der Behandlung von Essstörungen eine wesentliche Rolle« (Yalom, 2009 [1989], S. 140).

Meine übergewichtige Patientin, Frau S., fühlt sich klein und ohnmächtig – und dann muss sie essen. Sie hat darüber keinerlei Kontrolle – wenn sie isst, isst sie. Das Essen bedeutet für sie Schutz vor der Auflösung, also etwas Positives, aber trotzdem fühlt sie sich durch das Essen und nach dem Essen schlecht. Sie hat Schuldgefühle und beschimpft sich, wieder schwach geworden zu sein. Sie hat Angst, dass dieses Gefühl der Ohnmacht, dass dieser Zustand grenzenlos ist, wenn sie nichts dagegen unternimmt. Das Essen soll eine Leere ausfüllen, einen unerträglichen Zustand bekämpfen oder verändern. Also eine Art Selbstbemutterung. Aber das kann keine gute Mutter sein, also ist sie selbst schlecht, gerade nach dem Essen, nach der Inkorporation der schlechten Mutter-Nahrung (wäre sie eine Bulimikerin, würde sie erbrechen), sie ist also selbst die Ursache ihrer Schuldgefühle. Die Schuldgefühle waren aber schon von Anfang an da, sie ist schuldig an ihrer Existenz, die die Eltern gezwungen hat, eine schlimme Ehe fortführen zu müssen (»Basisschuldgefühl«, Hirsch, 2017 [1997], 2020; s. das Kapitel Zur »Psychoanalyse von Schuld und Schuldgefühl«). Frau S. fühlt sich schon lange schuldig, weil die Mutter ihretwegen beim Vater bleiben musste und weil sie der depressiven, später kranken Mutter nie wirklich hat helfen können. Wie unangenehm ihre Gefühle von Schuld und Angst auch sind, für die Therapie stellen sie eine Quelle der Motivation, sich zu verändern dar. Und mit der Zeit gelingt es ihr immer besser, diese Gefühle, die sie erst einmal mit der Essstörung begründete, auf ihre Wurzeln zurückzuführen: Schuldgefühle wegen der Übernahme der Verantwortung für die Ehe der Eltern, Schuldgefühle, die Mutter verlassen zu wollen, Angst vor dem eigenen Leben und vor neuen Beziehungen.

Eine andere Patientin, von der ich in einer Supervision gehört habe, fühlt sich entleert, wenn die Mutter mit ihr telefoniert. »Wenn ich mit meiner Mutter telefoniere, wird mir 'was weggenommen, werde ich mir weggenommen, alles übernimmt sie, was ich denke, was ich fühle.« (Das ist das »Aussaugen des Guten« [Ferenczi, 1988 (1985), S. 124], das, was Bollas [1987, S. 157–169] »extraktive Introjektion« genannt hat: Die Erwachsenen entziehen dem Kind Lebendigkeit und eigenen Willen.) Die Patientin muss dann essen, schon während des Telefonats. Dadurch übernimmt sie wieder eine gewisse Kontrolle über die fantasierte, alles bestimmende Mutter; das ist die Illusion des Süchtigen, das Suchtmittel beherrschen zu können. Der Kollege, der die Patientin vorstellte, bemerkte, in der Klinik habe ein Alkoholiker ihm einmal erklären wollen, wie nahrhaft doch Bier sei, es enthalte so viel Gerste und Zucker … Und natürlich könne er jederzeit aufhören zu trinken!

Man kann sich vorstellen, dass für diese Patienten die selbst zugeführte Nahrung eine positive Alternative zur realen, Lebensenergie raubenden Mutter sein soll. Es ist ja ein einfacher Gedanke, dass eine Mutter, die die wahren Bedürfnisse des kleinen Kindes nicht erkennen kann, jedes Unwohlsein des Kindes mit einem Nahrungsangebot beantwortet; in den Augen einer solchen Mutter wäre dann ein dickes Kind ein zufriedenes Kind, und vielleicht ist die Mutter ebenfalls korpulent, und damit identifiziert sich wiederum das Kind, das später fettsüchtig wird. Mutter und Kind finden den übergewichtigen Körper gut, wie die Anorektikerin ihren mageren Körper gut findet. Aber die Anorektikerin erschafft sich in der Gegenidentifikation eine *alternative* Mutter in ihrem idealisierten Körper, während die Adipöse dem Körper der Mutter und ihrem eigenen ambivalent gegenübersteht.

Die Nahrung kann einen so großen Stellenwert bekommen, dass ihre Zufuhr weit über ein realistisches Maß hinaus als überlebensnotwendig gesehen wird. Ich denke an den Wahn einer Mutter eines älteren Säuglings, der als Frühgeborenes mit einem sehr niedrigen Gewicht auf die Welt gekommen war, sodass das Überleben nicht gesichert war. Ärzte und Schwestern sahen damals ängstlich darauf, ob das Kind zunähme, und das hatte die Mutter so internalisiert, dass sie davon nicht lassen konnte, auch nachdem das Kind erst ein altersentsprechend normales und dann ein beträchtliches Übergewicht erreicht hatte. In einem Video aus der Mutter-Kind-Beobachtung (Karl-Heinz Brisch, Psychotherapietage Langeoog, 2007) konnte man miterleben, wie die Mutter versuchte, dem Kind immer wieder die Flasche gegen seinen deutlichen Widerstand aufzuzwingen. Das Kind wand sich und bog sich auf dem Schoß der Mutter, um der Flasche zu entkommen. Im Zuschauer wurden schwer zu ertragende Gegenübertragungsgefühle erzeugt angesichts dieses Beispiels von gewaltsamer oraler Intrusion. Ich denke auch an eine schlimme Szene, in der eine hypochondrisch besorgte Mutter, die 1945 auf der Flucht ein Kind geboren hatte, dem fünfjährigen Geschwisterkind, Angelika A., meiner späteren Patientin, mit Gewalt ihre Brust aufdrängte und das Kind zwang, die Muttermilch zu trinken, weil sie Angst hatte, es würde zu wenig Vitamine bekommen.

Nahrung bedeutet also Leben (»Lebensmittel«), wie ja auch die phantasmatische Gleichsetzung von Körperfülle und Schwangerschaft ein neues Leben im dicken Bauch ankündigt.

Betty, die Patientin Yaloms, erlebte in ihrer Gruppenpsychotherapie einen krebskranken Mitpatienten, der empfindlich an Gewicht abnahm, und sie erinnerte sich an die fortschreitende Krebserkrankung ihres Vaters, die zu seinem Tod geführt hatte. Es »wurde ihr nun klar, dass sie seit dem Tod ihres Vaters geglaubt hatte, ein Gewichtsverlust mache sie anfällig für Krebs […], dass Gewichtsverlust auch ihren Tod bedeuten könnte« (Yalom, 2009 [1989], S. 144f.). Fett zu ein bedeutete einfach, keinen Krebs zu haben.

Aber wie ihren unförmigen Körper erlebt die Adipöse auch die Nahrung ambivalent. Ängste, eine falsche, ungesunde Ernährung könnte dem Körper schaden, und hypochondrisches Beobachten der Körperfunktionen sind die Folgen, als könnte die Nahrung, von der man inzwischen so abhängig ist, wie ein Gift schädlich wirken. Eine Patientin, Frau Zilly C., hatte das Elternhaus längst verlassen, hatte ihr Studium beendet und war berufstätig. Trotzdem schickte ihr ihre Mutter ständig Päckchen mit Lebensmitteln mit der Post – Wurst und verpacktes Fleisch, und meist war das Haltbarkeitsdatum schon lange überschritten … Eine andere Patientin kämpfte gegen ihr Übergewicht, machte ständig Diäten und nahm an Programmen für gesunde Ernährung teil, ohne Erfolg. Wenn sie Lebensmittel kaufte, rechnete sie endlos mit den Kalorienzahlen, hatte eine Packung ein sehr *langes* Haltbarkeitsdatum, wurde sie misstrauisch, so lange könne die Nahrung nicht haltbar sein! Wenn sie davon äße, würde es sich in ihrem Körper in Gift verwandeln und sie von innen zerstören – das ist die Angst der Bulimikerin.

Therapeutische Aspekte

Viele psychodynamisch arbeitende Psychotherapeuten haben Probleme, Suchtpatienten und auch fettsüchtige Patienten in Therapie zu nehmen. Die Sucht erscheint ihnen wie eine Festung, die man nicht erobern können wird, der fette Körper ist wie ein riesiger Berg, den man nicht erklimmen und schon gar nicht abtragen kann. Die anfänglichen Gegenübertragungsgefühle sind beherrscht von Aversion, sogar Verachtung, wie es Yalom drastisch beschreibt:

> »Ich finde sie widerlich: ihren grotesken Watschelgang, das Fehlen jeglicher Körperformen – Brüste, Schoß, Gesäß, Schultern, Kinn, Backenknochen, *alles*, was ich an Frauen liebe, begraben unter einer Lawine aus Fleisch. Und ich hasse ihre Kleidung – diese unförmigen Sackkleider, oder schlimmer noch, die Elefantenjeans mit Beinen wie Fässer. Wie können sie es wagen, dem Rest der Menschheit einen solchen Körper zuzumuten?« (Yalom, 2009 [1989], S. 124f.).

Warum habe ich Frau S. in Therapie genommen? Einmal schwankte ihr Gewicht sehr zwischen einem annähernden Normalgewicht (wer auch immer das festlegt) und erheblichem Übergewicht. Sie hatte eine freundliche Ausstrahlung trotz ihrer Depression, sie war in der Lage, Scham und Schuld zu empfinden, wenn sie zugenommen hatte, sie konnte von ihren Auflösungs- und Kontaktängsten sprechen, wenn sie an Gewicht verloren hatte. Ihre Symptomatik war also keineswegs Ich-synton, sie musste ihre Not nicht überspielen (wie Yaloms Patientin Betty es anfangs massiv nötig hatte), und die Mitteilung von Scham, Schuldgefühlen und die Auseinandersetzung mit den Ängsten ließen sie für eine analytische Psychotherapie motiviert erscheinen. Vielleicht passt hier der Gedanke Silvia Amatis (1990), die in ihrer therapeutischen Arbeit mit politisch Verfolgten darauf achtete, dass die Patienten im Laufe der Therapie ihre Fähigkeit, sich zu schämen, wiedergewannen. Betty konnte sich nach und nach erinnern, sich des dicken Körpers ihres Vaters (vor seiner Erkrankung) geschämt zu haben, wie sie auch »lernte«, ihre Pseudo-Fröhlichkeit und Bagatellisierungsneigung zu überwinden und sich ihres Übergewichts zu schämen.

Schlussbemerkung

Der durch welches Mittel auch immer pathologisch veränderte Körper drückt symbolisch das aus, was auf einer höheren Symbolstufe nicht gedacht und sprachlich symbolisiert werden kann. Der Körper enthält auf der Symbolstufe des Übergangsobjekts (Hirsch, 1998 [1989b]) kindliche Mangelzustände, Bedürfnisse und Sehnsüchte sowie die (untauglichen) Versuche zu heilen und zu ergänzen. Die Aufgabe einer psychodynamischen Psychotherapie ist nun, das verborgene, im Körper enthaltene und durch ihn ausgedrückte Leiden einer sprachlichen Symbolisierung zugänglich zu machen, zusammen mit einer Befreiung »eingefrorener« Emotionen (vgl. Hirsch, 2004a, S. 117ff.).

Die Verringerung des Körpergewichts und die Wiedergewinnung der Symbolisierungsfähigkeit gehen Hand in Hand. In einer wünschenswerten Entwicklung schafft es die Patientin nach und nach, Ängste vor Menschen, Beziehungsprobleme wie die Angst vor Nähe oder die Angst vor Trennungen, letztlich Identitätsdefizite überhaupt zu erkennen und dann über sie zu sprechen. So wird die Notwendigkeit geringer, den Körper »sprechen« zu lassen, und auch das Körpergewicht wird geringer. Ein Zeichen für neu gewonnene Symbolisierungsfähigkeiten ist das Auftauchen von Träumen und Erinnerungen (Erinnerungsbilder sind auch Symbole). Yaloms Patientin Betty begann, in ihren depressiven Phasen relevante Träume in die Therapie zu bringen (in ihrem Fall war die Fähigkeit zur Depression bereits ein Therapiefortschritt), viele Erinnerungen an eine dürftige mütterliche Versorgung und die Beziehung zum (idealisierten) Vater kamen auf. Mit der Verringerung des Körpergewichts war es der Patientin auch möglich, Übertragungsgefühle, besonders Aggressionen, gegen den Therapeuten zu empfinden und zu äußern (Yalom, 2009 [1989], S. 148). (Kann man nicht sagen, dass Übertragungsmanifestationen die Beziehungsdimensionen von damals symbolisch ausdrücken?) Und schließlich sollte es der therapeutische Prozess ermöglichen zu trauern – über das familiäre Schicksal, über Verluste, über das zu wenig gelebte eigene Leben. Psychoanalytische Psychotherapie ist auch als ein Trauerprozess und damit Trennungsprozess verstanden worden, Trennung von den nun realistisch gesehenen Objekten der Vergangenheit und den Erfahrungen mit ihnen.

Hypochondrie und Dysmorphophobie[13]

Die Hypochondrie ist eine Angstkrankheit, die von der Überzeugung bestimmt ist, an einer schweren, zum baldigen Tode führenden Erkrankung zu leiden. Zwar führt der Hypochonder die vermeintliche körperliche und psychische Symptomatik auf diese Krankheit zurück und möchte gesund werden, man hat jedoch den Eindruck, dass er sie mit einem anderen, abgespaltenen Teil des Selbst unbedingt behalten will, da er von keinen medizinischen Untersuchungen, die ihre Existenz widerlegen, vom Konzept der tödlichen Krankheit abzubringen ist. Die Hypochondrie als Angstkrankheit wird oft begrifflich in die Nähe der Phobie gerückt: Man spricht von Karzinophobie, AIDS-Phobie, Herzphobie. Ich würde Wert darauf legen, den Begriff Phobie für die Angst, eine Krankheit zu bekommen (sich etwa zu infizieren, was zu einem Vermeidungsverhalten führt), zu verwenden und Hypochondrie davon zu unterscheiden: Der Hypochonder ist überzeugt, die Krankheit schon zu haben. Typischerweise tritt sie in einem mittleren Lebensalter auf (Midlife-Crisis), in dem der Hypochonder auf sein bisheriges Leben zurückblickt und eigentlich feststellen müsste, dass es nicht optimal verlaufen ist, dass man vieles nicht erreichen konnte, Chancen verpasst, falsche Entscheidungen getroffen, unter seinem Wert gelebt hat. Und dass es nun nicht mehr aufwärts gehen dürfte, bestenfalls noch eine Weile auf dem erreichten Niveau. Davor müsste er

13 Dieses Kapitel ist die kürzere und überarbeitete Fassung des Beitrags »Das hypochondrische Prinzip – zur Psychodynamik der Hypochondrie und verwandter Erscheinungen« in B. Nissen (Hrsg.), *Hypochondrie – eine psychoanalytische Bestandsaufnahme* (S. 71–103). Gießen: Psychosozial-Verlag (2003).

eigentlich Angst haben, sein Leben nämlich verwirkt zu haben, das kann er aber nicht zulassen, er projiziert die Lebensangst auf den Körper, eigentlich glaubt er unbewusst, schon am Ende zu sein.

Die hypochondrische Angst wird von keinem objektiven Befund erschüttert, man kann sie als einen begrenzten Wahn bei sonst weitgehend erhaltener Persönlichkeit ansehen. Die extreme Angst schränkt das Lebensgefühl und die Realitätsbewältigung empfindlich und zunehmend ein, »Vitalität, Lebensfreude, Selbstausdruck, Selbstverwirklichung, Expansions- und Autonomiestreben sind nachhaltig gestört« (Rupprecht-Schampera, 2001, S. 346). Zunehmend zieht sich der Hypochonder von den äußeren Objekten zurück, ganz mit der Selbst- bzw. Körperbeobachtung beschäftigt; auf den Körper oder das vermeintlich erkrankte Organ richtet er seine ganze Aufmerksamkeit, seine inzwischen gänzlich narzisstische Libido. Allerdings fällt gleichzeitig eine getriebene Suche nach Hilfe und Bestätigung seiner Angst auf, dieses Bedürfnis richtet sich an Nahestehende, besonders aber an Ärzte, die mit gegensätzlichen oder zwiespältigen Gegenübertragungsgefühlen reagieren: konkordante ängstliche Fürsorge oder ärgerlich-unwillige Abwehr (ebd.).

Todesangst statt Lebensangst

Der Arzt wird mit einer doppelten Angst des Patienten konfrontiert: Einerseits soll er ihn von der Ursache der Angst befreien, andererseits darf er ihm die Überzeugung, schwer krank zu sein, nicht nehmen, als ob er die Krankheit lebensnotwendig brauche, und wenn sie auch den Tod bedeutete. Der Kranke klagt sein als körperlich verstandenes Leid mit der impliziten Forderung, es zu verlieren, also geheilt zu werden, möchte aber vom Arzt seine Krankheitsauffassung unbedingt bestätigt haben. Paradoxerweise führt dann jeder kleine reale krankhafte organische Befund zu euphorischer Stimmung, weil der *Körper als Objekt*, der das Negative, Angstmachende enthält, dadurch erhalten bleibt. Negative Untersuchungsbefunde, zum Beispiel der Antikörpertest bei der AIDS-Hypochondrie, müssen deshalb oft mit fast wahnhafter Beharrlichkeit verleugnet werden, weil sie den Verlust des durch die Hypochondrie gebildeten Objekts bedeuten würden. Das führt zu paradoxen Erscheinungen:

Herr P. hatte wegen quälender Angst, an AIDS erkrankt zu sein, nach einem Selbstmordversuch die Therapie begonnen. Als ob er aber Angst und Unsicherheit brauchte, schob er den Antikörpertest immer wieder auf. Als er sich ihm doch unterzog und das Ergebnis *positiv* war, reagierte er zuerst mit großer Erleichterung, sodass der Eindruck entstand, die Angst vor dem Test sei nicht die gewesen, dass er positiv, sondern im Gegenteil, dass er negativ ausfallen könnte. – Ein anderer Patient, Herr R., quittierte das *negative* Testergebnis sogleich mit der Fantasie, er müsse sich mit einem Holzschutzmittel, mit dem er gearbeitet hatte, vergiftet haben, was seine vermeintlichen Körpersymptome, die er offenbar brauchte und behalten wollte, begründet hätte (beide Beispiele in Hirsch & Herrmann, 1988). – Ein etwa 40-jähriger frisch gebackener Besitzer eines Eigenheims entwickelte kurz vor dem Einzug der Familie in das neue Haus eine schwere Herzneurose; den Umzug konnte er vom Krankenzimmer des nahegelegenen Krankenhauses beobachten. Dort konnte keine Diagnose gestellt werden, die ihn befriedigte: Nun ging er buchstäblich von Arzt zu Arzt, wurde immer depressiver und unruhiger. Einmal aber war er ganz euphorisch, als ein Arzt ihm mitteilte, eine »tote Niere« im Röntgenbild könnte die Ursache seines ganzen Leidens sein (Hirsch, 1998 [1989e]).

Sagt der Arzt dem Hypochonder: »Wir haben alles untersucht, Sie sind kerngesund!«, reagiert der Patient mit Empörung und dem Gefühl, nicht verstanden zu werden. Er ist überzeugt, nicht gründlich untersucht worden zu sein, vielleicht seien die Laborwerte vertauscht worden; er fühlt sich schlecht behandelt und geht zum nächsten Arzt. Er ist ja auch nicht *kerngesund* und möchte in seiner Not verstanden werden, versteht man diese aber als existenzielle Angst, die in der Körperangst lediglich ihren Ausdruck bzw. ihre – falsche – Lokalisation gefunden hat, ist er auch nicht erleichtert, als wäre diese grundlegende Angst – vor dem Leben nämlich – noch schwerer zu ertragen. Der therapeutische Umgang mit dem Hypochonder ist deshalb so schwierig, weil er vom Arzt die Realität seiner Körperfantasie bestätigt haben, als körperlich Kranker verstanden werden will und paranoid misstrauisch darüber wacht, dass ihm niemand diese Identität nimmt.

Die Neigung zum Rückzug und die ängstliche Selbstbeobachtung des Hypochonders haben sicher dazu beigetragen, dass Sigmund Freud (1914c) Hypochondrie als narzisstische Erkrankung verstand. Wegen der gesteigerten Erogenität des betreffenden Organs richte sich alle Libido – von den äußeren Objekten abgezogen – auf die hypochondrisch besetzte Körperstelle; Hypochondrie wird so neben der Angstneurose und der Neurasthenie zur dritten Aktualneurose. Freud versteht hier den Körper selbstverständlich als Teil des Selbst und kann den anderen Teil der Doppelfunktion des Körpers, nämlich den Objektaspekt (vgl. Hirsch 1998 [1989a]; s. a. das Kapitel »Zur Objektverwendung des eigenen Körpers bei Selbstbeschädigung, Autoerotismus und Anorexie«), nicht berücksichtigen. Nach der Lektüre von »Zur Einführung des Narzißmus« (Freud, 1914c) schreibt Lou Andreas-Salomé an Freud: Durch die hypochondrische Angst werde gerade ein harmonisches narzisstisches Grundgefühl des Eins-Seins mit dem Körper *gestört.* Es sei eine Veränderung des Verhältnisses zum eigenen Körper,

> »die ihn uns plötzlich sehr bewusst als Objekt, als ein mit uns gar nicht mehr recht identisches Stück, gegenübersteht – als ein Außerhalb; schon der kleinste Leibesteil, der schmerzt, wird auf einmal wie ein *Fremd*körper empfunden, man unterscheidet sich voll Empörung von ihm als von einem gegnerischen Etwas« (Freud & Andreas-Salomé, 1966, S. 27).

Während Freud also Körper und Selbst in diesem Zusammenhang gleichsetzt und die auf den Körper gerichtete Libido narzisstisch nennt, unterscheidet Andreas-Salomé zwei Formen des Narzissmus, einen ursprünglichen, mit »narzisstischem Wohlgefühl des Eins-Seins« verbundenen »naive[n] Narzissmus, der sich mit aller Außen-Allmacht einfach identisch nimmt, von dem selbstgefälligen, der sich bewusst zu seinem Liebesobjekt macht« (ebd.). Demzufolge wäre der Körper in der Hypochondrie ein Objekt eines *pathologischen* Narzissmus und nicht einfach Teil des Selbst, womit Andreas-Salomé schon früh die von der Selbstpsychologie auf die Hypochondrie bezogenen Gedanken vorwegnimmt.

Dissoziation des Körpers und Projektion auf ihn

In der Dynamik der Hypochondrie folgen zwei Abwehrschritte aufeinander: Zuerst wird die Körperrepräsentanz vom Gesamtselbst dissoziiert, der Körper kann so wie ein Gegenüber, ein äußeres Objekt verwendet werden. Dann wird die internalisierte böse Objekterfahrung auf ihn projiziert und er kann nun einen bedrohlichen Charakter annehmen, aber auch wie ein Begleiter fungieren (dieser auch und gerade als feindliches Objekt), wie ich es früher beschrieben habe (Hirsch, 1998 [1989a]; s. a. das Kapitel »Zur Objektverwendung des eigenen Körpers bei Selbstbeschädigung, Autoerotismus und Anorexie«). Wie beim psychogenen Schmerz und bei der Selbstbeschädigung stellt der Körper sowohl die destruktiven Beziehungsqualitäten dar, die ursprünglich vom Primärobjekt ausgingen, als auch die reaktive Wut und den Hass auf das Primärobjekt, fungiert andererseits aber auch gleichzeitig als begleitendes Muttersurrogat. Zwar ist der kranke Körper zum zerstörerischen, todbringenden Objekt geworden, gleichwohl kann man nicht von ihm lassen und klammert sich an ihn.

Schon 1964 hat Richter bei herzneurotischen Patienten die Fantasie gefunden, das Herz repräsentiere die nährende Mutter, der gegenüber gleichzeitig ein Symbiosewunsch sowie der Wunsch, sie zu zerstören, vorliege. Maria Grosch (1958 [1957]) spielt auf den Objektcharakter des hypochondrischen Syndroms an, indem sie es als Äquivalent eines »einverleibten Feindes« versteht. Der Gedanke liegt nahe, hier von *Inkorporation* statt Introjektion zu sprechen, wenn es sich um das Eindringen von Krankheitserregern in den *Körper* handelt, die ihn von innen angreifen, eine Art Gift im Körper, eine todbringende Mutter-Substanz. Auch Bernd Nissen (2000, S. 652) beschreibt den Introjekt-Charakter eines Teils des Selbst des Hypochonders, seine Patienten erleben diesen abgespaltenen Teil »fast konkretistisch als ›Kapsel‹, als ›Kern der Spannung‹, ›tief im Inneren des Körpers wurzelnd‹, [...] jederzeit sich auszudehnen drohend [...] über die ganze Psyche und den Körper und bereit, das Selbst zu zerstören«. Die traumatischen Introjekte ruhen mehr oder weniger latent im Selbst, drängen aber in Zeiten der Belastung, die zu Identitätsangst führt (z. B. Identitätsanforderungen, Schwellensituationen, Trennungssituationen, Gefühle der Bedrohung durch äußere Objekte wie Partner etc.), verstärkt an die Oberfläche und zur Externalisierung. Sie reproduzieren so die ursprüngliche traumatische Situation und müssen nun mit massiven Abwehrmaßnahmen gebändigt werden, um eine Desintegration des Selbst durch die sich aufdrängenden traumatischen Erinnerungen und die mit ihnen verbundenen Affekte zu verhindern.

Auslösesituation

In einer früheren Arbeit (Hirsch, 1998 [1989e]) hatte ich als Auslösungssituation vorwiegend eine Trennungsbedrohung angenommen, wohl in Anlehnung an die Vorstellung der Selbstpsychologen, dass die Hypochondrie durch einen drohenden Verlust des Selbstobjekts, das heißt eines belebten oder auch unbelebten äußeren Objekts, dessen Verfügbarkeit notwendig ist, um die Kohärenz des Selbstgefühls aufrechtzuerhalten, ausgelöst wird (Kohut, 1979 [1977], S. 141; Stolorow, 1979). Heute würde ich meinen, dass in einem Konflikt zwischen Autonomiebestrebungen und Abhängigkeitswünschen die *Angst eine doppelte* ist: sowohl vor der Trennung vom Liebes-(Selbst-)Objekt als auch vor der Vereinnahmung durch dieses Objekt. Auch die Trennungsangst ist doppelt determiniert: einmal die Angst vor dem Verlassenwerden, dann aber auch die vor den eigenen Autonomiewünschen, die mit einer durchaus filiziden, von Todeswünschen der Eltern bestimmten (Rupprecht-Schampera, 2001) Aggression beantwortet würde, also einer Bemächtigung als Antwort auf eigene Trennungsbestrebungen. Ute Rupprecht-Schampera (2001, S. 347) drückt es lakonisch aus: Es geht um einen »Objekt- und/oder Selbstverlust«, das heißt der Objektverlust wäre die Trennung vom Primärobjekt, der Selbstverlust dagegen ein Verlust der selbstbestimmten Identität durch Bemächtigung durch das Objekt. Dementsprechend findet Nissen unter den acht von ihm vorgestellten hypochondrischen Patienten beide Arten der traumatischen Beziehung:

> »Ernste, real trennungsbezogene Traumata in der Beziehung zur Mutter [...], Mütter, die wiederholt als geistig abwesend [...] erlebt wurden [...], unkontrollierbare und unvorhersagbare Unterbrechung in der Beziehung zur Mutter, [...] Zustände von klaustrophobischem Eingesaugt-Sein, in denen die Mutter im Erleben des Patienten ihn in ihre eigene Welt zieht« (2000, S. 653).

Und so bekommen die folgenden wichtigsten Lebenssituationen, die ich meine, für die Auslösung hypochondrischer Symptome gefunden zu haben, ihre Bedeutung durch eben das in ihnen enthaltene Doppelte von Freiheit, Progression, Autonomieentwicklung und andererseits Festgehaltenwerden, der Freiheit verlustig zu gehen, bemächtigt zu werden:

1. Der Auslöser für hypochondrische Ängste ist häufig der Bau oder der Kauf eines (ersten) eigenen Hauses (Hirsch & Herrmann, 1988; Hirsch, 2006b). Das eigene Haus bedeutet Selbstbestimmung, Erwachsensein, wirtschaftlich potent sein. Es bedeutet aber auch (besonders in Deutschland) endgültig angekommen zu sein, nie wieder weg zu können, auf dieses Haus festgelegt zu sein, in ihm eines Tages zu sterben: Nicht umsonst lautet ein arabisches Sprichwort: »Wenn das Haus fertig ist, kommt der Tod«, wie es Thomas Mann in den *Buddenbrocks* berichtet (vgl. Hirsch, 2006b).
2. Prüfungen sind in jedem Falle Schwellenüberschreitungen von einer Identitätsstufe in eine nächste, erweiterte. Manchmal führt die Prüfung von einem Lebensabschnitt zum anderen, das Abitur von der Kindheit zum Erwachsensein, der Abschluss des Studiums lässt den Ernst eines selbstverantworteten Lebens endgültig beginnen. Die Prüfung bedeutet nun Freiheit (übrigens auch die Führerscheinprüfung) von den Abhängigkeiten des vorhergehenden Identitätsstadiums, mehr Selbstbestimmung und Autonomie. Andererseits wird die Freiheit der Identitätsentfaltung immer mehr eingeschränkt, man wird immer mehr festgenagelt auf eine immer enger definierte Identität, was als Einengung und Unfreiheit erlebt werden kann.
3. Heirat und besonders Schwangerschaft: Zeichen endgültigen Erwachsenseins, aber auch Festlegung auf einen Partner und auf ein Kind, dessen Existenz wie nichts anderes die Identität der Eltern bestimmt und für Jahrzehnte festlegt.

Arretierung des Autonomie-Abhängigkeitskonflikts

Es ist die *Unlösbarkeit*, die Arretierung des Autonomie-Abhängigkeitskonflikts; zum Objekt hin kann man nicht, auch nicht von ihm weg, sodass zu Mitteln wie Selbstbeschädigung, Suchtmittelmissbrauch, Suizidalität oder in einer weniger handelnden Form zu Psychosomatik (der Körper agiert) oder hypochondrischen Fantasien (die Psyche ergreift Maßnahmen) gegriffen werden muss. Es ist nicht nur die Angst, eine alte Identität zu verlieren und einer neuen nicht gewachsen zu sein (das Dilemma auch des Adoleszenten), es ist die Angst, *niemand* oder *nichts* zu sein, sodass man auch sagen kann, der Hypochonder entscheidet sich für die Ersatzidentität des körperlich Kranken.

Spezifisches Verhalten der Mütter

Vielleicht kann man die Wahl des Körpers als Projektionsort und damit die Symptomwahl bei der Hypochondrie mit der Präokkupation der Mütter bezüglich des Körpers des Kindes damals in Verbindung bringen. In einer früheren Veröffentlichung (Hirsch, 1998 [1989e]) habe ich versucht, zwei Gruppen mütterlicher Persönlichkeiten und mütterlichen Verhaltens zu unterscheiden. In der ersten Gruppe (Gruppe I) sind die Mütter selbst chronisch oder hypochondrisch krank, auch depressiv, und behindern mithilfe ihrer Krankheit Schuldgefühle machend die Ablösung des Kindes (diese Gruppe entspricht etwa dem Typ A der Angstneurose machenden Mütter, dem Anklammerungstyp, wie ihn Karl König [1981] formuliert hat). In dieser Gruppe sind also *die Mütter selbst krank* oder sind überzeugt davon, krank zu sein. Das Kind ist gezwungen, sich der Krankheit der Mutter anzupassen und aus Schuldgefühl in einer Rollenumkehr (Parentifizierung) mütterliche Funktionen für die Mutter zu übernehmen. Sándor Ferenczi (1964 [1933]) spricht vom »Terrorismus des Leidens«, des Leidens der Eltern also, mit dem das Kind terrorisiert und zu einer »lebenslänglichen Pflegerin« herangezogen wird. Diese Art der Identifikation ist die Identifikation mit dem Aggressor gemäß Ferenczi (ebd.), mit der sich das Kind unterwirft und dem Angreifer Recht gibt. Die Aggression wird gegen das eigene Selbst gerichtet, die Identifikation führt zu hypochondrischen Todesängsten, die man auch als abgewehrte Todeswünsche gegen das Elternobjekt verstehen kann. Auf diese Weise kann das bewusste Bild des Mutterobjekts idealisiert bleiben (wie wir es in den Fallbeispielen sehen).

In der zweiten Gruppe (Gruppe II) sind die Mütter eher überfürsorglich, ständig übermäßig besorgt um die körperliche Gesundheit *des Kindes,* sie besetzen den Körper des Kindes und seine Funktionen, insbesondere verfolgen sie auch seine sexuellen Aktivitäten und Reifungsschritte genau. Hier kümmert sich die Mutter um die Kinder, aber es ist kein Kümmern im wohlverstandenen Interesse des Kindes, eher eine manipulative Kontrolle im eigenen Interesse: Das Kind wird in seiner expansiven Autonomielust eingeschränkt. Heinz Kohut (1979 [1977]) hat ein Bild einer derartig verfolgenden Mutter gezeichnet, die sozusagen mit der Klistierspritze hinter dem Kind her ist, weil sie ganz bestimmte Vorstellungen über die Verdauungstätigkeit des Kindes hat und sie mit einer Art verfolgender Gewalt realisieren möchte. Regelmäßige Körperkontrollen, Diätregeln, das Kind bis in die frühe Adoleszenz hinein im Bett der Mutter schlafen lassen (Richards, 1981; Rosenfeld, 1981 [1964]), eifersüchtiges Überwachen erster sexueller Kontakte (Richards, 1981; Hirsch & Herrmann, 1988) und Behinderungsversuche beruflichen Fortkommens (Hirsch & Herrmann, 1988) sind beschrieben worden. Die Mutter kann die mit der Identitätsentwicklung des Kindes und Jugendlichen verbundene Trennung nicht aushalten. Sie bewacht das Wachstum des Körpers des Kindes und die Entwicklung seiner sexuellen Funktionen genauso ängstlich misstrauisch wie später der Hypochonder die entsprechenden Organe und Körperfunktionen. Ist die Vorstellung der Mutter, das Kind sei krank, völlig unrealistisch, kann man von *Hypochondrie-by-proxy* sprechen (Hirsch, 2010b, S. 272), analog zum Begriff Münchhausen-by-proxy: Die Mutter macht das Kind künstlich krank. Die sich entwickelnde Sexualität bedeutet für die Jugendlichen eine Trennungsbedrohung, ebenso aber auch für solche Mütter (und generell Eltern), die in paranoider, aggressiver Eifersucht erste zaghafte, altersentsprechend-harmlose Kontaktversuche des Jugendlichen zu verhindern versuchen. Die entsprechende Angst ist weniger eine Kastrationsangst als vielmehr eine Trennungsangst (Richter, 1964).

Während beim ersten Typ der Mütter die Idealisierung des Mutterobjekts lange bestehen bleiben kann, werden die negativen Aspekte der Mütter des zweiten Typs eher bewusst. Arnold Richards' (1981, S. 324) Patient erlebte den Analytiker in der Mutterübertragung als gefährlichen, alles fressenden, blutsaugenden Egel, der ihm Zeit, Geld und Unabhängigkeit raube. Häufig ist das hexenhafte, verfolgende Mutterbild mit der Missachtung oder Bedrohung der sexuellen Funktionen verbunden. Herbert Rosenfelds (1981 [1964]) Patient träumte von einer jungen Frau, deren Brüste plötzlich welk wurden, die ihn verfolgte und seinen Penis berührte. Der Patient erwachte mit einem Samenerguss und fühlte sich völlig erschöpft. Ähnlich war ein Patient in meiner Praxis, Herr H. (Hirsch,

2010b, S. 268), überzeugt, von einer hexenhaften, hässlichen Frau in einer Kurklinik verführt und mit dem AIDS-Virus infiziert worden zu sein.

Dysmorphophobie

Typischerweise treten hypochondrische Symptome im mittleren Lebensalter auf, während die Dysmorphophobie eine Erkrankung vorwiegend der Adoleszenz ist. Im Grunde kann man die Essstörungen vom Anorexie-Typ (Anorexia nervosa und Bulimia nervosa) ebenfalls als begrenzten dysmorphophobischen Wahn verstehen. In der Adoleszenz zeigt sich die Identitätsanforderung und Identitätsbedrohung zuerst und besonders an der Entwicklung des sexuellen Körpers, und dieser bietet sich an, die diffusen Identitätsängste *(Wer werde ich einmal sein, wie finde ich Menschen, zu denen ich passe und die mich akzeptieren, wie wird mein selbstverantwortetes Leben nach einer Trennung aus dem Elternhaus, der Kindheit, überhaupt bewältigt werden können?)* zu konkretisieren. Die Ängste werden dann wie bei der Hypochondrie als Körperängste erlebt, unter denen man zum Teil furchtbar leidet, die jedoch im Vergleich zu der überwältigenden Bedrohung der eigentlichen Identitätsängste das kleinere Übel darstellen. Weil es um die geschlechtliche Identität geht, haben dysmorphophobische Fantasien (Befürchtungen also, Teile des Körpers seien unterentwickelt oder missgebildet) in aller Regel primäre oder sekundäre Geschlechtsmerkmale zum Ziel: Körperformen, Schambehaarung, Stimmbruch, Bartwuchs, Menstruation und Sexualfunktionen werden ängstlich beobachtet und wahnhaft gestört gefunden. Die Brüste sind zu groß oder zu klein, der Penis – immer – zu klein. Diese Ängste finden sich keineswegs nur bei Mädchen, auch Jungen hadern häufig mit ihrem Geschlecht, wenn sie es auch seltener offenbaren können. Während der Hypochonder bereitwillig und oft zu vielen Ärzten geht und auch mit anderen Menschen ständig über seine Körperängste spricht, verschließt sich der dysmorphophobe Jugendliche seiner Umwelt, zieht sich narzisstisch von Beziehungen zu äußeren Objekten zurück, und zwar vor Scham, die neben der Angst und Sorge der Hauptaffekt der Dysmorphophobie ist. Die Scham tritt beim Hypochonder nicht auf, sodass man beide an ihrem Erscheinen bzw. Nichtvorhandensein unterscheiden kann. (Es ist interessant, dass bei mehreren Arten des Körperagierens jeweils zwei Gruppen zu unterscheiden sind, je nachdem, ob Scham erlebt wird oder nicht: die offene Selbstbeschädigung [ohne Scham] steht der heimlichen [artifiziellen Erkrankung] gegenüber, die Anorektikerin ist stolz auf ihren Körper, die Bulimikerin schämt sich ihres Verhaltens, und es gibt zwei Typen der Fettsüchtigen, entweder zeigen sie ihren dicken Körper offen oder verbergen ihn schamhaft.) Selbstzerstörerische Aktivitäten richten sich nun gegen die als missgestaltet fantasierten Organe; eine Patientin aus meiner Praxis band sich über Jahre mit elastischen Binden die Brüste ab, sodass die Rippen Deformierungen davontrugen.

Bei der Dysmorphophobie werden in der Fantasie der Jugendlichen die Mütter verantwortlich für die Missgestaltung des Körpers gemacht: Die Mütter haben die Jugendlichen so auf die Welt gebracht, haben sie so *gemacht* (Laufer, 1980 [1976]). Wenn die dysmorphophobische Angst auf die unrealistischen Sorgen der Mutter, der Körper des Kindes sei nicht in Ordnung, zurückgeht, dann enthält dieser Vorwurf einen realen Kern. In dem folgenden Fallbeispiel gehen die wahnhaft-unkorrigierbaren Vorstellungen, der Penis sei zu klein, auf die pseudoödipale Besetzung des Penis des damals acht-jährigen Kindes durch die Mutter zurück.

Herr N., 25 Jahre alt und arbeitslos, kein erlernter Beruf, bei der Mutter lebend, klagt unter heftigen Schamgefühlen: »Mein Penis ist unterentwickelt, zu klein und zu schmal, eine Erektion bekommt er [nämlich der vom Körperselbst dissoziierte Penis, nicht der Patient selbst], aber ich kann keine Frau glücklich machen.« Die Ängste und Befürchtungen habe er seit dem 15. Lebensjahr. Es falle ihm sehr schwer, darüber zu sprechen, erst vor einem Jahr habe er es geschafft, sich *seiner Mutter* zu öffnen. Weil der Penis zu klein sei, seien *daraus* seine Hemmungen entstanden; bis zum Alter von 15 Jahren habe er einen riesigen Freundeskreis gehabt, dann habe er sich völlig zurückgezogen, »weil es sich herumgesprochen hat, dass ich eine Niete bin«. Er gehe kaum noch aus dem Haus, »allein die Blicke der Leute in der Straßenbahn halte ich nicht aus, als ob sie alles über mich wissen«. Wenn er Kontakt zu Frauen suche, habe er nur sein Problem im Kopf, er könne nicht mehr sprechen, alle wüssten gleich, er sei ein »Kerl ohne Selbstbewusstsein«. Die »heutigen Frauen« seien auf schnelle, gelingende Sexualität aus, »sie brauchen den Sex, den ich ihnen nicht bieten kann«. Alle seine Probleme seien auf sein Versagen und dieses auf die anatomische Beschaffenheit des Penis zurückzuführen, denn bis zum 15. Lebensjahr sei er voller Lebensfreude gewesen, das Symptom habe ihn »aus der Bahn geworfen«.

Im Alter von acht Jahren sei die Mutter mit ihm zum Kinderarzt gegangen aus Sorge, *sein Penis wäre zu klein*! Der Kinderarzt habe damals gesagt, es gäbe eben große und kleine; genau dasselbe habe ihm jetzt der Urologe gesagt. Der Vater hatte sich schon längst getrennt, es gab also keine männliche, triangulierende Identifikationsfigur. Der Patient berichtet:

> »Mit sieben Jahren bin ich in die Eishockey-Mannschaft eingetreten. In der Dusche wurde ich von den Kameraden ausgelacht, da mein Penis so klein war. Aus heutiger Sicht erinnere ich mich an die empfundene Scham. Mit Beginn der Pubertät empfand ich große Scham, wenn mich meine Mitschüler im Schwimmunterricht wegen meines Penis auslachten. Ich wechselte die Schule, aber hier wurde ich auch wieder gehänselt, man machte Witze über mich. Diese Scham konnte ich nicht ertragen und versagte in fast allen Fächern.«

Wegen seiner großen Schwierigkeiten habe ihn die Mutter jetzt ermutigt, wieder Kontakt zum Vater aufzunehmen. Dieser sei sehr froh darüber und hilfsbereit gewesen, habe versprochen, ihm zu helfen, und sei deshalb zuerst selbst zum Urologen gegangen, um für den Patienten einen Termin zu vereinbaren.

Die Psychodynamik ist beherrscht von der engen Mutterbindung. Als einziger Sohn scheint er nach der Trennung vom Ehemann für die Mutter eine Partnerersatzfunktion bekommen zu haben, die weit über eine durchschnittliche ödipale Bindung hinausging. Die Mutter besetzte in pseudoödipaler Weise den Penis des Kindes (vgl. Hirsch, 1988, 2016). Die Sorge der Mutter um die Größe des Penis des Kindes entspricht genau der dysmorphophobischen Angst; die Scham entspricht dem Versagen den unbewussten Wünschen der Mutter gegenüber, für sie ein Mann zu sein. Angst und Scham hindern den Patienten aber nun, sich von der Mutter zu lösen und sich anderen Frauen, die ihn in seinem So-Sein besser akzeptieren könnten, zuzuwenden. Interessant ist, dass die schließlich begonnenen Bemühungen, das Symptom zu bekämpfen, das heißt aber die Loslösung von der Mutter zu betreiben, von den realen Aktivitäten des wieder in

Erscheinung tretenden Vaters abhängig waren. In der Fantasie war der Chirurg, der einen adäquaten Penis schaffen würde, der Triangulierungsvater (auf den zum Teil noch immer Hoffnungen gesetzt werden). Eine Psychotherapie kam nicht zustande, weil die Spaltung zwischen einem Selbstanteil, der an der Dysmorphophobie festhielt, und einem anderen, der wohl wusste, dass es um tiefer liegende Identitätsprobleme ging, zu stark war, als dass eine integrierende Psychotherapie gewählt wurde, vielmehr wollte Herr N. sich erst einmal in einer Klinik für Sexualtherapie vorstellen, um das Symptom direkt anzugehen.

Schlussbemerkung

Die Hypochondrie und die anderen Formen der Angsterkrankung, die dem hypochondrischen Prinzip folgen, werden immer von Situationen erhöhter Identitätsanforderung, von Schwellen- und Prüfungs-, letztlich Trennungssituationen ausgelöst. Man kann die Hypochondrie verstehen als einen scheinbaren Ausweg aus der Arretierung zwischen Trennungsbedrohung (Selbstobjektverlust) und Symbioseangst (Selbstverlust), aus der Arretierung eines Autonomie-Abhängigkeitskonflikts. Dieser ist nicht bewusstseinsfähig, da der Hypochonder das Bild von sich braucht, dass er Fortschritte will, die neue Identität begrüßen würde, gesund sein will. Als Begründung für seine Angst braucht er die Krankheit, um seinem Ideal-Ich, das Fortschritte fordert, treu zu bleiben. Deshalb sagt er typischerweise: »*Gerade jetzt,* wo alles so gut laufen könnte, habe ich Krebs …« Wegen der *Krankheit* muss der Hypochonder »dableiben«, wäre er gesund, könnte er selbstverständlich »gehen«. Das Gemeinsame all dieser Formen der Angst, die dem hypochondrischen Prinzip folgen (Hypochondrie und Dysmorphophobie, Essstörungen, Prüfungsangst [hinter der Angst, durchzufallen, liegt oft die Angst, sie zu bestehen]), ist die Angst vor einer katastrophalen, zum Teil todbringenden Beeinträchtigung durch eine äußere Einwirkung (die Krankheit und der Körper sind in diesem Sinne »außen«). Das bewusste Bestreben ist, die Katastrophe möge nicht eintreten, unbewusst wird sie jedoch gebraucht, um die Angst zu begründen, daher das Festhalten an der Angstquelle (beim Hypochonder die Krankheit), zum Teil wider besseres Wissen. Dadurch entstehen Paradoxa wie größere Unruhe nach dem klinischen Beweis der Gesundheit durch entsprechende Tests, Erleichterung, wenn ein körperlicher Befund erhoben wird, Depression nach bestandener Prüfung. Es liegt nahe, dass es sich bei der Hypochondrie um eine Identitätskrankheit handelt, die eigentliche Angst eine Identitätsangst ist, und die Angst vor dem Aufgeben einer alten und der Übernahme einer neuen Identität bedeutet die Verweigerung der Anerkennung einer fortschreitenden Identitätsentwicklung im gesamten Lebenslauf, letztlich der Anerkennung von Endlichkeit und Tod.

Psychogener Schmerz als Traumafolge

Verbindung und Abgrenzung[14]

Natürlich möchte der Schmerzpatient seine Schmerzen verlieren. Wie alle psychogenen Symptome aber dürften sie ein kleineres Übel sein im Vergleich zu einem größeren, wenn auch unbekannten, unbewussten. Bei vielen Schmerzpatienten kann man beobachten, dass durch den Schmerz der Körper spürbar wird, er existiert durch den Schmerz, er ist präsent und wird dadurch sozusagen zum Begleiter, und dementsprechend ertappt man besonders in länger dauernden Therapien die Patienten schon einmal dabei, dass sie ihren Schmerz gar nicht loswerden möchten, dass sie ihn behalten möchten, von ihm nicht alleingelassen werden möchten. Versteht man den eigenen Körper als Objekt – seit Langem habe ich mich (Hirsch, 1998 [1989a]; s. das Kapitel »Zur Objektverwendung des eigenen Körpers bei Selbstbeschädigung, Autoerotismus und Anorexie«) mit einer psychoanalytischen Körperpsychologie beschäftigt, die in diese Richtung weist –, ist es eigentlich der schmerzende Körper, der zum Begleiter wird, da er durch den Schmerz ein Existenzgefühl gewährleistet. Die Heldin im Roman *Ich bleibe hier* von Marco Balzano (2020 [2018], S. 39) sagt: »Doch selbst das Kopfweh war eine gute Gesellschaft, es lenkte mich von der Angst ab.«

Schmerz als Objektersatz

So liegt der Gedanke nahe, dass der schmerzende Körper an die Stelle eines Objekts, eines Liebesobjekts, letztlich an die Stelle der Primärobjekte treten

14 Vortrag im Klinikum Ernst von Bergmann, Potsdam, 28.09.2018. Unveröffentlicht.

kann, die es allerdings nicht immer gut gemeint haben mit dem Kind von damals – der Schmerz ist ja nun auch kein besonders positives Gefühl. Wenn ich etwas vom psychogenen Schmerz verstanden habe, dann dies, dass er eine Verbindung zu einem ambivalent geliebten und gehassten Objekt darstellt, namentlich eine Verbindung zwischen Opfer und Täter. Auf der psychischen Ebene verbindet Identifikation das Opfer mit dem Täter, das ist die Identifikation mit dem Aggressor (Ferenczi, 1964 [1933]; s. das Kapitel »Außen und innen – Die Bedeutung Sándor Ferenczis für Objektbeziehungstheorie und Psychotraumatologie«), und schon George Engel (1959), der als einer der ersten die Persönlichkeit des Schmerzpatienten untersuchte, sprach vom Schmerzsymptom als Ausdruck einer unbewussten Identifikation mit einem Objekt. Das größere Übel wäre ein drohender Objektverlust, die Angst vor der damit verbundenen Vernichtung muss massiv abgewehrt werden.

Im Falle familiärer Gewalt, sei es nun sexueller Missbrauch, körperliche Misshandlung oder (emotionale) Vernachlässigung, gerät das Kind und der erwachsene Patient später in ein Dilemma: Es wäre zu einfach, wenn der Täter oder die Täterin in seiner Vorstellung ausschließlich negativ repräsentiert wäre. Das Kind hätte nicht überlebt, wenn Vater und Mutter nur feindlich und gewalttätig gewesen wären, es gibt immer auch positive Anteile, und durch Idealisierung wird entgegen der offensichtlich traumatisierenden Realität ein Bild von genügend guten Eltern erschaffen. Durch Identifikation mit dem Aggressor entstehen abhängige Beziehungen des Opfers zum Täter (»Stockholm-Syndrom«); paradoxerweise sieht in seiner kindlichen Abhängigkeit das Folteropfer im Folterer den einzig möglichen Retter, da sonst kein Mächtiger zur Verfügung steht. Kein noch so gewalttätig behandeltes Kind kann auf die Eltern verzichten, es würde nicht freiwillig die Familie verlassen können und es auch nicht wollen (vielleicht von extremen Ausnahmen abgesehen; in diesen Fällen könnte man das Kind bereits als suizidal bezeichnen, dem nichts mehr an den Bindungen zu den Eltern und deshalb auch am eigenen Leben liegt). Der Sozialarbeiter, der das Kind gut gemeint aus der Missbrauchsfamilie herausholen wollte, bekäme von ihm sozusagen einen Tritt gegen das Schienbein. Versteht man den schmerzenden Körper als Nachfolger des traumatisierenden Primärobjekts, liegt es auf der Hand, dass die Schmerzpatientin (auch die Selbstbeschädigungspatientin) an ihrem schmerzenden oder blutenden Körper festhält, da sie das Gefühl hat, sonst ganz allein zu sein.

Wie so oft haben Dichter und Schriftsteller menschliche Paradoxa schon längst beschrieben, bevor Psychologie und Psychoanalyse sie in ihre Systeme eingeordnet haben. Lorenzo da Ponte, der Librettist der Oper *Così fan tutte* von Mozart, legt der Heldin Dorabella, die von ihrem Geliebten getrennt ist, diese Worte in den Mund: »Seelenqualen, Schmerzen, ihr sollt mich nicht verlassen …« Wilhelm Müller, der Dichter der *Winterreise*, die Schubert so genial vertont hat, sagt von dem unglücklich verliebten Wanderer: »Wenn meine Schmerzen schweigen, wer sagt mir dann von ihr«, von der Geliebten nämlich; nähme man ihm die Schmerzen, hätte er nichts, keine Verbindung mehr zu ihr. Der Schmerz fungiert also wie eine Verbindung, ein *linking object* (Volkan, 1972), zum ursprünglichen Objekt, auch und gerade, wenn es nicht unbedingt positiv abgebildet wird. Die Heldin Elena in den Büchern der Erfolgsautorin Elena Ferrante ist die ungeliebte Tochter einer körperbehinderten, nämlich hinkenden Mutter. Nach deren Tod tritt an ihre Stelle der Schmerz:

> »Ich verwahrte eine Haarnadel, ein Taschentuch, eine Schere von ihr in meinen Schubkästen, aber diese Dinge reichten mir nicht […]. Vielleicht entschied ich mich deshalb, nicht zum Arzt zu gehen, nachdem die Schwangerschaft das Stechen in meiner Hüfte hatte wiederaufleben lassen […]. Ich pflegte dieses Leiden wie ein in meinem Körper bewahrtes Vermächtnis« (Ferrante, 2018 [2014], S. 280).

Später setzt sie sich mit ihrer Freundin auseinander:

> »›Mach dich nicht lustig über mich, mir tut die Hüfte weh.‹ – ›Dir tut überhaupt nichts weh, Lenù. Du hast dir eingebildet, hinken zu müssen, damit deine Mutter nicht völlig tot ist, und jetzt hinkst du wirklich, und ich sehe dir zu, es tut dir gut‹« (ebd., S. 477).

Elena entgegnet: »›Ich habe nur ein paar Schmerzen.‹ – ›Dir tun sogar Schmerzen noch gut. Du brauchtest bloß ein klein wenig zu hinken, und schon ruht deine Mutter sanft in dir. […] Ist es nicht so?‹ – ›Nein‹« (ebd.).

In Daniel Kehlmanns (2017, S. 206) Roman *Tyll* erscheint der Abt eines Klosters, der sich mit einem Büßerhemd schlimme Schmerzen zufügte: »Es habe Augenblicke gegeben, da der Schmerz so wild geworden sei, so teufelsgewaltig spitz und flammend, dass er gemeint habe, er verliere den Verstand. […] Ab dem vierten Jahr habe sich der ständige Schmerz in einen Freund verwandelt.« Kehlmann wird wohl kein eifriger Leser psychosomatischer Fachliteratur sein, also muss man denken, Schriftsteller und Fachleute hatten, unabhängig voneinander, dieselbe Idee: George Engel (1959) spricht vom Schmerz als »Tröster und alter Freund« und gibt ihm so einen Objektcharakter, ein Patient Arthur Valensteins (1973, S. 388) bemerkt: »Ohne Schmerz hätte ich nichts.« Eine Patientin aus meiner Praxis machte ihren diffusen seelischen Zustand durch Selbstbeschädigung als körperlichen Schmerz »sichtbar«, wie sie sagte, also besser handhabbar, wodurch die Angst geringer wurde (s. das Kapitel »Zur Objektverwendung des eigenen Körpers bei Selbstbeschädigung, Autoerotismus und Anorexie«).

Sigmund Freud hat psychogenen Schmerz zu den Konversionssymptomen gerechnet, er sieht »eine sozusagen symbolische Beziehung zwischen der Veranlassung und dem pathologischen Phänomen« (Freud, 1895d [1893–95], S. 83). Später beschreibt er sowohl psychischen als auch körperlichen Schmerz unter dem Blickwinkel des Narzissmus als Reaktion auf Verletzung, im Extremfall also Traumatisierung, und Objektverlust: »Der Schmerz ist also die eigentliche Reaktion auf den Objektverlust« (ebd., 1926d, S. 203). Der Körperschmerz tritt an die Stelle des Trennungsschmerzes, er ist Ausdruck des Verlusts – und das Inzestopfer hat allerdings den (guten) Vater verloren –, aber markiert auch symbolisch die ständige, und zwar schmerzhafte Anwesenheit des traumatisierenden Objekts. Ich will keineswegs sagen, dass der Phantomschmerz ein psychologisches Phänomen ist, aber als *Bild* für die psychologische oder vielmehr psychosomatische Bedeutung des Schmerzes kann er gut verwendet werden: Der Phantomschmerz tritt an die Stelle des verlorenen Gliedes und repräsentiert gleichzeitig die schmerzhafte Trennung von ihm.

Abgrenzungsfunktion

Die Funktion des Schmerzes als Abgrenzung ist weniger leicht zu beschreiben als die Objektersatzfunktion, um die es bisher ging. Erstmals begegnete sie mir in der Therapie der Patientin Frau D. (Hirsch, 1994 [1987]), die ich gleich ausführlich vorstellen möchte. Frau D. verwendete ihre Schmerzen, um ihren Ehemann auf Abstand zu halten, wenn er sich ihr, besonders in sexueller Hinsicht, nähern wollte. Sie zog sich zusammen mit dem Schmerz auf sich selbst zurück, wie sie es ausdrückte. Und eine weitere Grenzfunktion kann der Schmerz bekommen: Er verschafft der Patientin ein Existenzgefühl, der Schmerz macht den Körper präsent, er wird so zu einem Begleiter, der verhindert, dass das Schlimmste passiert: das Auseinanderfallen, die psychotische Desintegration in extremen Angst machenden Dissoziationszuständen. Dieselbe Funktion finden wir beim Selbstbeschädigungsagieren jugendlicher Borderline-Patientinnen. Ähnlich wie in der Dynamik von Asthma und Ekzem (Hirsch, 2010b, S. 93ff.) kann der psychogene Schmerz sowohl die Aufforderung an die soziale Umgebung enthalten zu helfen, als auch gleichzeitig die Botschaft: Komm mir nicht zu nahe, bleib mir vom Leibe!

Fallgeschichte

Nun zur angekündigten Fallgeschichte einer Patientin, von der ich damals sehr viel über familiäre Missbrauchsdynamik und auch über psychogenen Schmerz gelernt habe: Frau D. wurde im Alter von 44 Jahren von einer Schmerzklinik, in der sie drei Wochen stationär behandelt worden war, mit der Diagnose »zentral-fixierter Kreuz-Leisten-Genital-Anal-und Beinschmerz, Knie- und Beinschmerz bei Chondropathia patellae rechts« zur ambulanten Psychotherapie überwiesen. Die Schmerzen hatten bereits vier Jahre bestanden und strahlten, nach dem Bericht der Klinik,

> »über das Gesäß und die Oberschenkelaußenseite zur Kniekehle und weiter zur Unterschenkelaußenseite und -hinterseite bis zu den kleinen Zehen aus. [...] Ferner bestand eine Ausstrahlung in beide Leisten, Labien, Vagina und Damm. Bei längerem Gehen kam es zu einem Lähmungsgefühl in beiden Beinen, rechts mehr als links.«

Sakralblockaden und Spinalanästhesien verminderten den Schmerz nicht, sodass »ein zentral-fixierter Schmerz zur Darstellung« kam. Es wurde eine medikamentöse Therapie mit trizyklischen Antidepressiva eingeleitet und zu einer ambulanten Psychotherapie geraten.

Die Schmerzen begannen, nachdem Frau D. ihre damals neunjährige Tochter beim Masturbieren beobachtet hatte. Der behandelnde Gynäkologe, Dr. K., führte wegen der Schmerzen – man glaubt es kaum – insgesamt fünf Unterleibsoperationen, zuletzt eine Totaloperation durch. Da die Unterleibsschmerzen persistierten, bekämpfte er sie mit wiederum sehr schmerzhaften Injektionen in die Leistengegend und intravaginal, eine Behandlung, die jeweils kurz Linderung brachte und noch in der Anfangszeit der ambulanten Psychotherapie durchgeführt wurde. (Dass Frau D. all das über sich hatte ergehen lassen, weist auf ihre masochistisch-unterwerfenden Charakterzüge und auf die Abwehrfunktion der Identifikation mit dem Aggressor hin. Das Agieren verrät natürlich auch den entsprechenden Sadismus des Arztes.) Zusammen mit dem Beginn der Schmerzen entwickelte Frau D. eine panische Angst, mit ihrem Mann zu schlafen, sie setzte durch, dass sie ein eigenes Schlafzimmer bezog. In den Vorgesprächen konnte Frau D. sich als eine der ersten Patientinnen in den 1980er Jahren als Inzestopfer zeigen, sie berichtete mit heftigen Emotionen, dass sie vom Alter von zehn Jahren an von ihrem Vater über fünf Jahre sexuell missbraucht, mit 14 Jahren zweimal von ihm vergewaltigt worden sei, es sei zum oralen und vaginalen Verkehr gekommen. Sonst habe er keine Gewalt angewendet, sondern habe Druck ausgeübt durch Gekränktsein und durch Vorwürfe, wenn sie versucht hatte, sich ihm zu entziehen. Sie habe sich niemandem anvertrauen können aus Angst, dass der Vater ins Gefängnis komme (womit er ihr gedroht habe); auch jetzt könne sie niemandem etwas sagen, weil ihre Mutter nichts wüsste und ihr Mann sich mit ihrem Vater so gut verstünde.

Als ihre Eltern heirateten, waren beide 23 Jahre alt, der Vater war Schreiner, die Mutter Krankenschwester. Nach drei Jahren Ehe kam es zu einer ersten, durchaus gewollten Schwangerschaft ohne Komplikationen, durch Hausgeburt wurde die Mutter von zweieiigen Zwillingen entbunden. Die Patientin sei zwölf Stunden später als ihre Schwester gekommen, ihr Zustand war vergleichsweise kümmerlich, man habe gedacht, sie würde nicht durchkommen. Auch später sei die Zwillingsschwester immer stabiler, widerstandsfähiger, auch ruhiger gewesen.

Die Zwillinge wurden kurz vor Kriegsausbruch geboren, der Vater wurde eingezogen, die Mutter lebte bei der Familie des Vaters, in der sie nicht recht akzeptiert wurde. Die junge Mutter war wohl mit der Fürsorge für die beiden Kinder überfordert, eindeutig zog sie die Schwester vor und lebte ihre sadistische Neigung eher gegen die Patientin aus. Wenn sie aus dem Haus ging, nahm sie die Schwester mit, die Patientin dagegen band sie schon einmal an einen schweren Eichentisch. Bei einem Waldspaziergang versteckte sie sich und rührte sich nicht, sodass die beiden Kinder in Panik gerieten; die Schwester schrie und weinte bei solchen Gelegenheiten immer heftig, die Patientin schaltete ab und sah ins Leere, als könnte sie nichts berühren. Oder die Mutter erschreckte sie, indem sie sich plötzlich totstellte – wieder war die Patientin starr, ließ nichts an sich heran, guckte reglos aus dem Fenster, während die Schwester weinend protestierte.

Als der Vater aus der Gefangenschaft kam, wurde die Patientin schnell das »Vaterkind«. Als sie neun Jahre alt war, wurde der Bruder geboren, dem sich die Mutter nun ganz zuwandte und den sie fortan extrem den anderen Kindern vorzog – von da an habe sie den Vater »abgöttisch geliebt«. Es dürfte kein Zufall gewesen sein, dass die Mutter den Bruder, ihren kleinen Mann, so lieben konnte, sie wird sich von den Schwestern und ihrem Mann dementsprechend zurückgezogen haben, Frau D. wandte sich dem Vater zu, der ihre Bedürftigkeit allerdings schamlos für seine Zwecke ausbeutete. Er begann nun, bei jeder Gelegenheit, Körperkontakt zu ihr zu suchen, und der sexuelle Missbrauch nahm zu, als die Mutter eine Stelle als Nachtschwester bekam. Frau D. musste zusehen, wie der Vater masturbierte; er zwang sie schließlich, vor ihm zu masturbieren (man denkt an den Auslöser der Schmerzsymptomatik: das Masturbieren der Tochter). Nach einer Feier (sie war 13 Jahre alt) habe er versucht, sie zu vaginalem Geschlechtsverkehr zu zwingen, sie habe sich gewehrt, der Bruder schlief im selben Zimmer. Dann habe der Vater sie gepackt und oralen Verkehr erzwungen. Sie hätte ihn erschlagen können. Danach habe sie Wut und Hass auf sich selbst entwickelt, weil sie gemerkt hatte, dass sie selbst auch sexuelle Gefühle hatte, dann aber habe sie Krämpfe während dieser Vergewaltigung bekommen, vom Bauchnabel bis zu den Beinen, sie achtete nur noch auf diese Schmerzen, das habe sie abgelenkt. Danach habe der Vater gesagt: »Siehst du, es hat dir doch gefallen!« Sie habe ihn wie wild getreten. Sie lag zwei Tage lang mit Schmerzen im Bett, das waren die Schmerzen, sagt Frau D. später, die sie Jahre danach hatte, wie Wehen. Sie ist bisher nie darauf gekommen, erst jetzt erinnert sie sich und stellt den Zusammenhang her. Als sie schon verheiratet war, war sie wegen eben dieser Bauchkrämpfe zweimal im Krankenhaus.

Die Schwester habe sich viel besser abgrenzen können: Einmal habe der Vater sich ihr zu nähern versucht, empört habe sie gedroht, sie werde es der Mutter sagen, seitdem habe er es nie wieder versucht. In der Adoleszenz hat Frau D. versucht, möglichst oft außerhalb des Elternhauses zu sein, sie wandte sich Jugendgruppen zu, trat in den Sportverein ein. Mit 16 Jahren habe sie sich endlich gegen den Vater abgrenzen können, der sie nun voller Eifersucht beschimpft und verfolgt habe. Sie begann eine kaufmännische Lehre, weil sie sich nicht zutraute, sich ihren Traum, Krankenschwester (wie die Mutter) zu werden, zu erfüllen. Sie ließ sich auf eine sexuelle Beziehung mit dem Sohn des Lehrherrn ein; von der Schwangerschaft, die eintrat, als sie 18 Jahre alt war, habe sie niemandem etwas sagen können. Im fünften Monat sei eine Abtreibung bei einer »Frau« gemacht worden, anschließend sei sie mit einer Embolie ins Krankenhaus gekommen. In dieser Zeit begann sie, sich mit Glasscherben die Haut zu ritzen, kleine Wunden mit Schmutzwasser zu kontaminieren, sodass sie immer wieder in die Praxis eines freundlichen, wohlwollenden Arztes gehen konnte. Mit 23 Jahren (im selben Alter hatten die Eltern geheiratet) lernte sie ihren späteren Mann kennen; ihre Sexualität war von Anfang an von sadomasochistischen Zügen beherrscht: Frau D. sagt, sie habe ihn »bewusst gequält, ihn angemacht und dann abgewehrt«, sie habe keine Zärtlichkeiten zugelassen, habe heftige Streitereien, auch mit körperlichen Aggressionen, angefangen, wann immer die Möglichkeit auftauchte, miteinander Sex zu haben. Das erste Kind, ein Junge, konnte sie nicht gut annehmen. Als er ein paar Wochen alt war, habe sie sehr häufig geträumt, mit dem Säugling sexuell zu verkehren. Später habe sie einen Wiederholungstraum gehabt, in dem sie auf ihn einschlug, und tatsächlich habe sie ihm einmal mit dem Schlüsselbund einen Zahn ausgeschlagen, als er vor ihr nackt auf dem Wickeltisch lag und eine Erektion hatte. Zu ihrer später geborenen Tochter habe sie viel zärtlicher sein können.

Die Schmerzsymptomatik

Nachts hat Frau D. heftige Schmerzen, sie steht auf, um sich zu bewegen, ihr Mann verfolgt sie, dringt in sie, warum sie nicht besser werden, er »bohrt richtig«. Manchmal sind die Schmerzen entsetzlich, sie wird dann wie durch einen Zwang zu den Injektionen des Gynäkologen hingezogen, besonders die vaginalen Spritzen sind unwahrscheinlich schmerzhaft, sie hat zwar große Angst davor, aber wenn es dann richtig weh tut, möchte sie die Schmerzen behalten. Andererseits versucht sie, die Spritzen so lange wie möglich hinauszuschieben, weil es doch nicht normal sei, solche Spritzen zu ersehnen. »Ich geh' zum Arzt, damit die Schmerzen weggehen, und wenn ich da bin, möchte ich sie haben. Ich hasse mich dafür.« Sie will die Spritze, um die Schmerzen loszuwerden, braucht dann aber die Schmerzen der Spritze, hat das Gefühl, dass sich jemand (der Gynäkologe) kümmert, das will sie dann nicht loslassen. Sie hat sich die Spritzen geben lassen, um zu merken, dass sie überhaupt noch da ist! Wenn sie einmal keine Schmerzen hatte, wurde sie unruhig, hat so lange »hingehorcht«, bis sie wieder da waren. Nach jeder Operation (»nachdem da unten alles ausgeräumt war«, wie sie sarkastisch sagte) entstand ein neues Schmerzgebiet.

Frau D. sagt, sie habe schon ganz früh ein seltsames Verhältnis zu Schmerzen festgestellt. Mit fünf Jahren schlug sie sich den Kopf an der Wand blutig, wenn sie allein war. Als Kleinkind spielte sie einmal mit einem Hund, der zuschnappte und sie empfindlich am Knie verletzte, sie wurde nicht zum Arzt gebracht, die Wunde entzündete sich. Aber sie habe bei solchen Gelegenheiten nie gejammert, »da war das schon so, dass ich zu den Schmerzen eine komische Einstellung hatte«. Vom Kleinkindalter an habe sie sich nie trösten lassen wollen (keinen Körperkontakt zulassen), etwa wenn sie hingefallen war. Wenn die Mutter nervös war, habe sie häufig zugeschlagen. Eines Tages fand Frau D. Gefallen daran, geschlagen zu werden. Als Kind habe sie schon immer gewünscht, Schmerzen zu haben, sie habe die Schmerzen verlängert, »ich habe die Schmerzen dafür gebraucht, dass ich mich überhaupt spüre! Bei uns zu Hause gab's keine Gefühle, Schmerz war wohl das Einzige, was ich gefühlt habe.« Nach anderthalb Jahren Therapie sind die Schmerzen vorübergehend verschwunden, sie melden sich aber vor den (Weihnachts-)Ferien wieder. Sie habe ja gelernt, ihre Schmerzen »auf Eis zu legen«, das heißt wegzustecken. Jetzt aber lässt sie die Schmerzen wieder zu, das hänge vielleicht mit den Therapieferien zusammen. In den letzten Sommerferien habe sie sich mit einem Kamm ihr Bein blutig geschürft, »ich musste Blut sehen«. Auch habe sie so viel heißes Wasser über das Bein gegossen, dass große Blasen entstanden. Sie möchte das Bein am liebsten abschneiden.

Zwar ist es so, dass sich jemand kümmern soll, wenn es ihr schlecht geht, andererseits kann sie niemanden an sich heranlassen. Wenn sie heftige Schmerzen hat, verkriecht sie sich am liebsten in ihr Bett und möchte niemanden sehen. Am Wochenende sind sie am schlimmsten: »Freitagnachmittag geht es wieder los.« Die Eltern wollten am Wochenende kommen: Da wurden die Schmerzen ganz schlimm, Samstag sei sie wie gelähmt gewesen, habe gedacht, sie könne nicht aufstehen, konnte den Besuch aber auch nicht absagen.

Zum therapeutischen Verlauf

In einer ersten Phase der globalen positiven Übertragung war der Therapeut ein mütterlicher Arzt, dem man alles sagen kann; einmal muss es gesagt sein, muss alles raus. Es musste ein männlicher Therapeut sein: Beim Gedanken an eine Frau empfindet Frau D. eine dumpfe Wut, die sie nicht einordnen kann. Trotzdem stellt sie sich die Frage, wie ich auf das massive und bizarre Inzestgeschehen reagiere, wie ich als Mann ihr gerecht werden kann oder sie andererseits missbrauchen könnte. Auch die Frage nach der Abhängigkeit von der Therapie und von der Beziehung zum Therapeuten taucht früh auf. In der ersten Phase der Psychotherapie hält Frau D. auch die Beziehung zu Dr. K. aufrecht, sie »braucht« die Spritzen (und die damit verbundenen Schmerzen) noch, sucht ihn besonders in ersten kleineren Therapieferien gehäuft auf. Frau D. stellt so eine Triangulierungssituation her, die über die dyadische Beziehung sowohl zur kalt-versagenden und sadistischen Mutter als auch zum Inzest-Vater hinaus geht: Sie träumt, sie liegt bei Dr. K. auf der Untersuchungsliege. Er setzt die Spritze an, guckt dann in die Scheide, ob sie einen Orgasmus habe. Es ist ihr peinlich, denn ein Mann macht im Nebenzimmer Eintragungen in Karteikarten, die Tür ist weit offen. Sie will Blickkontakt zu diesem Mann, er ist freundlich, wohlwollend. Sie entspannt sich, muss nicht mehr auf die Zähne beißen. – Das ist ein Traum vom Triangulierungsvater angesichts einer ungenügenden frühen Mutterbeziehung, gleichzeitig aber auch ein Traum von einem Zeugen des Inzestgeschehens.

Die ersten längeren Sommerferien werden mit vermehrten Schmerzen, Panik, Wut und Selbstmorddrohung beantwortet. Nach den Ferien entwickelt Frau D. eine paranoide Übertragung einer frühen, verfolgenden Mutter auf den Therapeuten. Sie fühlt sich kontrolliert, sie ist wahnhaft überzeugt, er verfolge sie in der Stadt, kontrolliere sie über das Fernsehen, verfolge sie in den Buchladen, um zu sehen, ob sie sich Bücher mit »Stellen« sexuellen Inhalts ansieht. Panik und Wut wechseln sich ab. (Eine Funktion der Paranoia: Man ist nicht allein, auch wenn der Begleiter, Verfolger bedrohlich erlebt wird. Aber ist er bedrohlich, hat man die eigene Aggression projektiv in ihm untergebracht.) In dieser Therapiephase findet eine Durcharbeitung der frühen destruktiven Anteile der Mutterbeziehung statt. In einer anschließend abzugrenzenden Phase (vgl. auch Hirsch, 1993a) wird eher das Vaterthema abgehandelt, in dem die Ehebeziehung, die Abhängigkeiten, Aggressionen und insbesondere die sadomasochistische Kollusion aufgearbeitet werden. Zum Teil, aber in diesem Fall nicht besonders ausgeprägt, wird auch die therapeutische Beziehung auf ihre sexuell-inzestuösen Anteile hin befragt. In dieser zentralen Phase erfolgt auch eine Aufarbeitung der massiven Schuldgefühle, die bei Opfern jeder Gewalt einen zentralen Stellenwert haben (vgl. Hirsch, 1993b). Die diffusen, überwältigenden Aggressionen sind jetzt situationsbezogen und damit beherrschbarer, sie können konstruktiv abgrenzend in der Übertragung eingesetzt werden, auch gegen den Ehemann und gegen die realen Eltern. Die Beziehungen zu den Kindern verbessern sich, die Aggression gegen den Sohn, ihren »kleinen Mann«, wird geringer, ebenso das Kontrollbedürfnis über die (Sexualität der) Tochter. Auch die Trauer über die traumatische lebensgeschichtliche Verquickung von früher Mutterversagung und inzestuöser Ausbeutung nimmt einen beträchtlichen Raum ein. Die Einzelbehandlung, anfangs auf der Couch, später im Sitzen in einer Frequenz von anfangs drei, dann zwei Sitzungen pro Woche dauerte etwa drei Jahre, sie wurde abgelöst durch eine weitere vier Jahre dauernde analytische Gruppenpsychotherapie, in der der Kampf um die Ablösung von den Elternobjekten, die Individuation im eigenen Recht, Emanzipation und Selbstfindung fortgesetzt wurde.

Die Schmerzsymptomatik stand in den ersten anderthalb Jahren der Therapie sehr im Vordergrund und trat in dem Maße zurück, als die folgende Doppelfunktion nach und nach überflüssig wurde: das Erleben eines in der Fantasie beherrschbaren mütterlichen Objekts im eigenen schmerzenden Körper (dadurch wird aber auch die Verbindung zum destruktiven Objekt aufrecht erhalten) und gleichzeitig die benötigte Form der Abgrenzung gegen zu intrusive, Grenzen überschreitende Objekte (besonders in diesem Fall dargestellt durch den Ehemann). Wir haben an verschiedenen Situationen gesehen, wie sehr Frau D. von den Schmerzen abhängig war, sie herbeigewünscht hat, sich in sie hineinfallen ließ, sie »herbeigeholt« hat, sie nur halbherzig loswerden wollte. Besonders über diese Fantasie hinaus konkretisierte sich der Schmerz als Beziehungsgeschehen auch in der Dynamik mit Dr. K., die erst nach einer Weile zögernd aufgegeben werden konnte. Die psychotherapeutische Beziehung konnte zunehmend das Schmerzagieren ersetzen, da in ihr beide gegensätzlichen Ängste erlebt werden konnten, ohne dass diese so überwältigend wurden, dass die Beziehung abgebrochen werden musste: Sowohl die Angst vor dem Verlassenwerden (daher die Abhängigkeit von den wenn auch destruktiven Objekten, dargestellt durch die Abhängigkeit vom Schmerz) als auch die Angst vor der Intrusion, dem Überwältigtwerden (sowohl von der »frühen Mutter« als auch vom Inzestvater). In diesem Sinne wurde die Therapie zu einem guten Objekt, das Frau D. half, sich vor allem gegen den Ehemann abzugrenzen, die Kinder realistischer zu sehen, sich Freiräume außerhalb der Ehe zu schaffen, sich beruflich neu zu orientieren. Sexualität konnte mit weniger Wut, Angst und besonders Schuldgefühl erlebt werden, sodass der Schmerz auch in seiner Selbstbestrafungsfunktion weniger relevant war. Die therapeutische Beziehung war der Raum, in dem die Patientin es zunehmend wagen konnte, sich mit sich selbst zu konfrontieren, ohne von Angst, Wut, Scham- und Schuldgefühlen überwältigt zu werden. So konnte sie sich auch von den realen Eltern abgrenzen, konnte ihnen zeigen, wer sie wirklich war, und konnte schließlich einen Brief an den Vater noch zu seinen Lebzeiten schicken, in dem sie ihm sozusagen ins Gesicht sagte, wie sehr das Inzestagieren ihre Kindheit, Jugend und ihr späteres Leben zerstört hatte. Wie viele Gewaltopfer begann Frau D. im Laufe der Therapie zu schreiben, füllte endlose Blätter, die sie mir gab, um einen »Kontaktfaden« zu haben, der partiell den Schmerz ersetzen konnte. Einmal schrieb Frau D. mir: »Der ignorierte, gequälte, verzweifelte, hohle Körper! Im letzten Aufbegehren versucht er, verloren gegangene Konturen neu zu erfahren, um die entflohene Seele wieder in ihre Grenzen zu weisen.« Der Schmerz bildet für das Selbst eine Grenze, die für das Selbstgefühl, das Gefühl von Kohärenz und Existenz notwendig ist, ähnlich wie man sich die Funktion des Körperkontakts mit der Mutter für einen in Panik geratenen Säugling vorstellen kann. Als Frau D. den Schmerz nicht mehr als Bewältigungsmaßnahme brauchte, hielt sie die Verbindung mit dem Therapeuten durch das Schreiben aufrecht: »Das schreckliche Sterben hat begonnen. Der Körper versucht, sich zu wehren, nachts bäumen sich die Muskeln im letzten Kampf auf. Was bleibt übrig von mir, womit kann ich dieses riesige Loch füllen? Das schmerzende Bein war früher mein Lebensinhalt.«

Zur Funktion der Körpermanipulation

Über Parallelen in Psychopathologie, heutigen Gruppennormen und in der Ethnologie[15]

Zum Menschsein gehört die tägliche manipulative Beschäftigung mit dem eigenen Körper – noch der völlig unbekleidete Ureinwohner des Amazonasgebiets bemalt ihn wenigstens und verbirgt das Geschlecht mit einem Fetzen farbigen Stoffs; die Frauen in einem bestimmten Amazonasstamm tragen eine rote Schnur um die Hüften, die absolut nichts verbirgt, aber sie schämen sich entsetzlich, wenn sie einmal ohne sie gesehen werden. Wir kümmern uns ständig um unseren Körper oder um uns in ihm, damit wir ihn zu etwas machen, mit dem wir uns richtig, in Ordnung, in unseren eigenen und den Augen der anderen ansehbar machen und ihn in einen Zustand versetzen, der uns als als ein korrektes Mitglied unserer jeweiligen Gruppen erscheinen lässt. Also sind wir der gerade herrschenden Mode gemäß ständig mit der Haartracht beschäftigt, verwenden jeden Tag Shampoos, Festiger, Styling-Cremes und Styling-Gels, färben und schneiden sie; wer Locken hat, entfernt sie, wer keine hat, lässt sie sich einbrennen. Die Anthropologin Mary Douglas (1986 [1970], S. 110) schlägt etwas ironisch vor, einen »Zerzaustheitsgrad der Haare« als Maß des »Protests gegen verhasste Formen der sozialen Kontrolle« in Berufsgruppen zu nehmen. Das Gesicht ist Gegenstand täglicher Einwirkung, Öle, Fette, Cremes werden aufgetragen, verschiedene Farben machen aus ihm eine bunte Landschaft, Augenbrauen, Lidschatten, Lidstrich, Wimperntusche, Rouge und Lippenstift ragen aus einer Grundierung von sattem Ocker heraus; sicher habe ich noch einige Möglichkeiten übersehen. Der

15 Dieses Kapitel geht zurück auf einen Vortrag auf der Tagung Freiberg, Salzburg, 28.02.2003, veröffentlicht in *texte – psychoanalyse. ästhetik. Kulturkritik 23*, 21–36 (2003).

Bart wird gepflegt oder täglich rasiert, manchmal vielleicht alle drei Tage, je nachdem; Frauen und zunehmend auch Männer entfernen das Haar auch an vielen anderen Körperstellen, wenn die Mode es verlangt. Viele dieser merkwürdigen Körpersitten sollen die Zugehörigkeit zu einem Geschlecht markieren, wenn auch die strengen Grenzen in unserer Zeit doch sehr aufgelockert sind. Wenn wir uns fasziniert und abgestoßen zugleich über die Sitten anderer Kulturen erregen, in denen man sich die Nasenscheidewand durchbohrt und Pflöcke in Ohrläppchen und Lippen treibt, Hälse verlängert und Füße durch Abbinden verkrüppelt, sollten wir an die Mädchen unseres Kulturkreises denken, die bereits früh ihre Ohrlöcher gestochen bekommen, ebenso erinnern an die zunehmende gesellschaftliche Akzeptanz von Piercings und Tattoos bei Jugendlichen, ganz zu schweigen von den massenhaften Beschneidungen von männlichen Säuglingen im jüdischen, muslimischen, aber auch in weiten Teilen des US-amerikanischen Kulturraums.

Für den Fortschritt der Identitätsentwicklung ist der Körper oft ein Indikator; die Pubertät läutet mit der Macht der sexuellen Körperveränderungen die Adoleszenz ein, Menopause und männliches Klimakterium zwingen dazu, das fortgeschrittene Alter, letztlich den Tod zu akzeptieren. Körperagieren, Körperinszenierungen, aber auch ein »Handeln« des Körpers selbst, etwa durch psychisch determinierte Krankheit, sind häufig in diesen krisenhaften Lebensphasen anzutreffen. *Das Prinzip ist stets, dass das Agieren, die Veränderung des Körpers also, die Krise, die man meint, nicht beeinflussen zu können, stellvertretend und symbolisch meistern soll.* Die anorektische Jugendliche hat ihr Körpergewicht im Griff und fühlt sich deshalb stark, obwohl sie angesichts ihres vor ihr liegenden Lebens, von dem sie keine Ahnung hat, wie sie es bewältigen soll, vor Angst, Scham und Schuldgefühl vergehen müsste. Und die 50-Jährige, die ihre Gesichtshaut straffen lässt, verschafft sich ein Gefühl von Jugendlichkeit, mit dem sie Gedanken an Alter und Tod erst einmal beiseiteschieben kann. Ist der Mensch nicht in der Lage, sein So-Sein in den aufeinander folgenden Lebensabschnitten zu akzeptieren, verschafft er sich die Illusion, durch Körpermanipulation das Gefühl der Ohnmacht und die Angst, nichts zu sein und eines Tages sterben zu müssen, zu beherrschen. Und das besonders dann, wenn ihm eine selbstverständliche Zugehörigkeit zu einer überschaubaren Gesellschaft fehlt, die seine individuellen Ängste und

Ambivalenzen in öffentliche, kollektive Rituale überführt und sie ihm so abnimmt, wenn er überdies keinen Gott mehr hat, dessen Ratschluss er ergeben sein Leben überlässt.

Nicht nur in unserer Zeit und unserer Gesellschaft, schon immer, seit Menschengedenken, hat der Mensch seinen Körper modifiziert und das immer zum Zwecke der Identitätssicherung: Wer er ist, Mann oder Frau, Krieger oder Schamane, und zu welcher Gruppe er gehört. Der Kontext des Körperagierens ist aber verschieden:

1. Es ist eingebettet in die Traditionen der Gruppe, zu der man gehört, also gesellschaftskonform oder von der Gesellschaft gefordert.
2. Es kann als Rebellion gegen gesellschaftliche Traditionen und Normen eingesetzt werden, mit der sich meist Untergruppen kämpferisch abgrenzen – man denke an die langen Haare der »1968er« oder die Punkfrisuren.
3. Es gibt ein pathologisches, destruktives Körperagieren, mit dem das Selbst den eigenen Körper zum Objekt seines Machtstrebens und seiner Aggression macht.

Im Folgenden wende ich mich verschiedenen Körperbereichen zu und versuche, ihre Funktionen – gesellschaftlich und individuell – zu vergleichen.

Initiationsriten

Initiationsriten heißen auch Übergangsriten, »rites de passage«, wie sie Arnold van Gennep (1999 [1909]) genannt hat, ein treffender Ausdruck, denn es geht immer um den Übergang von einem Stadium der Entwicklung zum nächsten. Im Denken vieler Kulturen befand sich der Mensch vor der Geburt im Nicht-Leben, zum Beispiel in der Erde (in die Erde wird er zurückkehren), oder in anderen Sphären. Bei den Naturvölkern ist die Bedeutung der Adoleszenz zentral, die Bedeutung der Mannbarkeit, also der Initiation im engeren Sinne, der Aufnahme in die soziale Gruppe der Erwachsenen, verbunden mit Trennung und Neudefinition. Van Gennep (ebd.) hat einen dreiphasigen Ablauf des Ritus beschrieben: Trennung von der alten Identität, dann Umwandlung, schließlich Angliederung an die neue Gruppe. Jeder Schritt ist mit besonderen Handlungen des Körpers und insbesondere mit an ihm durchgeführten Handlungen verbunden. Weitere Schritte der Entwicklung sind Heirat, Geburt eines Kindes, schließlich der Tod, von dem man auch in der abendländischen Mythologie seit Langem annimmt, dass er ein Überschreiten der Grenze vom Reich des Lebens in ein neues Leben oder ein Schattenreich ist.

Viele Naturvölker empfangen das Kind wie einen Fremden (ebd., S. 56f.), das »nicht geboren werden kann, bevor es nicht die Gunst aller Anwesenden erlangt hat«. Wie ein Fremder muss er erst einmal von seiner früheren mythischen Umgebung getrennt werden: Das Durchtrennen der Nabelschnur wird daher oft mit ausgedehnten Festlichkeiten begangen. Die getrocknete Nabelschnur wird entweder wie ein Andenken aufbewahrt oder aber an einem geheimen Ort vergraben, um eventuelle Übergriffe der bösen Mächte aus dem Vorlebensbereich zu verhindern. Alle Riten, in denen etwas abgeschnitten wird, sind Trennungsriten (ebd., S. 60) – übrigens hat ja auch Sigmund Freud (1926d) die Angst vor der Kastration (das wäre wahrlich ein Abschneiden) letztlich auf die Angst vor Trennung, vor dem Verlassenwerden, zurückgeführt. So hat der erste Haarschnitt eine große Bedeutung – in einem hinduistischen Brauch bedeutet er gleichzeitig auch einen Angliederungsritus, wie van Gennep (ebd.) berichtet, denn jede Familie hat einen besonderen eigenen Haarschnitt, an der man sie und so auch das neu aufgenommene Familienmitglied erkennt. Man denkt an die rebellische Jugend der 1968er-Generation, die mit ihrem Haarschnitt (oder vielmehr Nicht-Schnitt, denn die Haare waren lang) gegen die Bürgerwelt revoltierte und sich ein Zeichen der Abgrenzung gegen sie zulegte. Eine ähnlich doppelte Bedeutung hat die christliche Taufe: Das Benetzen des Körpers mit Wasser symbolisiert eine Waschung, also Abwaschung des Alten, Trennung von ihm; da das Wasser aber heilig ist, bekommt das Kind etwas Neues, eine neue Identität als Teil der Gemeinschaft.

Die Beschneidung der Vorhaut des männlichen Gliedes ist ebenfalls ein Akt, der Trennung symbolisiert. Sie kann in ganz verschiedenen Lebensaltern vorgenommen werden (ebd., S. 75), und man kann prinzipiell zwei Bedeutungen unterscheiden: Entweder entspricht sie der Aufnahme in die (religiöse) Gemeinschaft, dann findet sie im Säuglings- oder Kindesalter statt, oder aber sie ist Teil der Mannbarkeitsriten in der Adoleszenz.

Die Beschneidung im islamischen Kulturkreis dient der Aufnahme in die Glaubensgemeinschaft (ebd.), symbolisiert aber auch das Erwachsenwerden: Ein türkischer Patient erinnerte sich genau an das rauschende Familienfest anlässlich seiner Beschneidung im Alter von acht Jahren. Besonders ein Bild verband er mit großem Stolz: Er wurde auf einen Tisch gestellt, und die ganze Festgesellschaft johlte und klatschte, feierte ihn, als er seinen mit einem Verband umhüllten Penis herumzeigte. Bruno Bettelheim (1975 [1954]) sieht in der Beschneidung im Jugendlichenalter eine rituelle Inszenierung der Geschlechtsreife, die mit der Vorstellung des Sichtbarwerdens der Eichel verbunden und durch die Zirkumzision dargestellt wird. Mit einigem Bedauern interpretiert er die Beschneidung in der jüdischen Kultur (im Säuglingsalter) gerade *nicht* als Zeichen der Trennung und Unabhängigkeit; da sie ja im Alter größter Abhängigkeit vorgenommen wird, scheint sie Bettelheim (ebd., S. 205) »das Symbol des Bundes mit dem Herrn« zu sein. »Macht die Initiation in der Pubertät das Kind zu einem Mann, so macht der jüdische Bund es für immer zu einem Kind, dessen der Herr sich annimmt, vorausgesetzt, dass das Kind seine Gebote befolgt« (ebd.). Eine Trennung wäre es aber doch, wenn die Beschneidung das postnatale Leben symbolisieren soll.

Für van Gennep (1999 [1909], S. 76) gehört die Beschneidung »in die Kategorie all der Praktiken, die – mit Hilfe von Amputation, Mutilation oder Zerteilung irgendeines Körperteils – auf eine für alle sichtbare Weise die Persönlichkeit eines Individuums verändern.« Und weiter eindrucksvoll van Gennep:

> »Dabei entspricht das Abtrennen der Vorhaut genau dem Herausziehen eines Zahnes (in Australien), dem Abtrennen des letzten Glieds des kleinen Fingers (in Südafrika), dem Abschneiden des Ohrläppchens, dem Durchbohren des Ohrläppchens, des Septums, des Hymen, dem Tatauieren, dem Benarben oder einem besonderen Haarschnitt, der der Hervorhebung dient: Man löst das mutilierte Individuum mit Hilfe eines Trennungsritus aus der undifferenzierten Menge der Menschen heraus (das ist die Vorstellung, die dem Abschneiden, Durchbohren usw. zugrunde liegt) und gliedert es gleichzeitig so an eine bestimmte Gruppe an, dass, da die Operation unauslöschliche Spuren hinterlässt, die Integration endgültig ist. [...] Wenn man schließlich auch das Entfernen der Klitoris und der äußeren

> Schamlippen, das Durchtrennen des Hymen, den Dammschnitt sowie die Subinzision in Betracht zieht, muss man erkennen, dass der menschliche Körper wie ein einfaches Stück Holz behandelt worden ist: Was hervorstand, hat man abgeschnitten, Wände durchbohrt, glatte Oberflächen eingeritzt – das alles manchmal, wie in Australien, mit sehr viel Phantasie« (ebd.).

Die Beschneidung gehört also zu den Mutilationen, die dauerhafte Veränderungen verursachen und so den endgültigen Identitätsübergang ausdrücken. Es gibt keinen Weg aus der Gemeinschaft heraus bzw. in die Kindheit zurück. Über die Initiation in Zentralaustralien berichtet van Gennep (ebd., S. 78): »Er [der Initiand] soll regelrecht von seiner Vergangenheit abgeschnitten werden, so dass er nie wieder dorthin zurückkehren kann. Die Beziehung zur Mutter wird abrupt abgebrochen, und von da an gehört er zur Gruppe der Männer.« Man denkt aber daran, dass es nicht nur um die Trennung des Adoleszenten von den Eltern geht, auch die Eltern werden vom Kind getrennt; jeder Trennungsschritt des Kindes bringt auch die Eltern einen Schritt voran auf dem Weg zum Ende ihres Lebens. In diesem Zusammenhang fand ich es sehr interessant, dass der Schritt zum Erwachsenwerden unter Umständen die ritualisierte Einwilligung der Eltern voraussetzt:

> »Bei den Massai in Kenia aber kann ein Junge bzw. ein Mädchen erst dann beschnitten werden, wenn sein Vater die Zeremonie ›Überschreiten des Zaunes‹ vollzogen hat, durch die er zum Ausdruck bringt, dass er den neuen Status eines ›alten Mannes‹ akzeptiert, der von nun an ›Vater von … (Name des Kindes)‹ genannt wird« (ebd., S. 87).

Bettelheim (1975 [1954]) beschäftigt sich hauptsächlich mit der Subinzision bei australischen Stämmen, also dem Einschneiden der Harnröhre an der Unterseite des Penis im Verlauf der Initiationshandlungen. Er interpretiert die Subinzision als einen symbolisch erfüllten Wunsch des Jünglings, eine Frau zu sein, die aus dem Genitale blutet und nun auch nicht mehr den Harnstrahl lenken kann, außerdem als Ausdruck des Gebärneides des Mannes (vgl. zu Gebärneid und »Weiblichkeitskomplex« Böhm, 1930). Diese in unseren Augen entsetzliche Verstümmelung des

Penis bringt Bettelheim also gerade nicht mit der Kastrationsangst in Verbindung. Man kann auch denken, dass die Subinzision das Agieren der Ambivalenz ist, erwachsen und Mann zu werden, ein symbolisches Ausprobieren der Identität des anderen Geschlechts auf dem Weg der Übernahme des eigenen. In diesem Sinne berichtet van Gennep von den Massai: Nach der Beschneidung dürfen die Jungen vier Tage lang ihre Hütte nicht verlassen.

> »Wenn sie dann wieder zum Vorschein kommen, necken sie die Mädchen, tragen oft Frauenkleidung und bemalen sich das Gesicht mit weißem Ton. Ihren Kopf schmücken sie mit kleinen Vogelbälgen und Straußenfedern. Wenn ihre Wunde verheilt ist, werden ihre Köpfe erneut geschoren, und sobald ihre Haare lang genug sind, um zu Zöpfchen geflochten zu werden, sind sie *morani*, d.h. Krieger« (van Gennep, (1999 [1909], S. 88 [Hervorheb. i. Orig.]).

Als zögerten die Initianden, den letzten Schritt zu tun, weichen sie noch einmal spielerisch in die andere Identität aus; die Ambivalenz wäre also nicht die des Jungen der Mutter gegenüber, sondern die des Kindes, ein Mann zu werden; der Ritus hilft so, die Geschlechtsrolle besser zu akzeptieren. Die Männer sind nun wenigstens Krieger – die durch die Beschneidung des Genitals entsetzlich verstümmelten Frauen besonders auf dem afrikanischen Kontinent sind dagegen zu einem Leben in Schmerz und Abhängigkeit verurteilt (vgl. Kunath, 1995, 5. September).

Schmerz

Häufig sind innerhalb der Initiationsriten Schläge vorgesehen; van Gennep (1999 [1909], S. 81ff.) berichtet über ein solches Schlagen bei den Zuñi Neu-Mexikos, den Navajos, im Kongo und in Neu-Guinea, auch im Zusammenhang mit der Aufnahme in Geheimbünde in Melanesien. Schläge sind schmerzhaft, und Schmerzen scheinen bei allen Initiationen eine Rolle zu spielen: Zahnaushebeln, Beschneidung, Subinzision und Tätowierung sind alle sehr schmerzhaft. Da auch meist Blut dabei fließt, bin ich überzeugt, dass mit all den verschiedenen Gebräuchen die Geburt symbolisiert werden soll, gleichzeitig allgemeiner auch der Trennungsschmerz; es wird also psychischer mit physischem Schmerz gleichgesetzt. Jedenfalls gab es und gibt es auch bei uns ähnliche Zeremonien: Der Ritterschlag zum Beispiel oder die Backpfeife, die der Meister dem Lehrling verpasst, um ihn zum Gesellen zu machen. Immer noch symbolisch anscheinend, aber doch real mit Blut und Schmerz verbunden sind die atavistischen Rituale der »Schlagenden Verbindungen«, die es tatsächlich immer noch gibt – ein Mann ist hier, der Schmerz ertragen kann, mag er auch die Angst vor den Frauen und dem Leben dahinter verstecken.

Während bisher gesellschaftskonforme Praktiken der Körpermanipulation vorgestellt wurden, geht es nun um pathologische Parallelen des Körperagierens.

Selbstbeschädigung

In gewisser Weise kann man Selbstbeschädigung als Versuch auffassen, »sich mit sich selbst bekannt zu machen«. Aber man ist *allein* dabei, die oft grausam erscheinenden Initiationspraktiken der »Naturvölker« dagegen gewährleisten die *Zugehörigkeit* zur Gemeinschaft und verleihen den Jugendlichen symbolisch eine gesicherte Identität. Pathologisches Körperagieren (s. das Kapitel »Zur Objektverwendung des eigenen Körpers bei Selbstbeschädigung, Autoerotismus und Anorexie«) in unserem Kulturkreis aber ist ein einsamer Versuch, sich eine Art Pseudo-Identität zu verschaffen in Zuständen von drohender Desintegration, also drohendem psychotischen Auseinanderfallen, besonders in der Adoleszenz. Dagegen geschieht die nonkonforme rebellische Form der Körperveränderungen der Adoleszenten – noch nicht pathologisch und vorübergehend – in Gruppen, man denke an bestimmte Haartrachten, Tätowierungen und Piercings, und gewährleistet eine Art Übergangsidentität. Und auch bei der Blutsbrüderschaft fließt Blut, wohl als Zeichen der Trennung von alten Objekten und Verbindungen mit neuen (außerhalb der Familie), dies ist auch wie eine Neu-Geburt.

Sind die Ich-Grenzen von Auflösung bedroht, ist das Herstellen von künstlichen Körper-Ich-Grenzen ein Mittel, sie erst einmal zu stabilisieren. Deprivierte Kleinkinder schaukeln mit dem Kopf oder dem ganzen

Körper, um sich in den Schlaf zu wiegen, oder schlagen mit dem Kopf an die Wand oder die Gitter ihres Bettchens. Und ebenso erleben Jugendliche, die sich die Haut ritzen, ein Gefühl der großen Entspannung, wenn das Blut warm über die Haut rinnt, als hätten sie Körperkontakt mit einem mütterlichen Objekt, Erleichterung von einem präpsychotischen Zustand der körperlich-seelischen Spannung, die sie als Grauen beschreiben; einmal sprach eine Patientin, vom »großen grauen Tier«. Ein Patient John Kafkas (1969, S. 209) sagte: »Solange man Blut hat, trägt man im gewissen Sinne diese potentielle ›Sicherheitsdecke‹ *[security blanket]* mit sich, die einem wie eine schützende Höhle Wärme gibt.« Jugendliche können ein trotziges Hochgefühl entwickeln, das einem Triumph über die ungenügenden Mütter dieser Welt entspricht. »Mein Körper gehört mir, und ich kann damit machen, was *ich* will!« (vgl. Hirsch, 2010b), sagte eine Patientin aus meiner Praxis.

Selbstverletzung geht mit einem tranceartigen Zustand einher (wie häufig auch innerhalb des Initiationsprozesses bei den »Naturvölkern«, hervorgerufen durch Einsamkeit und Fasten), in dem Schmerzen nicht empfunden werden. Erst nach einiger Zeit schmerzen die selbstgeschaffenen Wunden, und das sollen sie auch, denn sie tragen zur Aufrechterhaltung eines prekären Körper-Selbstgefühls bei; Didier Anzieu (1991 [1985], S. 135) bezeichnet den Schmerz als »Ersatzrinde«, als Ersatz also für das Schutz und Verbindung gewährleistende Haut-Ich, eigentlich für die von der Auflösung bedrohte Ich-Grenze.

Wieweit die Fantasie vom Körper als gutem mütterlichen Objekt ausagiert werden kann, zeigt das folgende Beispiel: Eine Patientin, die sich die Identität einer körperlich Kranken zugelegt hatte, indem sie sich über Jahre hinweg heimlich verschiedenste Verletzungen des Bewegungsapparats zugefügt hatte, erzählte unter großen Schamgefühlen, dass sie sich in den unerträglichen Zuständen, wenn ihr sozusagen die Decke auf den Kopf fiel, mit dem Taschenmesser, das ihr der Vater geschenkt hatte, kleine quadratische Stücke aus der Haut schnitt, die sie beroch, um sich zu vergewissern, dass sie »innen gut« sei, obwohl sie wusste, »dass ich innen nicht stinke«. Dann nahm sie die Hautstücke in den Mund, zerkaute sie und schluckte sie hinunter. Das ist ein Beispiel für Einverleibung, Inkorporation, eines symbolisch mit dem guten Mutterobjekt gleichgesetzten Körperteils: Die Patientin hatte sich vergewissert, dass es »gut« sei.

Kauen und Verschlucken von Teilen des eigenen Körpers findet sich auch bei der Perionychomanie, dem Nagelbettreißen, einem häufigen Selbstbeschädigungssymptom bei Erwachsenen (Hirsch, 1991a; s. das Kapitel »Zur Objektverwendung des eigenen Körpers bei Selbstbeschädigung, Autoerotismus und Anorexie«). Ebenso beim Syndrom des Haareausreißens, der Trichotillomanie, bei deprivierten Kindern. Hier liegt der Gedanke nahe, dass das Haar die Mutter repräsentiert, aber auch die Verbindung zur Mutter, ähnlich wie die Bindfäden, mit denen typischerweise autistische Kinder endlos spielen. Ich habe einmal ein Kleinkind auf dem Schoß der Mutter versonnen lächelnd mit ihrem Haar spielen sehen, eine Verbindung zu ihr herstellend mit drehenden Bewegungen, die genau dem Drehen des eigenen Haars mit den Fingern entspricht, das größere Kinder manchmal in regressiven Zuständen zeigen, oft noch mit dem Daumen der anderen Hand im Mund (vgl. Hirsch, 2010b, S. 53ff.). Ich habe schon erwähnt, welche Bedeutung die Haare haben können; innerhalb der Übergangsriten symbolisiert ihr Abschneiden die Trennung von dem Zustand zuvor. Wie das Abschneiden der Haare Trennung, zeigen die Haare selbst auch Verbindung an: Man denke an die Haarlocke, die die Verlobte des Soldaten abschnitt, bevor er in den Krieg zog. Das Aufbewahren von Haaren des Kleinkinds, ebenso seiner Milchzähne, soll wohl an die Trennung vom Kleinkindalter gemahnen, wie auch die »Wilden« Nabelschnur und Vorhaut aufbewahren (Vamuk Volkan [1972] nennt solche Objekte »linking objects«).

Eine Parallele zum zeitgenössischen Selbstverletzungssyndrom findet sich im Flagellantentum des ausgehenden Mittelalters (vgl. Favazza, 1996, S. 38f.), aber auch über die Jahrhunderte bis heute in religiösen Gruppen aller großen Religionen wie in bestimmten Teilen der muslimischen Sufis oder Gruppierungen wie dem Opus Dei im Christentum. Gruppen von sich als Auserwählte Fühlenden versetzten sich in tranceartige Ich-Zustände, in denen sie singend und sich mit kleinen Messern oder Haken versehenden Peitschen selbst geißelten. Sie zogen durch die Städte, büßten öffentlich ihre Sünden und wurden von der Bevölkerung gefeiert, weil man annahm, sie würden Seuchen und andere Plagen abwenden. Das Flagellantentum war kein individuelles pathologisches Symptomverhalten, sondern ein Gruppenphänomen, in dem narzisstische Mechanismen die Gruppe und ihre Führer aus der Masse der Bevölkerung heraushoben. Ähnlich markieren Körperveränderungen wie Tätowierungen und Piercings sowie manche Haartracht die Zugehörigkeit zu bestimmten Gruppen.

Heute beschränkt sich in unserer Kultur das Einschreiben von Schriftzeichen, Bildern und Symbolen in die Haut nicht mehr auf Gruppen wie Seeleute und anderes fahrendes Volk oder Gefängnisinsassen (Stirn, 2002). Die Tätowierungswelle der zeitgenössischen Jugendlichen scheint mir im Bedürfnis nach Abgrenzung zu liegen (gegen die »bürgerliche« Welt der Elterngeneration), auch nach einer vagen Selbstdefinition, wobei es nur manchmal um die Zugehörigkeit zu einer konkreten Gruppe geht. Auch Assoziationen wie Aggressivität und Antisozialität (Favazza, 1996, S. 153) sind nicht mehr unbedingt zeitgemäß: Viele Jugendliche empfinden Tätowierungen heute als Ausdruck sanfter, fast poetischer oder esoterischer Selbstdefinition. Und man fragt sich, ob der Adoleszente sich klargemacht hat, dass er sich den Ausdruck seines momentanen Lebensgefühls kaum reversibel für den Rest seines Lebens in einen sichtbaren Körperteil hat eingravieren lassen. Bei den »Naturvölkern« bedeutet Tätowierung immer das endgültig bleibende Zeichen der Zugehörigkeit zu Geschlecht und Gruppe, im Gegensatz zur Bemalung oder dem Tragen von Masken und Verkleidungen: Diese sind reversibel, sodass sie bei verschiedenen Initiationsschritten immer wieder modifiziert werden können (van Gennep, 1999 [1909], S. 78). Insofern wünschten sich heute wohl manche Eltern, ihr adoleszentes Kind hätte sich ein weniger dauerhaftes Symbol der Verbundenheit mit einer Idee oder einer Gruppe ausgesucht, etwa eine Haartracht oder eine Bemalung. Auch Piercings sind reversibel; inzwischen haben wir uns an den Anblick von mehr oder weniger auffallenden Ringen und anderen Metallteilen im Gesicht von Jugendlichen gewöhnt. Ursprünglich aus der Protestbewegung der Punks hervorgegangen (Stirn, 2002), die mit Sicherheitsnadeln begannen, sich durch die Haut zu stechen, hat dieses körpermodifizierende Verhalten meist einen harmlosen Charakter, obwohl die Grenzen zum rebellischen Protest gegen die Erwachsenenwelt fließend sind, wie auch die zur destruktiven Selbstbeschädigung, man denke an problematische Körperstellen wie Genitalien und Bauchnabel.

»Wahnhafte plastische Chirurgie des Gesichts ist eine in westlichen Kulturen häufig anzutreffende Praxis«, stellt Armando Favazza (1996, S. 85) lakonisch fest. Was aber heißt »Wahn«? Wo ist die Grenze zwischen den gesellschaftlich akzeptierten oder auch geforderten Formen der Körpermodifikation und der Pathologie? Dysmorphophobie, das heißt, die Befürchtung, der Körper oder Teile von ihm seien missgestaltet, bezeichnet ein Krankheitsbild (besser versteht man es als Symptom einer Identitätsunsicherheit oder Identitätskrise, bei der entsprechende Ängste auf den Körper projiziert werden). Ist man aber mit seinem Körper unzufrieden (und weiß gar nicht, dass es nicht so sehr der Körper ist, sondern vielmehr die Unzufriedenheit mit dem eigenen Leben, die Angst, nicht richtig gelebt zu haben, und die Unfähigkeit, Alter und Tod zu akzeptieren), denkt man in unserer Gesellschaft der Machbarkeit automatisch: »Was kann ich *tun*?« Die realistisch gestellte Frage wäre: »Was ist mit mir los? Wer *bin* ich oder wo bin ich hingekommen, dass ich meine Existenzängste auf den Körper projiziere und denke, er sei missgestaltet, wo ihn doch alle um mich herum ganz in Ordnung finden?« Diese Frage wird vermieden, das Lebensproblem verleugnet, der Fehler ausschließlich im Körper gesehen, wo er auch korrigiert werden soll. Im Grunde handelt es sich bei kosmetischen Eingriffen um Selbstbeschädigung mithilfe eines Arztes als Komplizen (objektive Indikationen für plastisch-chirurgische Maßnahmen sind hier nicht gemeint). Wenn ein großer Teil der Bevölkerung einer westlichen Nation wie den USA, auch Argentinien und Brasilien chirurgische Eingriffe aus kosmetischen Gründen machen lässt, kann man nicht von Dysmorphophobie sprechen, eher von einem kollektiven Trend der Machbarkeit, der zur selbstverständlichen Norm geworden ist. So kommt es inzwischen durchaus vor, dass Eltern ihrer Tochter zum College-Abschluss eine Brustoperation schenken. In einem entsprechenden Fernsehbeitrag (2001 bei Arte) wurde ein schlankes, wohlproportioniertes 18-jähriges Mädchen vom Fernsehteam beim Gang zum »Schönheitschirurgen« begleitet, der mit kaum wiederzugebender Selbstgefälligkeit dem Mädchen die Notwendigkeit der Operation bescheinigte und ein ideales Ergebnis versprach. Aus der Narkose erwacht, fragte das Mädchen den Chirurgen mit Augenaufschlag, ob alles gutgegangen sei, und er antwortete strahlend und stolz: »Yes, now you have a real B-cup!«, sie habe jetzt also tatsächlich eine B-Körbchen-Größe, wenn ich es richtig verstanden habe.

In späterem Alter stemmt sich der Mensch gegen das Neigen des Lebenslaufes, gegen den Tod, wenn er meint, der Körper müsse jugendlich sein und folgerichtig gewaltsam dazu verändert werden. Angst vor dem Tod bedeutet immer die Angst, nicht richtig oder genügend gelebt zu haben und angesichts des Todes keine Änderung mehr erhoffen zu können. Als ob eine Körperveränderung das Ruder herumreißen könnte. Die Aufgabe wäre, das Leben zu ändern oder mit mehr oder weniger notwendiger Trauerarbeit akzeptieren zu lernen, dass es nun einmal so gewesen ist, sowohl in manchen Teilen gut als auch in anderen weniger gelingend.

Essstörungen

Essstörungen scheinen mir ein Phänomen zu sein, zu dem wieder einmal nur Menschen fähig sind. In Zeiten der Hungersnot gibt es keine Essstörungen; niemand hat so viel Nahrung, dass er fettsüchtig werden könnte, auch nicht so viel, um eine Bulimie, also das Verschlingen großer Mengen Nahrung mit anschließendem selbstinduziertem Erbrechen, zu entwickeln. Und magersüchtig zu sein, würde unter all den Mageren so wenig auffallen, dass es den Zweck von Abgrenzung und Identitätsersatz völlig verfehlte. Wenn das Fasten innerhalb einer Gemeinschaft unter definierten Regeln, also ritualisiert, praktiziert wird, kann es sicher die Wirkung geistiger Reinigung, spirituellen Gewinns und einer Vergewisserung der Zugehörigkeit zu einer religiösen oder weltlichen Gruppe haben. Sogenanntes Heilfasten kann auch veränderte Bewusstseinszustände bewirken; die Frage nach der gesicherten Basis einer Gruppenzugehörigkeit stellt sich in unseren Verhältnissen aber schnell – die essgestörte Jugendliche ist eben einsam mit ihrem Verhalten, kann sich einer Gruppenzugehörigkeit nicht versichern. (Allerdings gibt es auch da Versuche, sich mithilfe der Identität der Essgestörten zusammenzuschließen, zum Beispiel in Internetforen.). Wie bei den Körperveränderungen und den halluzinogenen Drogen sollen die Mittel, die bei den Naturvölkern Ausdruck und Bestandteil einer bestehenden Gruppenkultur und damit Identität sind, dem Individuum unserer weitgehend entritualisierten Gesellschaft eine gesicherte Identität gewährleisten, was nicht gelingen kann.

Die Magersucht scheint mir wahrlich ein Stellvertreterkrieg mit dem Körpergewicht zu sein; die wirkliche Front und Bedrohung läge für die Jugendliche in der Aufgabe, getrennt von den Eltern mit der Gestaltung eines individuellen, selbstverantworteten Lebens zu beginnen. Der Körper hatte sich eigenmächtig darangemacht, dem Mädchen eine weibliche Identität aufzudrücken, und mit der Nahrungsverweigerung hat es ein Mittel gefunden, die Körperentwicklung aufzuhalten, und sich darüber hinaus eine Macht verschafft mit der Fantasie, sie hätte das Leben schon gemeistert, wenn sie den Körper im Griff hat. Daher das Hochgefühl von Autonomie und Autarkie, auch Verachtung den Mitmenschen gegenüber mit ihrer Gier, besonders der Mutter, die »sich mit ihren großen Brüsten gierig über die Wühltische der Kaufhäuser im Schlussverkauf beugt«, wie eine Patientin es drastisch ausdrückte. Die Identitätsängste der Jugendlichen haben sich in die Angst vor der Überschreitung einer magischen Körpergewichtsgrenze verwandelt. Und auch die Bulimikerin hat ihr Körpergewicht im Griff, reguliert es eben mit dem Erbrechen.

Von einer ritualisierten Parallele der bulimischen Essstörung habe ich selbst bei einem Besuch bei den Achuar, einem Indio-Stamm des ecuadorianischen Amazonasgebiets, gehört: Dort trifft sich die ganze Familie nur einmal am Tag, morgens, ansonsten tut jeder individuell, was er für richtig hält, und isst, wenn er Hunger hat. Am Morgen also sitzt man zusammen, und jeder spricht über seine Träume, seine Pläne, eventuellen Probleme oder Konflikte. Dabei trinkt man literweise Tee einer bestimmten Pflanze, deren Wirkung darin besteht, dass sie zum Erbrechen führt. Die Achuar fühlen sich nach diesen Zusammenkünften gereinigt und befreit, was man sowohl den Gesprächen als auch dem Erbrechen zurechnen muss, beides dürfte eine reinigende, in unserer Sprache Über-Ich-entlastende Wirkung haben. Ein ähnliches Verhalten beschreibt Roland Garve von den »Lippenpflockmenschen« (sog. Zoé, auch Boturú, am Rio Cupinapanema im brasilianischen Amazonasgebiet), hier jedoch innerhalb umfangreicher jährlicher Feierlichkeiten nach der Ernte: Jeder der Männer des Stammes erhält ein vergorenes Getränk aus Süßkartoffeln oder Maniok, »die etwa drei Liter fassende Schüssel wird in unglaublicher Geschwindigkeit geleert, fast mit einem großen Schluck. Die Bauchdecke wölbt sich, die Augäpfel treten heraus […] und werden glasig feucht. Dann folgt ein Massenerbrechen. Offenbar ein inneres Reinigungsritual« (Garve, 2002, S. 79). Anders aber als bei der sehr einsamen Bulimikerin findet bei den Indios das Erbrechen in völliger Übereinstimmung mit der Gruppenöffentlichkeit statt.

Diskussion und Schlussfolgerung

Bei den »Naturvölkern« wird durch die tradierten Körperpraktiken, so grausam sie uns erscheinen mögen, die Ambivalenz dem Erwachsenwerden gegenüber dargestellt, ein Trennungs-, Umwandlungs- und Neuaufnahmeprozess körperlich inszeniert, dessen Ergebnis die Achtung und die sichere Akzeptanz des neuen Mitglieds der Gemeinschaft sowie dessen gefestigtes Selbstgefühl sind. Das nonkonforme Agieren der Jugendlichen in unserer Gesellschaft dagegen löst bei der etablierten Gemeinschaft Aversion, Aggression und Ausgrenzung aus; das Selbstgefühl steigt aber auch hier bei einem rebellierenden Jugendlichen, der sich zudem der Akzeptanz seiner Peergroup versichert. Aber es ist ein vorläufiges, das erst einmal auf Gegenidentifikation und Gegenabhängigkeit beruht, da der Jugendliche sich *gegen* die Normen definiert. Interessanterweise benutzen Jugendliche zum Teil ähnliche Mittel wie die Naturvölker: Tattoos, Piercings, Selbstbeschädigung, also das Zufügen von Narben, das Aushalten von Schmerz, Fasten und Diäten. Wenn aber der Jugendliche, der sich sozusagen ausgetobt hat, in die Gemeinschaft der etablierten Erwachsenen eintritt und eine individuelle Integration überkommener Werte, die er ausgewählt und übernommen hat, aber auch neuer, selbst gefundener Aspekte, zustande bringt, dann kann man auch sein rebellisches Agieren als Identitätsfindungsprozess sehen, allerdings nicht in vorgegebenem Rahmen der traditionellen Rituale, sondern individuell oder aufgrund der Normen der Peergroup, dessen Mitglied er vorübergehend war.

Bei der dritten Gruppe des pathologischen Körperagierens gibt es sowohl Aspekte von Rebellion als auch von Anpassung: Die Anorektikerin rebelliert offen und triumphierend gegen die Forderung, eine weibliche Identität zu übernehmen, auch die offene Selbstverletzung der Jugendlichen schockiert und ruft Aversion und Aggression hervor. Im pathologischen Körperagieren gibt es aber keine Entwicklung, genau wie bei der Sucht; das Verhalten muss ständig wiederholt werden, da Ambivalenz und Abhängigkeit nicht überwunden werden, die Identitätsentwicklung arretiert ist. Der mit dem Körperagieren verbundene Schmerz symbolisiert nicht etwa (wie beim Ritual der Naturvölker) den Trennungsschmerz, sondern die unlösbare Spannung zwischen Autonomiebestrebung und

Abhängigkeitswunsch. Die Mutilation ist hier nicht ein Abtrennen, sondern ein verzweifelter Versuch, sich selbst zu definieren.

Man sollte sich jedoch vor einer Idealisierung und sozusagen Idyllisierung der »Naturvölker« hüten. Wie alle Menschen sind ihre Angehörigen in der Lage und dazu verdammt, einander zu töten und grausame Kriege zu führen, und das feste Eingebundensein in gesellschaftliche Rituale hat seinen Preis. Wenn man bedenkt, mit welch unmäßigen, unfassbaren Schmerzen die Initiationsrituale verbunden sind, kann man nur die unbeantwortbare Frage stellen: »Warum tun die Menschen sich das an?« Es scheint, als ob der Mensch ständig an seiner Umwelt und eben an seinem Körper mehr oder weniger destruktiv manipulieren müsste, um dadurch die Natur symbolisch zu beherrschen, als ob selbst zugefügter Schmerz der Preis für die Entfernung des Menschen aus der völligen Determiniertheit durch die Natur wäre. Dagegen treten in unserer entritualisierten Gesellschaft nicht zuletzt Körperaktivitäten an die Stelle der Rituale: Fitness, Sonnenbank, Jogging, Marathon, immer wieder neue Extremsportarten, Bodybuilding, Abenteuerurlaub, Selbstverständlichkeit sexueller »Leistungen« zu jeder Zeit. Vielleicht kann der Verlust der Rituale und ihre transitorische Ersetzung durch das Körperspiel auch als Zeichen des Fortschritts in der Kulturentwicklung gesehen werden.

Literatur

Abelin, E.L. (1986). Die Theorie der frühkindlichen Triangulation. Von der Psychologie zur Psychoanalyse. In J. Stork (Hrsg.), *Das Vaterbild in Kontinuität und Wandlung. Zur Rolle und Bedeutung des Vaters aus psychopathologischer Betrachtung und in psychoanalytischer Reflexion* (S. 45–72). Stuttgart (Bad Cannstatt): frommann-holzboog.

Abraham, K. (1969 [1924]). Versuch einer Entwicklungsgeschichte der Libido auf Grund der Psychoanalyse seelischer Störungen. In ders., *Psychanalytische Studien zur Charakterbildung und andere Schriften* (S. 113–183). Frankfurt am Main: Fischer.

Abraham, K. (1971a [1907]). Über die Bedeutung sexueller Jugendtraumen für die Symptomatologie der Dementia praecox. In J. Cremerius (Hrsg.), *Psychoanalytische Studien* (Bd. II) (S. 125–131). Frankfurt am Main: Fischer.

Abraham, K. (1971b [1907]). Das Erleiden sexueller Traumen als Form infantiler Sexualbetätigung. In J. Cremerius (Hrsg.), *Psychoanalytische Studien* (Bd. II) (S. 167–181). Frankfurt am Main: Fischer.

Abraham, N. (1991 [1978]). Aufzeichnungen über das Phantom. Ergänzung zu Freuds Metapsychologie. *Psyche – Z. Psychoanal., 45,* 691–698.

Abraham, N. & Torok, M. (1979 [1976]). *Kryptonymie. Das Verbarium des Wolfsmannes.* Frankfurt am Main/Berlin: Ullstein.

Abraham, N. & Torok, M. (1986 [1975]). Das verlorengegangene Objekt-Ich. Anmerkungen zur endokryptischen Identifikation. In Psychoanal. Seminar Zürich (Hrsg.), *Sexualität* (S. 61–88). Frankfurt am Main: Athenäum.

Abraham, N. & Torok, M. (2001 [1987]). Trauer oder Melancholie. Introjizieren – inkorporieren. *Psyche – Z. Psychoanal., 55,* 543–559.

Adler, H. (1995). Recall and repetition of a severe childhood trauma. *Int. J. Psycho-Anal., 76,* 927–943.

Ahlheim, R. (1985). »Bis ins dritte und vierte Glied«. Das Verfolgungstrauma in der Enkelgeneration. *Psyche – Z. Psychoanal., 39,* 330–354.

Amati, S. (1977). *Reflexionen über die Folter. Psyche – Z. Psychoanal., 31,* 228–245.

Amati, S. (1990). Die Rückgewinnung des Schamgefühls. *Psyche – Z. Psychoanal., 44*, 724–740.

Améry, J. (1988 [1966]). *Jenseits von Schuld und Sühne*. München: dtv.

Amigorena, H. & Vignar, M. (1979 [1977]). Zwischen Außen und Innen: Die tyrannische Instanz. *Psyche – Z. Psychoanal., 33*, 610–619.

Anzieu, D. (1978 [1974]). Inwiefern die Psychoanalyse von ihren Ursprüngen geprägt ist. In J. Chasseguet-Smirgel (Hrsg.), *Wege des Anti-Ödipus* (S. 127–135). Frankfurt am Main/Berlin/Wien: Ullstein.

Anzieu, D. (1991 [1985]). *Das Haut-Ich*. Frankfurt am Main: Suhrkamp.

Auchter, T. (2004). Zur Psychoanalyse des Möglichkeitsraumes »Potential Space«. *Freie Assoziation, 7*, 37–58.

Balint, M. (1966 [1932]). Charakteranalyse und Neubeginn. In ders., *Die Urformen der Liebe und die Technik der Psychoanalyse* (S. 187–202). Stuttgart: Klett.

Balint, M. (1966 [1949]). Wandlungen der therapeutischen Ziele und Techniken in der Psychoanalyse. In ders., *Die Urformen der Liebe und die Technik der Psychoanalyse* (S. 255–271). Stuttgart: Klett.

Balint, M. (1970 [1969]). Trauma und Objektbeziehung. *Psyche – Z. Psychoanal., 24*, 346–358.

Balzano, M. (2020 [2018]). *Ich bleibe hier*. Zürich: Diogenes.

Becker, D. (1992). *Ohne Hass keine Versöhnung. Das Trauma der Verfolgten*. Freiburg: Kore.

Becker, S. (2003). Vorwort. In E. Welldon (Hrsg.), *Perversionen der Frau* (S. I–XIII). Gießen: Psychosozial-Verlag.

Bergmann, M.S. (1995). Wiederkehrende Probleme in der Behandlung Überlebender und ihrer Kinder. In M.S. Bergmann, M.E. Jucovy & J.S. Kestenberg (Hrsg.), *Kinder der Opfer, Kinder der Täter. Psychoanalyse und Holocaust* (S. 265–291). Frankfurt am Main: Fischer.

Bergmann, M.S. (1998). Die tragische Begegnung zwischen Freud und Ferenczi und ihr Einfluss auf die Geschichte der Psychoanalyse. *Z. psychoanal. Theor. Prax., 13*, 125–139.

Bergmann, M.V. (1995). Überlegungen zur Über-Ich-Pathologie Überlebender und ihrer Kinder. In M.S. Bergmann, M.E. Jucovy & J.S. Kestenberg (Hrsg.), *Kinder der Opfer, Kinder der Täter. Psychoanalyse und Holocaust* (S. 322–356). Frankfurt am Main: Fischer.

Bettelheim, B. (1964 [1943]). Individual and mass behaviour in extreme situations. *J. Abnorm. Soc. Psychol., 38*, 417–452 (dt.: *Aufstand gegen die Masse*. München: Szczesny).

Bettelheim, B. (1975 [1954]). *Die symbolischen Wunden. Pubertätsriten und der Neid des Mannes*. München: Kindler.

Bettelheim, B. (1980 [1979]). *Surviving and other essays*. New York: Knopf (dt.: *Erziehung zum Überleben*. Stuttgart: DVA).

Beutel, M. & Weiner, H. (1993). Trauer und Depression nach einem Objektverlust. *Forum Psychoanal., 9*, 224–239.

Bion, W.R. (1967 [1962]). A theory of thinking. In *Second thoughts – selected papers on psychoanalysis* (S. 110–119). London: Heinemann.

Bion, W.R. (1990 [1962]). *Lernen durch Erfahrung*. Frankfurt am Main: Suhrkamp.

Blass, R.B. & Simon, B. (1994). The value of the historical perspective to contemporary psychoanalysis. Freud's »seduction hypothesis«. *Int. J. Psycho-Anal., 75*, 677–694.

Blum, H. (1986). The concept of the reconstruction of trauma. In A. Rothstein (Hrsg.), *The reconstruction of trauma. Its significance in clinical work* (S. 7–28). Madison, CT: Internat. Univers. Press.

Blum, H.P. (1987). The role of identification in the resolution of trauma. *Psychoanal. Quart., 56*, 609–627.

Bohleber, W. (2000). Die Entwicklung der Traumatheorie in der Psychoanalyse. *Psyche – Z. Psychoanal., 54*, 797–839.

Böhm, F. (1930). Weiblichkeitskomplex des Mannes und Potenzstörungen. *Psychoanalyt. Bewegung, 2*, 284–289.

Böhme-Bloem, C. (2002). »Der Mensch ist, was er isst«. Ess-Störung als Ausdruck gestörter Identität und mangelnder Symbolbildung. In M. Hirsch (Hrsg.), *Der eigene Körper als Symbol? Der Körper in der Psychoanalyse von heute* (S. 93–114). Gießen: Psychosozial-Verlag.

Bokanowski, T. (1999). Zwischen Freud und Ferenczi. Das »Trauma«. *Psyche – Z. Psychoanal.*, 53, 432–440.

Bollas, C. (1987). *The shadow of the object. Psychoanalysis of the unthought known*. London: Free Association.

Boller, N. (1995). Die entwicklungspsychologischen Differenzen in den Theorien von Sigmund Freud und Sándor Ferenczi. *Z. psychoanal. Theorie Prax., 10*, 299–306.

Bononi, C. (1999). Ferenczis »geistiger Verfall«. Jones' Behauptung neu bewertet. *Psyche – Z. Psychoanal., 53*, 408–418.

Boris, H. (1984). The problem of anorexia nervosa. *Int. J. Psycho-Anal., 65*, 315–322.

Bowlby, J. (1960). Grief and mourning in infancy and early childhood. *Psychoanal. Study Child, 15*, 9–52.

Bowlby, J. (1976 [1973]). Trennung. Psychische Schäden als Folge der Trennung von Mutter und Kind. München: Kindler.

Boyer, L.B. (1956). On maternal overstimulation and ego defects. *Psychoanal. Study Child, 11*, 236–256.

Brenneis, C.B. (1998 [1996]). Gedächtnissysteme und der psychoanalytische Abruf von Traumaerinnerungen. *Psyche – Z. Psychoanal., 52*, 801–823.

Bruch, H. (1980 [1978]). *Der goldene Käfig. Das Rätsel der Magersucht*. Frankfurt am Main: Fischer.

Caminito, G. (2020 [2019]). *Ein Tag wird kommen*. Berlin: Wagenbach.

Chasseguet-Smirgel, J. (1981 [1975]). *Das Ichideal*. Frankfurt am Main: Suhrkamp.

Chasseguet-Smirgel, J. (1986). *Kreativität und Perversion*. Frankfurt am Main: Nexus.

Cremerius, J. (1983). »Die Sprache der Zärtlichkeit und der Leidenschaft«. Reflexionen zu Sándor Ferenczis Wiesbadener Vortrag von 1932. *Psyche – Z. Psychoanal., 37*, 988–1015.

Dammasch, F. (2008). Vaterlose Jungen zwischen Größenphantasien und Verfolgungsangst. In ders. (Hrsg.), *Jungen in der Krise. Das schwache Geschlecht?* (S. 127–144). Frankfurt am Main: Brandes & Apsel.

Davis, M. & Wallbridge, D. (1983 [1981]). *Eine Einführung in das Werk D.W. Winnicotts.* Stuttgart: Klett-Cotta.

Deri, S. (1978). Transitional phenomena: vicissitudes of symbolization and creativity. In S.A. Grolnick et al. (Hrsg.), *Between reality and fantasy* (S. 43–60). Northvale, London: Aronson.

Derrida, J. (1979 [1976]). Fors. Die Winkelwörter von Nicolas Abraham und Maria Torok. In N. Abraham & M. Torok (Hrsg.), *Kryptonymie. Das Verbarium des Wolfsmannes* (S. 5–58). Frankfurt/Main/Berlin/Wien: Ullstein.

Deutsch, H. (1934). Über einen Typus der Pseudoaffektivität (»als-ob«). *Int. Z. Psychoanal., 20,* 323–335.

Devereux, G. (1953). Why Oedipus killed Laios. A note on the complementary oedipus complex in Greek drama. *Int. J. Psycho-Anal, 34,* 132–141.

Dornes, M. (2004). Über Mentalisierung, Affektspiegelung und die Entwicklung des Selbst. *Forum Psychoanal., 20,* 175–199.

Douglas, M. (1986 [1970]). *Ritual, Tabu und Körpersymbolik. Sozialanthropologische Studien in Industriegesellschaft und Stammeskultur.* Frankfurt am Main: Fischer.

Dreyfuss, D. (1941). Zur Theorie der traumatischen Neurose. *Int. Z. Psychoanal., 26,* 122–141.

Dulz, B. & Jensen, M. (2000). Aspekte einer Traumaätiologie der Borderline-Persönlichkeitsstörung. Psychoanalytisch-psychodynamische Überlegungen und empirische Daten. In O.F. Kernberg, B. Dulz & U. Sachsse (Hrsg.), *Handbuch der Borderline-Störungen* (S. 167–194). Stuttgart: Schattauer.

Dupont, J. (1972). Einleitung. In S. Ferenczi, *Schriften zur Psychoanalyse II* (S. IX–XXII). Frankfurt am Main: Fischer.

Eagle, M.N. (1988 [1984]). *Neuere Entwicklungen in der Psychoanalyse. Eine kritische Würdigung.* München/Wien: Verlag Internationale Psychoanalyse.

Eckert, J., Dulz, B. & Makowski, C. (2000). Die Behandlung von Borderline-Persönlichkeitsstörungen. *Psychotherapeut, 45,* 271–285.

Ehlert, M. & Lorke, B. (1988). Zur Psychodynamik der traumatischen Reaktion. *Psyche – Z. Psychoanal., 42,* 502–532.

Eissler, K.R. (1968). Weitere Bemerkungen zum Problem der KZ-Psychologie. *Psyche – Z. Psychoanal., 22,* 452–463.

Engel, G.L. (1959). Psychogenic pain and the paine-proned patient. *Am. J. Med., 26,* 899–918.

Engel, L. & Ferguson, T. (1992 [1990]). Unbewusste Schuldgefühle. Zürich: Kreuz.

Erlich, S. (1991). Die Erlebnisdimensionen »Being« and »Doing« in Psychoanalyse und Psychotherapie. *Z. psychoanal. Theor. Prax., 6,* 317–334.

Erlich, S. (2003). Über Einsamkeit, Narzissmus und Intimität. *Forum Psychoanal., 19,* 5–17.

Ermann, M. (1986). Zur Psycho- und Soziodynamik der Herzneurose. *Praxis Psychother. Psychosom., 31,* 250–260.

Faimberg, H. (1987). Die Ineinanderrückung (Telescoping) der Generationen. *Jahrb. Psychoanal., 20*, 114–142.

Fairbairn, W.R. (2000 [1952]). Psychoanalytic studies of the personality. Routledge & Kegan Paul, London (dt.: *Das Selbst und die inneren Objektbeziehungen*. Gießen: Psychosozial-Verlag).

Falzeder, E. (1984). *Die »Sprachverwirrung« und die »Grundstörung« – Die Untersuchungen Sándor Ferenczis und Michael Balints über die Entstehung und die Auswirkung früher Objektbeziehungen*. Salzburg (Diss.).

Falzeder, E. & Haynal, A. (1989). »Heilung durch Liebe«? Ein außergewöhnlicher Dialog in der Geschichte der Psychoanalyse. *Jahrb. Psychoanal., 24*, 109–127.

Favazza, A.R. (1996). *Bodies under siege. Self-mutilation and body modification in culture and psychiatry* (2. Aufl.). Baltimore: Johns Hopkins Univ. Press.

Ferenczi, S. (1933). Sprachverwirrung zwischen den Erwachsenen und dem Kind (Die Sprache der Zärtlichkeit und der Leidenschaft). *Internat. Zeitschr. Psychoanal., 19*, 5–15.

Ferenczi, S. (1964 [1909]). Introjektion und Übertragung. In ders., *Bausteine zur Psychoanalyse I* (S. 9–57) (2. Aufl.). Bern/Stuttgart/Wien: Huber.

Ferenczi, S. (1964 [1912]). Zur Begriffsbestimmung der Introjektion. In ders., *Bausteine zur Psychoanalyse I* (S. 58–61) (2. Aufl.). Bern/Stuttgart/Wien: Huber.

Ferenczi, S. (1964 [1916–17]). Über zwei Typen der Kriegshysterie. In ders., *Bausteine zur Psychoanalyse III* (S. 58–79) (2. Aufl.). Bern/Stuttgart/Wien: Huber.

Ferenczi, S. (1964 [1921]). Psychoanalytische Betrachtungen über den Tic. In ders., *Bausteine zur Psychoanalyse I* (S. 193–236) (2. Aufl.). Bern/Stuttgart/Wien: Huber.

Ferenczi, S. (1964 [1926a]). Gulliver-Phantasien. In ders., *Bausteine zur Psychoanalyse III* (S. 307–331) (2. Aufl.). Bern/Stuttgart/Wien: Huber.

Ferenczi, S. (1964 [1926b]). Aktuelle Probleme der Psychoanalyse. In ders., *Bausteine zur Psychoanalyse III* (S. 332–346) (2. Aufl.). Bern/Stuttgart/Wien: Huber.

Ferenczi, S. (1964 [1927]). Die Anpassung der Familie an das Kind. In ders., *Bausteine zur Psychoanalyse III* (S. 347–366) (2. Aufl.). Bern/Stuttgart/Wien: Huber.

Ferenczi, S. (1964 [1929]). Das unwillkommene Kind und sein Todestrieb. In ders., *Bausteine zur Psychoanalyse III* (S. 446–452) (2.Aufl.). Bern/Stuttgart/Wien: Huber.

Ferenczi, S. (1964 [1930]). Relaxationsprinzip und Neokatharsis. In ders., *Bausteine zur Psychoanalyse III* (S. 468–489) (2. Aufl.). Bern/Stuttgart/Wien: Huber.

Ferenczi, S. (1964 [1931]). Kinderanalysen mit Erwachsenen. In ders., *Bausteine zur Psychoanalyse III* (S. 490–510) (2. Aufl.). Bern/Stuttgart/Wien: Huber.

Ferenczi, S. (1964 [1933]). Sprachverwirrung zwischen den Erwachsenen und dem Kind. In ders., *Bausteine zur Psychoanalyse III* (S. 511–525) (2. Aufl.). Bern/Stuttgart/Wien: Huber.

Ferenczi, S. (1964 [1938]). Fragmente und Notizen IV. In ders., *Bausteine zur Psychoanalyse IV* (2. Aufl.) (S. 258–294). Bern/Stuttgart/Wien: Huber.

Ferenczi, S. (1988 [1985]). *Ohne Sympathie keine Heilung. Das klinische Tagebuch von 1932*. Frankfurt am Main: Fischer.

Ferrante, E. (2016 [2011]). *Meine geniale Freundin*. Berlin: Suhrkamp.

Ferrante, E. (2018 [2014]). *Die Geschichte des verlorenen Kindes*. Berlin: Suhrkamp.

Fischer, G. (1986). Empirische Forschung zur Wirkung von Traumata bei Kindern und Jugendlichen. Kritik und Informationen zu einem wieder aktuellen Thema. *Psyche – Z. Psychoanal., 40*, 145–161.

Fonagy, P. (2000). Attachment and borderline personality disorder. *J. Am. Psychoanal. Ass., 48*, 1129–1146.

Fonagy, P. & Target, M. (2001 [2000]). Mit der Realität spielen. Zur Doppelgesichtigkeit psychischer Realität von Borderline-Patienten. *Psyche – Z. Psychoanal. 55*, 961–995.

Fonagy, P. & Target, M. (2002 [1995]). Zum Verständnis von Gewalt. über die Verwendung des Körpers und die Rolle des Vaters. *Kinderanalyse, 10*, 280–307.

Fonagy, P., Moran, G.S. & Target, M. (1993). Aggression and the psychological self. *Int. J. Psycho-Anal., 74*, 471–485 (dt.: *Prax. Kinderpsychol. Kinderpsychiat., 47*, 125–143 [1998]).

Fonagy, P., Gergely, G., Jurist, E.L. & Target, M. (2004 [2002]). *Affektregulierung, Mentalisierung und die Entwicklung des Selbst*. Stuttgart: Klett-Cotta.

Fonagy, P., Target, M., Gergely, G., Allen, J.G. & Bateman, A.W. (2003). The developmental roots of borderline personality disorder in early attachment relationships. A theory and some evidence. *Psychoanal. Inquiry, 23*, 412–459.

Fowlkes, M.R. (1991). The morality of loss – the social construction of mourning and melancholia. *Contemp. Psychoanal., 27*, 529–551.

Freud, A. (1954). Problems of infantile neuroses. A discussion. *Psychoanal. Study Child, 9*, 25–31.

Freud, A. (1976). A discussion of André Green's and Leo Rangell's »Papers on Change in Psychoanalysis«. In Plenary Session on Changes in Psychoanalysis (L. Shengold, J. McLaughlin, reporters). *Int. J. Psycho-Anal., 57*, 261–274.

Freud, A. (1980 [1936]). Das Ich und die Abwehrmechanismen. In ders., *Die Schriften der Anna Freud* (Bd. I) (S. 193–355). München: Kindler.

Freud, A. & Dann, S. (1951). Experiment in group-upbringing. *Psychoanal. Study Child, 6*, 127–168.

Freud, S. (1895d [1893–95]). Studien über Hysterie. In *GW I*, S. 75–312.

Freud, S. (1896b). Weitere Bemerkungen über die Abwehr-Neuropsychosen. In *GW I*, S. 379–403.

Freud, S. (1896c). Zur Ätiologie der Hysterie. In *GW I*, S. 425–459.

Freud, S. (1900a). Die Traumdeutung. In *GW II/III*, S. 1–642.

Freud S (1909d). Bemerkungen über einen Fall von Zwangsneurose. In *GW VII*, S. 379–463.

Freud, S. (1910a). Über Psychoanalyse. In *GW VIII*, S. 1–60.

Freud, S. (1910c). Eine Kindheitserinnerung des Leonardo da Vinci. In *GW VIII*, S. 127–211.

Freud, S. (1914c). Zur Einführung des Narzißmus. In *GW X*, S. 137–170.

Freud, S. (1914d). Zur Geschichte der psychoanalytischen Bewegung. In *GW X*, S. 43–113.

Freud, S. (1914g). Erinnern, Wiederholen und Durcharbeiten. In *GW X*, S. 126–136.
Freud, S. (1916d). Einige Charaktertypen aus der psychoanalytischen Arbeit. In *GW X*, S. 364–391.
Freud, S. (1916–17a [1915–17]). *Vorlesungen zur Einführung in die Psychoanalyse. GW X.*
Freud, S. (1916–1917g [1915]). Trauer und Melancholie. In *GW X*, S. 428–446.
Freud, S. (1918b [1914]). Aus der Geschichte einer infantilen Neurose. In *GW XII*, S. 27–157.
Freud, S. (1919d). Einleitung zu: Zur Psychoanalyse der Kriegsneurosen. In *GW XII*, S. 321–324.
Freud, S. (1920g). Jenseits des Lustprinzips. In *GW XIII*, S. 1–69.
Freud, S. (1921c). Massenpsychologie und Ich-Analyse. In *GW XIII*, S. 71–161.
Freud, S. (1923b). Das Ich und das Es. In *GW XIII*, S. 237–289.
Freud, S. (1923d). Eine Teufelsneurose im siebzehnten Jahrhundert. In *GW XIII*, S. 317–353.
Freud, S. (1924c). Das ökonomische Problem des Masochismus. In *GW XIII*, S. 371–383.
Freud, S. (1925d [1924]). »Selbstdarstellung«. In *GW XIV*, S. 31–96.
Freud, S. (1926d). Hemmung, Symptom und Angst. In *GW XIV*, S. 111–205.
Freud, S. (1927e). Fetischismus. In *GW XIV*, S. 311–317.
Freud, S. (1930a). Das Unbehagen in der Kultur. In *GW XIV*, S. 419–505.
Freud, S. (1931b). Über die weibliche Sexualität. In *GW XIV*, S. 517–537.
Freud, S. (1939a [1934–1938]). Der Mann Moses und die monotheistische Religion. In *GW XVI*, S. 103–246.
Freud, S. (1940a [1938]). Abriß der Psychoanalyse. In *GW XVII*, S. 63–123.
Freud, S. (1986 [1985]). *Briefe an Wilhelm Fließ 1887–1904* (Hrsg. v. J.M. Masson). Frankfurt am Main: Fischer.
Freud, S. & Abraham, K. (2009). *Briefwechsel 1907–1925* (vollständige Ausgabe). Wien: Turia + Kant.
Freud, S. & Andreas-Salomé, L. (1966). *Briefwechsel.* Frankfurt am Main: Fischer.
Freud, S. & Ferenczi, S. (1996). *Briefwechsel* (Bd. II). Wien: Böhlau.
Friedman, M. (1985). Toward a reconceptualization of guilt. *Contemp. Psychoanal., 21*, 501–547.
Fromm, E. (1976). *Haben oder Sein. Die seelischen Grundlagen einer neuen Gesellschaft.* Stuttgart: Deutsche Verlags-Anstalt.
Furman, R.A. (1966 [1964]). Der Tod und das Kind – einige vorläufige Überlegungen. *Psyche – Z. Psychoanal., 20*, 766–777.
Furst, S.S. (1967). *Psychic Trauma.* New York/London: Basic Books.
Garve, R. (2002). *Unter Amazonas-Indianern.* München: Herwig.
Geerts, A.E. & Rechardt, E. (1978). Colloquium on »trauma«. *Intern. J. Psycho-Anal., 59*, 365–375.
Giampieri-Deutsch, P. (1995). Ferenczis Beitrag zur Theorie des psychoanalytischen Prozesses. *Z. psychoanal. Theorie Prax., 10*, 259–291.
Giovacchini, P.L. (1967). The frozen introject. *Intuition. J. Psycho-Anal., 48*, 61–67.

Glasser, M. (2010 [1979]). Zur Rolle der Aggression in den Perversionen. *Jahrb. Psychoanal. Bd., 60,* 19–53.

Green, A., (1993 [1983]). Die tote Mutter. *Psyche – Z. Psychoanal., 47,* 205–240.

Greenacre, P. (1960). Regression an Fixation. Considerations concerning the development of the ego. *J. Am. Psychoanal. Ass., 8,* 703–723.

Grosch, M. (1958 [1957]). Über Hypochondrie. *Z. Psychosom. Med., 4,* 195–205.

Grotstein, J.S. (1994 [1990]). Einleitung. In M.I. Little, *Die Analyse psychotischer Ängste. Zwei unorthodoxe Fallgeschichten* (S. 15–22). Stuttgart: Klett-Cotta.

Grubrich-Simitis, I. (1979). Extrem-Traumatisierung als kumulatives Trauma. *Psyche – Z. Psychoanal., 33,* 991–1023.

Grubrich-Simitis, I. (1995). Vom Konkretismus zur Metapher. In M.S. Bergmann, M.E. Jucovy & J.S. Kestenberg (Hrsg.), *Kinder der Opfer – Kinder der Täter. Psychoanalyse und Holocaust* (S. 357–382). Frankfurt am Main: Fischer.

Hartmann, H. (1939). Ich-Psychologie und Anpassungsproblem. *Int. Z. Psychoanal. Imago, 24,* 62–135; auch in *Psyche – Z. Psychoanal., 14,* 81–164 (1960/61).

Haynal, A. (1989). Die Geschichte des Trauma-Begriffs und seine gegenwärtige Bedeutung. *Zeitschr. Psychoanal. Theor. Praxis, 4,* 322–333.

Hermann, I. (1936). Sich-Anklammern – Auf-Suche-Gehen. *Int. Z. Psychoanal., 22,* 349–370.

Hilgers, M. (2006). *Scham. Gesichter eines Affekts.* Göttingen: Vandenhoeck & Ruprecht.

Hirsch, M. (1985). Psychogener Schmerz als Übergangsphänomen. *Praxis Psychother. Psychosom., 30,* 261–267.

Hirsch, M. (1988). Pseudo-ödipale Dreiecksbeziehungen – Frühe Triangulierung der Borderline-Persönlichkeit. *Forum Psychoanal., 4,* 139–152.

Hirsch, M. (1991a). Perionychomanie und Perionychophagie oder »habituelles Nagelbettreißen« – zur Psychodynamik eines häufigen Selbstbeschädigungsverhaltens. *Forum Psychoanal., 7,* 127–135.

Hirsch, M. (1991b). Introjektion und Identifikation – Anmerkungen zu dem Beitrag von Joachim Küchenhoff »Eine Krypta im Ich. Zur Identifikation mit früh verstorbenen Angehörigen.« *Forum Psychoanal., 7,* 343–345.

Hirsch, M. (1993a). Schuld und Schuldgefühl des weiblichen Inzest-Opfers als Beispiel von Introjektions- und Identifikationsschicksalen traumatischer Gewalt. *Z. psychoanal. Theor. Prax., 8,* 289–304.

Hirsch, M. (1993b). Psychoanalytische Therapie mit Opfern inzestuöser Gewalt. *Jahrb. Psychoanal., 31,* 132–148.

Hirsch, M. (1993c). Latenter Inzest. *Psychosozial, 16,* 25–40.

Hirsch, M. (1994 [1987]). *Realer Inzest. Psychodynamik des sexuellen Mißbrauchs in der Familie.* Berlin/Heidelberg: Springer.

Hirsch, M. (1995). Fremdkörper im Selbst – Introjektion von Verlust und traumatischer Gewalt. *Jahrbuch Psychoanal., 35,* 123–151.

Hirsch, M. (1996a). Zwei Arten der Identifikation mit dem Aggressor – nach Ferenczi und nach Anna Freud. *Praxis Kinderpsychol. Kinderpsychiat., 45,* 198–205.

Hirsch, M. (1996b). Vernachlässigung, Mißhandlung, Mißbrauch im Rahmen einer psychoanalytischen Traumatologie. In U.T. Egle, S.O. Hoffmann & P. Joraschky (Hrsg.), *Sexueller Mißbrauch, Mißhandlung, Vernachlässigung* (S. 103–116). Stuttgart/New York: Schattauer.

Hirsch, M. (1998 [1989a]). Der eigene Körper als Objekt. In ders. (Hrsg.), *Der eigene Körper als Objekt. Zur Psychodynamik selbstdestruktiven Körperagierens*(S. 1–8) (Neuaufl.). Gießen: Psychosozial-Verlag.

Hirsch, M. (1998 [1989b]). Der eigene Körper als Übergangsobjekt. In ders. (Hrsg.), *Der eigene Körper als Objekt. Zur Psychodynamik selbstdestruktiven Körperagierens* (S. 9–32) (Neuaufl.). Gießen: Psychosozial-Verlag.

Hirsch, M. (1998 [1989c]). Körper und Nahrung als Objekte bei Anorexie und Bulimie. In ders. (Hrsg.), *Der eigene Körper als Objekt. Zur Psychodynamik selbstdestruktiven Körperagierens* (S. 222–228) (Neuaufl.). Gießen: Psychosozial-Verlag.

Hirsch, M. (1998 [1989d]). Der Objektaspekt des Autoerotismus. In ders. (Hrsg.), *Der eigene Körper als Objekt* (S. 229–240) (Neuaufl.). Gießen: Psychosozial-Verlag.

Hirsch, M. (1998 [1989e]). Hypochondrie und Dysmorphophobie. In ders. (Hrsg.), *Der eigene Körper als Objekt. Zur Psychodynamik selbstdestruktiven Körperagierens* (S. 77–93) (Neuaufl.). Gießen: Psychosozial-Verlag.

Hirsch, M. (1998 [1989f]). Psychogener Schmerz. In ders. (Hrsg.), *Der eigene Körper als Objekt. Zur Psychodynamik selbstdestruktiven Körperagierens* (S. 278–306) (Neuaufl.). Gießen: Psychosozial-Verlag.

Hirsch, M. (2000). Transgenerationale Weitergabe von Schuld und Schuldgefühl. In L. Opher-Cohn (Hrsg.), *Das Ende der Sprachlosigkeit? Auswirkungen traumatischer Holocaust-Erfahrungen über mehrere Generationen* (S. 141–162). Gießen: Psychosozial-Verlag.

Hirsch, M. (2001). Multiple Traumatisierung und sexualisierte Übertragung. *Forum Psychoanal., 17,* 38–50.

Hirsch, M. (2002). Der Körper im Werk Sándor Ferenczis. In ders. (Hrsg.), *Der eigene Körper als Symbol? – Der Körper in der Psychoanalyse von heute* (S. 15–36). Gießen: Psychosozial Verlag.

Hirsch, M. (2003). Das hypochondrische Prinzip – zur Psychodynamik der Hypochondrie und verwandter Erscheinungen. In B. Nissen (Hrsg.), *Hypochondrie. Eine psychoanalytische Bestandsaufnahme* (S. 71–104). Gießen: Psychosozial-Verlag.

Hirsch, M. (2004a). *Psychoanalytische Traumatologie – Das Trauma in der Familie. Psychoanalytische Theorie und Therapie schwerer Persönlichkeitsstörungen.* Stuttgart: Schattauer.

Hirsch, M. (2004b). Körperinszenierungen – über Parallelen des Körperagierens bei den »Naturvölkern«, zeitgenössischen Jugendlichen und pathologischen Formen. *Forum Psychoanal., 20,* 367–378.

Hirsch, M. (2005). Über Vampirismus. *Psyche – Z. Psychoanal., 59,* 127–144.

Hirsch, M. (2006a). Die Opferung des Kindes als eine Grundlage unserer Kultur. In ders. (Hrsg.), *Das Kindesopfer – eine Grundlage unserer Kultur* (S. 13–42). Gießen: Psychosozial-Verlag.

Hirsch, M. (2006b). *Das Haus. Symbol für Leben und Tod, Freiheit und Abhängigkeit.* Gießen: Psychosozial-Verlag.

Hirsch, M. (Hrsg.). (2008). *Die Gruppe als Container – Mentalisierung und Symbolisierung in der Gruppenanalyse.* Göttingen: Vandenhoeck & Ruprecht.

Hirsch, M. (2010a). Körperdissoziation als Traumafolge. *Psyche – Z. Psychoanal., 64,* 193–211.

Hirsch, M. (2010b). *»Mein Körper gehört mir, und ich kann mit ihm machen, was ich will!« Dissoziation und Inszenierungen Körpers.* Gießen: Psychosozial-Verlag.

Hirsch, M. (2015). Sexueller Missbrauch in der Familie und das Verbot der Selbstbefriedigung. Welche Bedeutung hat diese Double-bind-Dynamik? *Trauma – Z. Psychotraumatol., 13,* 6–25.

Hirsch, M. (2016). *Mütter und Söhne – blasse Väter. Sexualisierte und andere Dreiecksverhältnisse.* Gießen: Psychosozial-Verlag.

Hirsch, M. (2017 [1997]). *Schuld und Schuldgefühl – Zur Psychoanalyse von Trauma und Introjekt* (7., überarb. Aufl.). Göttingen: Vandenhoeck & Ruprecht.

Hirsch, M. (2019). Mangel – Macht – Missbrauch. Zur transgenerationalen Dynamik der sexuellen Perversion. In I. Moeslein-Teising, G. Schäfer & R. Martin (Hrsg.), *Geschlechter-Spannungen* (S. 290–302). Gießen: Psychosozial-Verlag.

Hirsch, M. (2020). *Schuldgefühl.* Gießen: Psychosozial-Verlag.

Hirsch, M. & Herrmann, J.M. (1988). Hypochondrie und Objektbeziehungstheorie am Beispiel der Aids-Phobie. In W. Schüffel (Hrsg.), *Sich gesund fühlen im Jahre 2000* (S. 191–198). Berlin/Heidelberg: Springer.

Hoffer, W. (1952). The mutual influences in the development of ego and id. Earliest stages. *Psychoanal. Study Child, 7,* 31–41.

Isaacs, S. (1948). The nature and function of fantasy. *Int. J. Psycho-Anal., 29,* 73–97.

Jaspers, K. (1976 [1957]). *Die großen Philosophen* (Bd. 1). München: Piper.

Jones, E. (1960 [1953]). *Das Leben und Werk von Sigmund Freud* (Bd. I). Stuttgart/Bern: Huber.

Kafka, E. (1971). On the development of the experience of mental self, bodily self and self-consciousness. *Psychoanal. Study Child, 26,* 217–240.

Kafka, F. (1952). *Brief an den Vater.* Frankfurt am Main: Fischer.

Kafka, J.S. (1969). The body as transitional object. A psychoanalytic study of a self-mutilating patient. *Brit. J. Med. Psychol., 42,* 207–212.

Kafka, J.S. (1992). Körperphantasien. *Prax. Psychother. Psychosom., 37,* 81–91.

Kapfhammer, H.-P. (1985). *Psychoanalytische Psychosomatik.* Berlin/Heidelberg: Springer.

Kehlmann, D. (2017). *Tyll.* Berlin: Rowohlt.

Kempe, C.H., Silverman, F.N., Steele, B.F., Droegemuller, W. & Silver, H.K. (1962). The battered child syndrome. *J. Am. Med. Ass., 181,* 17–24.

Kernberg, O.F. (1978 [1975]). *Borderline-Störungen und pathologischer Narzissmus.* Frankfurt am Main: Suhrkamp.

Kernberg, O.F. (1999a). »Trauer und Melancholie«, 80 Jahre später. *Forum Psychoanal., 15,* 304–311.

Kernberg, O.F. (1999b). Persönlichkeitsentwicklung und Trauma. *Persönlichkeitsstörungen, 3*, 5–15.

Kerz-Rühling, I. (1995). Die Freud-Ferenczi-Kontroverse – Ätiologische Vorstellungen. *Z. Psychoanal. Theor. Prax., 10*, 292–298.

Kestenberg, J. (1971). From object imagery to self and object representations. In J.B. McDevitt & C.F. Settlage (Hrsg.), *Separation, individuation: Essays in honour of Margaret S. Mahler* (S. 75–99). New York: Int. Univ. Press.

Kestenberg, J.S. (1995). Vorwort zur deutschen Ausgabe. In M.S. Bergmann, M.E. Jucovy & J.S. Kestenberg (Hrsg.), *Kinder der Opfer, Kinder der Täter. Psychoanalyse und Holocaust* (S. 9–22). Frankfurt am Main: Fischer.

Khan, M.M.R. (1963). The concept of cumulative trauma. *Psychoanal. Study Child, 18*, 286–306.

Khan, M.M.R. (1977 [1969]). Symbiotische Omnipotenz. In ders., *Selbsterfahrung in der Therapie* (S. 100–113). München: Kindler.

Khan, M.M.R. (1988 [1975]). Der Groll des Hysterikers. *Forum Psychoanal., 4*, 169–176.

Kirshner, L.A. (1994). Trauma, the good object, and the symbolic. a theoretical integration. *Int. J. Psychoanal., 75*, 235–242.

Kogan, I. (1991 [1990]). A journey to pain. *Int. J. Psycho-Anal., 71*, 629–640 (dt.: *Z. Psychoanal. Theor. Prax., 6*, 62–78).

Kohut, H. (1973 [1971]). *Narzissmus. Eine Theorie der psychoanalytischen Behandlung narzisstischer Persönlichkeitsstörungen.* Frankfurt am Main: Suhrkamp.

Kohut, H. (1979 [1977]). *Die Heilung des Selbst.* Frankfurt am Main: Suhrkamp.

König, K. (1981). *Angst und Persönlichkeit. Das Konzept vom steuernden Objekt und seine Anwendungen.* Göttingen: Vandenhoeck & Ruprecht.

Kris, E. (1950). Einleitung. In M. Bonaparte, A. Freud & E. Kris (Hrsg.), *Aus den Anfängen der Psychoanalyse (Briefe an Wilhelm Fließ. Abhandlungen und Notizen aus den Jahren 1887–1902)* (S. 7–56). London: Imago.

Kris, E. (1956). The recovery of childhood memories in psychoanalysis. *Psychoanal. Study Child, 11*, 54–88.

Kroll, J. (1993). *PTSD/borderlines in therapy. Finding the balance.* New York: Norton.

Krutzenbichler, S. (2000). Sexueller Missbrauch als Thema der Psychoanalyse von Freud bis zur Gegenwart. In U.T. Egle, S.O. Hoffmann & P. Joraschky (Hrsg.), *Sexueller Missbrauch, Misshandlung, Vernachlässigung* (S. 93–102). Stuttgart: Schattauer.

Krystal, H. (Hrsg.). (1968). *Massive psychic trauma.* New York: Internat. Univers. Press.

Küchenhoff, J. (1991). Eine Krypta im Ich. Zur Identifikation mit früh verstorbenen Angehörigen. *Forum Psychoanal., 7*, 31–46.

Küchenhoff, J. (1996). Trauer, Melancholie und das Schicksal der Objektbeziehungen. Eine Relektüre von S. Freuds »Trauer und Melancholie«. *Jahrb. Psychoanal., 36*, 90–117.

Kunath, W. (1995, 5. September). »Mädchen sauberkratzen« heißt das blutige Ritual. *Frankfurter Rundschau*, S. 7.

Landauer, K. (1930). Die Gemeinschaft mit sich selber. Über narzisstische Charaktere, Neurosen und Psychosen. *Psychoanal. Bewegung, 2,* 260–272; und in Landauer, K. (1991). Theorie der Affekte und andere Schriften zur Ich-Organisation. Frankfurt am Main: Fischer.

Laplanche, J. (1988 [1986]). Von der eingeschränkten zur allgemeinen Verführungstheorie. In ders., *Die allgemeine Verführungstheorie* (S. 199–233). Tübingen: Edition diskord.

Laplanche, J. (1996 [1992]). Implantation, Intromission. In ders., *Die unvollendete kopernikanische Revolution* (S. 109–113). Frankfurt am Main: Fischer.

Laub, D. & Auerhahn, N.C. (1993). Knowing and not knowing massive psychic trauma. *Int. J. Psycho-Anal., 74,* 287–302.

Laufer, M. (1980 [1976]). The central masturbation fantasy, the final sexual organization and adolescence. *Psychoanal. Study Child, 31,* 297–316 (dt.: *Psyche – Z. Psychoanal., 34,* 365–384).

Levi, P. (1990 [1986]). *Die Untergegangenen und die Geretteten.* München/Wien: Hanser.

Lichtenberg, J.D. (1998). Eine selbstpsychologische Betrachtung der Adoleszenz. In H.-P. Hartmann, W. Milch, P. Kutter & J. Paál (Hrsg.), *Das Selbst im Lebenszyklus* (S. 59–84). Frankfurt am Main: Suhrkamp.

Lichtenberg, J.D., Lachman, F. & Fosshage, J. (1996 [1992]). Werte und moralische Haltungen. *Psyche – Z. Psychoanal., 50,* 407–443.

Lispector, C. (2019 [2016]). *Tagtraum und Trunkenheit einer jungen Frau.* München: Penguin.

Loch, W. (1970). Zur Entstehung aggressiv-destruktiver Reaktionsbereitschaft. *Psyche – Z. Psychoanal., 24,* 221–259.

Lussier, M. (2000). »Mourning and melancholia«: The genesis of a text and of a concept. *Int. J. Psychoanal., 81,* 667–686.

Mahler, M.S. & McDevitt, J.B. (1982). Thoughts on the emergence of the sense of self, with particular emphasis on the body self. *J. Am. Psychoanal. Ass., 30,* 827–848.

Mahler, M.S., Pine, F. & Bergman, A. (1978 [1975]). *Die psychische Geburt des Menschen.* Frankfurt am Main: Fischer.

Marcinowski, J. (1924). *Schuldgefühle.* Prien: Anthropos-Verlag.

Marcus, I.M. & Isay, R.A. (1980). Adult masturbation: clinical perspectives. *J. Am. Psychoanal. Ass., 28,* 637–652.

Marquardt, A. (2015 [2007]). *Härte. Mein Weg aus dem Teufelskreis der Gewalt.* Berlin: Ullstein.

Marrone, M. (2004). Bindungstheorie und Gruppenanalyse. In M. Haynes & D. Kunzke (Hrsg.), *Moderne Gruppenanalyse* (S. 110–131). Gießen: Psychosozial-Verlag.

Masterson, J.F. (1977). Primary anorexia nervosa in the borderline adolescence – an object-relations view. In P. Hartocollis (Hrsg.), *Borderline personality disorders* (S. 475–494). New York: Int. Univ. Press.

Masterson, J.F. & Rinsley, D.B. (1975). The borderline syndrome. The role of the mother in the genesis and psychic structure of the borderline personality. *Int. J. Psycho-Anal., 56*, 163–167.

McDougall, J. (1985 [1978]). *Plädoyer für eine gewisse Anormalität.* Frankfurt am Main: Suhrkamp.

McDougall, J. (1989). *Theatres of the body. A psychoanalytic approach to psychosomatic illness.* London: Free Association Books.

Meissner, W.W. (1974). The role of imitative social learning in identificatory processes. *J. Amer. Psychoanal. Ass., 22*, 512–536.

Modell, A.H. (1965). On having the right to a life: An aspect of the superego's development. *Int. J. Psycho-Anal., 46*, 323–331.

Modell, A.H. (1971). The origin of certain forms of pre-oedipal guilt and the implications for a psychoanalytic theory of affects. *Int. J. Psycho-Anal., 52*, 337–346.

Modell, A.H. (1976). »The holding environment« and the therapeutic action of psychoanalysis. *J. Am. Psychoanal. Ass., 24*, 285–307.

Moeller, M.L. (1977). Zur Theorie der Gegenübertragung. *Psyche – Z. Psychoanal., 31*, 142–166.

Moser. T. (1996). *Dämonische Figuren. Die Wiederkehr des Dritten Reichs in der Psychotherapie.* Frankfurt am Main: Suhrkamp.

Müller-Braunschweig, H. (1970). Zur Genese der Ich-Störungen. *Psyche – Z. Psychoanal., 24*, 657–677.

Müller-Pozzi, H. (1984). Trauma und Neurose. In R. Berna-Glantz, P. Dreyfus (Hrsg.), *Trauma, Konflikt, Deckerinnerung* (S. 102–120). Stuttgart (Bad-Cannstatt): frommann-holzboog.

Müller-Pozzi, H. (1988). Die depressive Reaktion – Ein Versuch über Individuation, Introjektion und Identifizierung. In J. Stork (Hrsg.), *Das menschliche Schicksal zwischen Individuation und Identifizierung* (S. 69–84). Stuttgart (Bad Cannstatt): frommann-holzboog.

Neyraut, M. (1976 [1974]). *Die Übertragung.* Frankfurt am Main: Suhrkamp.

Niederland, W.G. (1961). The problem of the survivor. *J. Hillside Hosp., 10*, 233–247 und in Krystal, H. (Hrsg.). (1968). *Massive psychic trauma.* New York: Intern. Univers. Press.

Niederland, W.G. (1966). Ein Blick in die Tiefen der »unbewältigten« Vergangenheit und Gegenwart. *Psyche – Z. Psychoanal., 20*, 466–476.

Niederland, W.G. (1981). The survivor syndrome: Further observations and dimensions. *J. Am. Psychoanal. Ass., 29*, 413–425.

Niemann, U. (1994). *Papi hat dich doch so lieb.* Berlin: Rütten & Loening.

Nissen, B. (2000). Hypochondria – a tentative approach. *Int. J. Psycho-Anal., 81*, 651–666.

Novick, J. & Novick, K.K. (1991). Some comments on masochism and the delusion of omnipotence from a developmental perspective. *J. Am. Psychoanal. Ass., 39*, 307–331.

Nunberg, H. & Federn, E. (2008 [1975]). Protokolle der Wiener Psychoanalytischen Vereinigung (Bd. I–IV). Gießen: Psychosozial-Verlag.

Ogden, T. (2002). A new reading of the origins of object-relations theory. *Int. J. Psycho-Anal., 83*, 767–782.

Oliner, M.M. (1995). Hysterische Persönlichkeitsmerkmale bei Kindern Überlebender. In M.S. Bergmann M.E. Jucovy & J.S. Kestenberg (Hrsg.), *Kinder der Opfer, Kinder der Täter. Psychoanalyse und Holocaust* (S. 292–321). Frankfurt am Main: Fischer.

Oliner, M.M. (1999). Analytiker stellen sich dem Holocaust. Das ungelöste Rätsel »Trauma«. Die Auswirkungen des Holocaust auf die Sexualität. *Psyche – Z. Psychoanal., 53*, 1115–1136.

Olivier, C. (1987 [1980]). *Jokastes Kinder. Die Psyche der Frau im Schatten der Mutter.* Düsseldorf: Claassen.

Pao, P.N. (1969). The syndrome of delicate self-cutting. *Br. J. med. Psychol., 42*, 195–206.

Parin, P. (1990). Der nationalen Schande begegnen. Ein ethno-psychoanalytischer Vergleich der deutschen und italienischen Kultur. *Psyche – Z. Psychoanal., 44*, 643–659.

Paris, J. (2000). Kindheitstrauma und Borderline-Persönlichkeitsstörung. In O.F. Kernberg, B. Dulz & U. Sachsse (Hrsg.), *Handbuch der Borderline-Persönlichkeitsstörungen* (S. 159–166). Stuttgart: Schattauer.

Picasso, P. (1988). *Über Kunst.* Zürich: Diogenes.

Plassmann, R. (1998 [1989]). Artifizielle Krankheiten und Münchhausen-Syndrome. In M. Hirsch (Hrsg.), *Der eigene Körper als Objekt. Zur Psychodynamik selbstdestruktiven Körperagierens* (S. 118–154). Gießen: Psychosozial-Verlag.

Podvoll, E.M. (1969). Self-Mutilation within a hospital setting: a study of identity and social compliance. *Br. J. med. Psychol., 42*, 213–221.

Racamier, P.-C. (1982 [1980]). Die Schizophrenen. Berlin/Heidelberg: Springer.

Ramzy, I. & Wallerstein, R.S. (1958). Pain, fear and anxiety. *Psychoanal. Study Child, 13*, 147–189.

Richards, A.D. (1981). Self theory, conflict theory and the problem of hypochondriasis. *Psychoanal. Study Child, 36*, 319–337.

Richter, H.-E. (1964). Zur Psychodynamik der Herzneurose. *Z. psychosomat. Med., 10*, 253–267.

Rohde-Dachser, C. (1982 [1979]). *Das Borderline-Syndrom* (2. Aufl.). Bern/Stuttgart: Huber.

Rohde-Dachser, C. (1989). Abschied von der Schuld der Mütter. *Praxis Psychother. Psychosom., 34*, 250–260.

Rohde-Dachser, C. (1991). *Expedition in den dunklen Kontinent. Weiblichkeit im Diskurs der Psychoanalyse.* Berlin/Heidelberg: Springer.

Rosenfeld, H. (1981 [1964]). Die Psychopathologie der Hypochondrie. In ders. (Hrsg.), *Zur Psychoanalyse psychotischer Zustände* (S. 209–233). Frankfurt am Main: Suhrkamp.

Rosenfeld, H. (1990 [1987]). *Sackgassen und Deutungen.* München/Wien: Verlag Internat. Psychoanal.

Rudnytsky, P.L. (1988). Redefining the revenant. Guilt and sibling loss in Guntrip and Freud. *Psychoanal. Study Child, 43*, 423–432.

Rupprecht-Schampera, U. (1997). Das Konzept der frühen Triangulierung als Schlüssel zu einem einheitlichen Modell der Hysterie. *Psyche – Z. Psychoanal., 51*, 637–664.

Rupprecht-Schampera, U. (2001). »Woran leidet der Hypochonder?« In *Was ist aus dem Über-Ich geworden?* Arbeitstagung der DPV in Freiburg, März 2001, Tagungsband.

Sabourin, P. (1989 [1985]). Nachwort. In S. Ferenczi, *Klinisches Tagebuch* (Hrsg. J. Dupont) (S. 281–290). Frankfurt am Main: Fischer.

Sachsse, U. (1987). Selbstbeschädigung als Selbstfürsorge. Zur intrapersonalen und interpersonellen Psychodynamik schwerer Selbstbeschädigung der Haut. *Forum Psychoanal., 3*, 51–70.

Sachsse, U. (1995). Die Psychodynamik der Borderline-Persönlichkeitsstörung als Traumafolge. *Forum Psychoanal., 11*, 50–61.

Sachsse, U. (1998 [1989]). »Blut tut gut«. Genese, Psychodynamik und Psychotherapie offener Selbstbeschädigung der Haut. In M. Hirsch (Hrsg.), *Der eigene Körper als Objekt. Zur Psychodynamik selbstdestruktiven Körperagierens* (S. 94–117) (Neuaufl.). Gießen: Psychosozial-Verlag.

Sandler, J. (1964/65 [1960]). Zum Begriff des Über-Ichs. *Psyche – Z. Psychoanal., 18*, 721–743; 812–828.

Sandler, J. (1967). Trauma, strain and development. In S.S. Furst (Hrsg.), *Psychic trauma* (S. 154–174). New York/London: Basic Books.

Sandler, J. (1983). Die Beziehungen zwischen psychoanalytischen Konzepten und psychoanalytischer Praxis. *Psyche – Z. Psychoanal., 37*, 577–595.

Sandler, J. (Hrsg.). (1988). *Projection, identification, projective identification.* London: Karnac.

Sandler, J. & Freud, A. (1989 [1985]). *Die Analyse der Abwehr.* Stuttgart: Klett-Cotta.

Sandler, J., Holder, A. & Meers, D. (1963). The ego ideal and the ideal self. *Psychoanal. Study Child, 18*, 139–158.

Schepker, R., Scherbaum, N. & Bergmann, F. (1995). Zur pathologischen Trauer bei Kindern nach dem frühen Tod eines Elternteils. *Kinderanalyse, 3*, 260–280.

Schilder, P. (1935). The image and appearance of the human body. London: Kegan Paul.

Schmideberg, M. (1935). »Bad habits« in childhood; their importance in development. *Int. J. Psycho-Anal., 16*, 455–461.

Schmidt, M.G. (1998). Die Verhinderung von Trauer durch elterliche Untröstlichkeit. In A.-M. Schlösser & K. Höhfeld (Hrsg.), *Trauma und Konflikt* (S. 347–360). Gießen: Psychosozial-Verlag.

Schubert, H. (1990). *Judasfrauen. Zehn Fallgeschichten weiblicher Denunziation im Dritten Reich.* Frankfurt am Main: Luchterhand.

Schuch, H.W. (1998). Sándor Ferenczi, Pionier der modernen tiefenpsychologischen Psychotherapie. *Gestalttherapie, 1*, 2–3.

Seidler, G.H. (1995). *Der Blick des Anderen. Eine Analyse der Scham.* Stuttgart: Verlag Internat. Psychoanalyse.

Selvini-Palazzoli, M. (1982 [1978]). *Magersucht.* Stuttgart: Klett.

Shengold, L. (1979). Child abuse and deprivation. Soul murder. *J. Am. Psychoanal. Ass., 27,* 533–559.

Shengold, L. (1980). Some reflections on a case of mother/adolescent son incest. *Int. J. Psychoanal., 61,* 461–476.

Shengold, L. (1989). *Soul murder. The effects of childhood abuse and deprivation.* New Haven/London: Yale Univers. Press (dt.: *Soul murder – die Auswirkungen von Missbrauch und Vernachlässigung in der Kindheit.* Frankfurt am Main: Brandes & Apsel, 1995).

Skogstad, W. (1990). Leben im Grab. Über das Nicht-Trauern und seine Folgen. *Prax. Psychother. Psychosom., 35,* 21–32.

Solomon, J.C. (1955). Nail biting and the integrative process. *Int. J. Psycho-Anal., 36,* 393–395.

Sours, J. (1974). The anorexia nervosa syndrome. *Int. J. Psychoanal., 55,* 567–576.

Spitz, R.A. (1962). Autoerotism: Re-examined. *Psychoanal. Study Child, 18,* 283–315.

Spitz, R.A. (1969 [1965]). *Vom Säugling zum Kleinkind.* Stuttgart: Klett.

Spitz, R.A. (1970 [1957]). *Nein und Ja. Die Ursprünge der menschlichen Kommunikation.* Stuttgart: Klett.

Spitz, R.A. & Wolf, K.M. (1949). Autoerotism. *Psychoanal. Study Child, 3/4,* 85–120.

Stanton, M. (1993). Psychic confusion: Remarks on Ferenczi and trauma. *Br. J. Psychother., 9,* 456–462.

Sterba, R. (1936). Das psychische Trauma und die Handhabung der Übertragung. (Die letzten Arbeiten von S. Ferenczi zur psychoanalytischen Technik.) *Intuition. Int. Z. Psychoanal., 22,* 40–46.

Stirn, A. (2002). Körpermagie, Körpernarzissmus und der Wunsch, Zeichen zu setzen: Eine Psychologie von Tattoo und Piercing. In M. Hirsch (Hrsg.), *Der eigene Körper als Symbol? Der Körper in der Psychoanalyse von heute* (S. 223–236). Gießen: Psychosozial-Verlag.

Stoller, R.J. (1979 [1975]). *Perversion – Die erotische Form von Hass.* Reinbek: Rowohlt.

Stoller, R.J. (1979). *Sexual excitement – dynamics of erotic life.* New York: Pantheon.

Stolorow, R.D. (1979). Defensive and arrested developmental aspects of death anxiety, hypochondriasis and depersonalisation. *Int. J. Psycho-Anal., 60,* 201–213.

Sugarman, A. & Kurash, C. (1981). The body as a transitional object in bulimia. *Int. J. Eating Dis., 1,* 57–66.

Tausk, V. (1983 [1912]). Die Onanie. In ders., *Gesammelte psychoanalytische und literarische Schriften* (S. 36–61). Wien/Berlin: Medusa.

Tausk, V. (1983 [1919]). Über die Entstehung des »Beeinflussungsapparates« in der Schizophrenie. *Int. Z. Psychoanal., 5,* 1–33 und in ders., *Gesammelte psychoanalytische und literarische Schriften* (S. 245–286). Wien/Berlin: Medusa.

Torok, M. (1983 [1968]). Trauerkrankheit und das Phantasma des »Cadavre exquis«. *Psyche – Z. Psychoanal., 37,* 497–519.

Valenstein A. F. (1973). On attachment to painful feelings and the negative therapeutic reaction. *Psychoanal. St. Child, 28*, 365–392.

van Gennep, A. (1999 [1909]). *Übergangsriten*. Frankfurt am Main: Campus.

Volkan, V. D. (1972). The linking objects of pathological mourners. *Arch. Gen. Psychiatry., 27*, 215–221.

Volz-Boers, U. (1999). »Ich bin wieder ein Mensch.« Transformation des frühen Traumas durch Neubildung von Repräsentanzen. *Psyche – Z. Psychoanal., 53*, 1137–1159.

Weiss, J. (1986). Unconscious guilt. In J. Weiss & H. Sampson (Hrsg.), *The psychoanalytic process* (S. 43–67). New York: Guilford.

Weiss, J., Sampson, H. (1986). *The psychoanalytic process. Theory, clinical observation and empirical research*. New York: Guilford.

Welldon, E. V. (2003 [1988]). *Perversionen der Frau*. Gießen: Psychosozial-Verlag.

Wiesel, E. (1992 [1960]). *Die Nacht zu begraben, Elischa* (4. Aufl.). Frankfurt am Main/Berlin: Ullstein.

Willenberg, H. (1986). Die Bedeutung des Vaters für die Genese der Magesucht. Eine kasuistische Untersuchung. *Mat. Psychoanal., 12*, 237–277.

de Wind, E. (1968). Begegnung mit dem Tod. *Psyche – Z. Psychoanal., 22*, 423–441.

Winnicott, D. W. (1953). Transitional objects and transitional phenomena. *Int. J. Psycho-Anal., 34*, 89–97.

Winnicott, D. W. (1956). Primary maternal preoccupation. In ders., *Through paediatrics to psychoanalysis* (S. 300–305). London: Tavistock.

Winnicott, D. W. (1969). The use of an object. *Int. J. Psycho-Anal., 50*, 711–716.

Winnicott, D. W. (1974 [1960]). Ich-Verzerrung in Form des wahren und des falschen Selbst. In ders., *Reifungsprozesse und fördernde Umwelt* (S. 182–199). München: Kindler.

Winnicott, D. W. (1974 [1965]). *Reifungsprozesse und fördernde Umwelt*. München: Kindler.

Winnicott, D. W. (1979 [1967]). Die Spiegelfunktion von Mutter und Familie in der kindlichen Entwicklung. In ders. (1971), *Vom Spiel zur Kreativität* (S. 128–135). Stuttgart: Klett-Cotta.

Winnicott, D. W. (1979 [1971]). *Vom Spiel zur Kreativität*. Stuttgart: Klett-Cotta.

Winnicott, D. W. (1991 [1971]). *Playing and reality*. London: Routledge.

Wurmser, L. (1987). *Die Flucht vor dem Gewissen*. Berlin/Heidelberg: Springer.

Wurmser, L. (1990a). *Die Maske der Scham. Die Psychoanalyse von Schamaffekten und Schamkonflikten*. Berlin/Heidelberg: Springer.

Wurmser, L. (1990b). Über-Ich- und Abwehranalyse einer masochistischen Perversion. *Jahrbuch Psychoanal., 26*, 135–214.

Yalom, I. (2009 [1989]). Dicke Dame. In ders., *Die Liebe und ihr Henker und andere Geschichten aus der Psychotherapie*. München: btb.

 Psychosozial-Verlag

Mathias Hirsch

Schuldgefühl

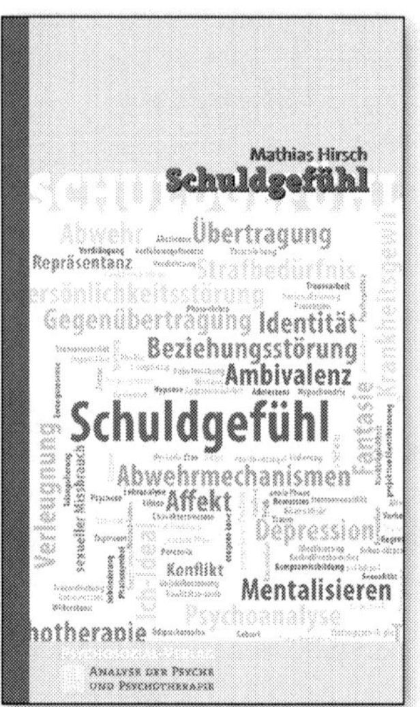

2020 · 135 Seiten · Broschur
ISBN 978-3-8379-3007-8

Wer kennt sie nicht: die Last von Schuldgefühlen?

Während Schuldempfinden in der Regel hilfreich ist, um das soziale Miteinander zu regulieren und Reife zu ermöglichen, erschweren pathologische Schuldgefühle das Leben und den eigenen Entwicklungsprozess. Die Gründe für irrationale Schuldgefühle liegen in der Kindheit und lassen sich auf negative Erfahrungen zurückführen wie physische oder sexuelle Gewalt, emotionalen Missbrauch, nicht betrauerte Verluste oder eine unerwünschte Existenz. Solche Erlebnisse werden verinnerlicht und erzeugen traumatische Introjekte, die Beziehungs- und Identitätsstörungen zur Folge haben und Schuldgefühle verursachen.

Mathias Hirsch zeigt, wie wichtig es ist, in der Psychotherapie sorgfältig zwischen realer Schuld und irrationalen Schuldgefühlen zu unterscheiden und dem Phänomen der negativen therapeutischen Reaktion sowie besonderen Gegenübertragungsreaktionen sensibel zu begegnen. Er nimmt eine psychoanalytisch fundierte Systematisierung des Schuldgefühls vor und differenziert zwischen Basis-, Vitalitäts-, Trennungs- und traumatischem Schuldgefühl.

Mathias Hirsch

Das Phänomen Liebe

Wie sie entsteht, was sie in der Psychotherapie für Probleme macht und warum sie missbraucht werden kann

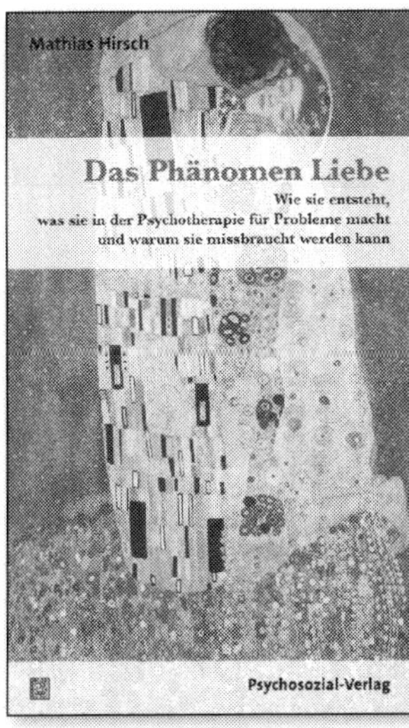

2018 · 136 Seiten · Broschur
ISBN 978-3-8379-2761-0

Mathias Hirsch untersucht die Liebe innerhalb und außerhalb der Psychotherapie und stellt das Spektrum der verschiedenen Liebesformen in der Therapie vor. Er betont die Ambivalenz, die mit der Liebe stets verbunden ist: Neben dem ersehnten Glück birgt sie die Angst vor Abhängigkeit von der Macht des Anderen, Entindividualisierung in der Verschmelzung sowie Trennungsangst.

Der Autor beleuchtet, wie aus dem Phänomen der Liebe einst die Psychoanalyse entstand, und zeigt, dass die Übertragungsliebe bis heute ein kräftiger Motor in der Therapie bleibt. Darüber hinaus wendet er sich der weitgehend tabuisierten Problematik der sexuellen Beziehung in der Therapie zu, die den analytischen Raum zerstört: Sie ist immer narzisstischer Machtmissbrauch und Missbrauch der kindlichen Liebe in der Übertragung. Seine Überlegungen illustriert der Autor anschaulich anhand klinischer Fallbeispiele.